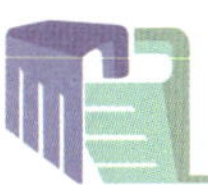

"十四五"职业教育国家规划教材

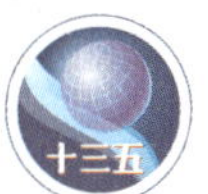

国家卫生健康委员会"十三五"规划教材
全国高等职业教育教材

供护理、助产专业用

急救护理学

主　编　郭茂华　王　辉

副主编　秦彦荣　薛　梅　刘爱梅

编　者（以姓氏笔画为序）

王　辉（江苏医药职业学院）
王　鑫（黑龙江护理高等专科学校）
王月枫（哈尔滨医科大学大庆校区）
牛鸿爽（哈尔滨医科大学附属第二医院）
刘爱梅（山西医科大学汾阳学院）
李　莹（大庆医学高等专科学校）
张春梅（温州医科大学附属第二医院）
赵丽敏（河南护理职业学院）
秦彦荣（首都医科大学附属北京安贞医院）
袁荣华（九江学院护理学院）
郭茂华（河南护理职业学院）
薛　梅（天津医学高等专科学校）
戴　红（大连医科大学附属第一医院）
魏志明（江苏医药职业学院）

人民卫生出版社

图书在版编目（CIP）数据

急救护理学 / 郭茂华，王辉主编 . —北京：人民卫生出版社，2018
ISBN 978-7-117-27203-2

Ⅰ. ①急… Ⅱ. ①郭…②王… Ⅲ. ①急救 – 护理 – 高等职业教育 – 教材 Ⅳ. ①R472.2

中国版本图书馆 CIP 数据核字（2019）第 000887 号

急救护理学

主　　编：郭茂华　王　辉
出版发行：人民卫生出版社（中继线 010-59780011）
地　　址：北京市朝阳区潘家园南里 19 号
邮　　编：100021
E - mail：pmph @ pmph.com
购书热线：010-59787592　010-59787584　010-65264830
印　　刷：三河市君旺印务有限公司
经　　销：新华书店
开　　本：850 × 1168　1/16　印张：10　插页：9
字　　数：316 千字
版　　次：2019 年 4 月第 1 版　2024年 7 月第 1 版第 10 次印刷
标准书号：ISBN 978-7-117-27203-2
定　　价：38. 00 元

修订说明

高等职业教育三年制护理、助产专业全国规划教材源于原国家教育委员会“面向21世纪高等教育教学内容和课程体系改革”项目子课题研究，是由原卫生部教材办公室依据课题研究成果规划并组织全国高等医药院校专家编写的“面向21世纪课程教材”。本套教材是我国高等职业教育护理类专业第一套规划教材，第一轮于1999年出版，2005年和2012年分别启动第二轮和第三轮修订工作。其中《妇产科护理学》等核心课程教材列选“普通高等教育‘十五’‘十一五’国家级规划教材”和“‘十二五’‘十三五’‘十四五’职业教育国家规划教材”，为我国护理、助产专业人才培养做出卓越的贡献！

根据教育部和国家卫生健康委员会关于新时代职业教育和护理服务业人才培养相关文件精神要求，在全国卫生职业教育教学指导委员会指导下，组建了新一届教材建设评审委员会启动第四轮修订工作。新一轮修订以习近平新时代中国特色社会主义思想为指引，全面落实党的二十大精神进教材的相关要求，坚持立德树人，对接新时代健康中国建设对护理、助产专业人才培养需求。

本轮修订的重点：

1. 秉承三基五性 对医学生而言，院校学习阶段的学习是一个打基础的过程。本轮教材修订工作秉承人民卫生出版社国家规划教材建设“三基五性”优良传统，在基本知识、基本理论、基本技能三个方面进一步强化夯实医学生基础。整套教材从顶层设计到选材用材均强调思想性、科学性、先进性、启发性、适用性。在思想性方面尤其突出新时代育人导向，各教材全面融入社会主义核心价值观，体现“敬佑生命、救死扶伤、甘于奉献、大爱无疆”的卫生与健康工作者精神，将政治素养和医德医技培养贯穿修订、编写及教材使用全过程。

2. 强化医教协同 本套教材评审委员会和编写团队进一步增加了临床一线护理专家，更加注重吸收护理业发展的新知识、新技术、新方法以及产教融合新成果。评委会在全国卫生职业教育教学指导委员会指导下，在加强顶层设计的同时注重指导各修订教材对接最新专业教学标准、职业标准和岗位规范要求，更新包括疾病临床治疗、慢病管理、社区护理、中医护理、母婴护理、老年护理、长期照护、康复促进、安宁疗护以及助产等在内的护士执业资格考试所要求的全部内容，力求使院校教育、毕业后教育和继续教育在内容上相互衔接，凸显本套教材的协同性、权威性和实用性。

3. 注重人文实践 护理工作的服务对象是人，护理学本质上是一门人学，而且是一门实践性很强的科学。第四轮修订坚持以学生为本，以人的健康为中心，注重人文实践。各教材围绕护理、助产专业人才培养目标，将知识、技能与情感、态度、价值观的培养有机结合，引导学生将教材中学到的理论、方法去观察病情、发现问题、解决问题，在加深学生对理论的认知、理解和增强解决未来临床实际问题的能力的同时，更加注重启发学生从心灵深处自悟、陶冶灵魂，从根本上领悟做人之道。

4. 体现融合创新 当前以信息技术、人工智能和新材料等为代表的新一轮科技革命迅猛发展，包括护理学在内的多个学科呈深度交叉融合。本套教材的修订与时俱进，主动适应大数据、云计算和移动通讯等新技术新手段新方法在卫生健康和职业教育领域的广泛应用，体现卫生健康及职业教育与新技术的融合成果，创新教材呈献形式。除传统的纸质教材外，本套教材融合了数字资源，所选素材主题鲜明、内容实用、形式活泼，拉近学生与理论课和临床实践的距离。通过扫描教材随文二维码，线上与线下的联动，激发学生学习兴趣和求知欲，增强教材的育人育才效果。

全套教材包括主教材、配套教材及数字融合资源，分职业基础模块、职业技能模块、人文社科模块、能力拓展模块、临床实践模块5个模块，共47种教材，其中修订39种，新编8种，供护理、助产2个专业选用。

教材目录

序号	教材名称	版次	所供专业	配套教材
1	人体形态与结构	第2版	护理、助产	√
2	生物化学	第2版	护理、助产	√
3	生理学	第2版	护理、助产	√
4	病原生物与免疫学	第4版	护理、助产	√
5	病理学与病理生理学	第4版	护理、助产	√
6	正常人体结构	第4版	护理、助产	√
7	正常人体功能	第4版	护理、助产	
8	疾病学基础	第2版	护理、助产	
9	护用药理学	第4版	护理、助产	√
10	护理学导论	第4版	护理、助产	
11	健康评估	第4版	护理、助产	√
12	基础护理学	第4版	护理、助产	√
13	内科护理学	第4版	护理、助产	√
14	外科护理学	第4版	护理、助产	√
15	儿科护理学	第4版	护理、助产	√
16	妇产科护理学	第4版	护理	
17	眼耳鼻咽喉口腔科护理学	第4版	护理、助产	√
18	母婴护理学	第3版	护理	
19	儿童护理学	第3版	护理	
20	成人护理学（上册）	第3版	护理	
21	成人护理学（下册）	第3版	护理	
22	老年护理学	第4版	护理、助产	
23	中医护理学	第4版	护理、助产	√
24	营养与膳食	第4版	护理、助产	
25	社区护理学	第4版	护理、助产	
26	康复护理学基础	第2版	护理、助产	
27	精神科护理学	第4版	护理、助产	
28	急危重症护理学	第4版	护理、助产	

续表

序号	教材名称	版次	所供专业	配套教材
29	妇科护理学	第 2 版	助产	√
30	助产学	第 2 版	助产	
31	优生优育与母婴保健	第 2 版	助产	
32	护理心理学基础	第 3 版	护理、助产	
33	护理伦理与法律法规	第 2 版	护理、助产	
34	护理礼仪与人际沟通	第 2 版	护理、助产	
35	护理管理学基础	第 2 版	护理、助产	
36	护理研究基础	第 2 版	护理、助产	
37	传染病护理	第 2 版	护理、助产	√
38	护理综合实训	第 2 版	护理、助产	
39	助产综合实训	第 2 版	助产	
40	急救护理学	第 1 版	护理、助产	
41	预防医学概论	第 1 版	护理、助产	
42	护理美学基础	第 1 版	护理	
43	数理基础	第 1 版	助产、护理	
44	化学基础	第 1 版	助产、护理	
45	信息技术与文献检索	第 1 版	助产、护理	
46	职业规划与就业指导	第 1 版	助产、护理	
47	老年健康照护与促进	第 1 版	护理、助产	

全国高等职业教育护理、助产专业第四届教材评审委员会

顾　　问

郝　阳　陈昕煜　郭燕红　吴欣娟　文历阳　沈　彬
郑修霞　姜安丽　尤黎明　么　莉

主任委员

杨文秀　唐红梅　熊云新

副主任委员（以姓氏笔画为序）

王　滨　白梦清　吕俊峰　任　晖　李　莘　杨　晋
肖纯凌　沈国星　张先庚　张彦文　单伟颖　胡　野
夏海鸥　舒德峰　赖国文

秘书长

窦天舒　王　瑾

常务委员（以姓氏笔画为序）

马存根　王明琼　王柳行　王信隆　王润霞　王福青
方义湖　曲　巍　吕国荣　吕建新　朱秀珍　乔学斌
乔跃兵　任光圆　刘成玉　安力彬　孙　韬　李　红
李　波　李力强　李小寒　李占华　李金成　李黎明
杨　红　杨金奎　杨硕平　吴　蓉　何旭辉　沈曙红
张立力　张晓杰　陈　刚　陈玉芹　陈振文　林梅英
岳应权　金庆跃　周郁秋　周建军　周浪舟　郑翠红
屈玉明　赵　杰　赵　欣　姚金光　顾润国　党世民
黄　刚　曹庆景　梁新武　程瑞峰　温茂兴　谢　晖
赫光中

秘　　书

魏雪峰

数字内容编者名单

主　编　郭茂华　王　辉

副主编　秦彦荣　薛　梅　刘爱梅

编　者（以姓氏笔画为序）

王　辉（江苏医药职业学院）
王　鑫（黑龙江护理高等专科学校）
王月枫（哈尔滨医科大学大庆校区）
牛鸿爽（哈尔滨医科大学附属第二医院）
刘爱梅（山西医科大学汾阳学院）
刘淑梅（首都医科大学附属北京安贞医院）
李　莹（大庆医学高等专科学校）
李　想（首都医科大学附属北京安贞医院）
李井娜（首都医科大学附属北京安贞医院）
李育梅（温州医科大学附属第二医院）
张丹羽（首都医科大学附属北京安贞医院）
张春梅（温州医科大学附属第二医院）
赵丽萍（首都医科大学附属北京安贞医院）
赵丽敏（河南护理职业学院）
胡晓鸿（首都医科大学附属北京安贞医院）
骆晓林（浙江省医学学术交流管理中心）
秦彦荣（首都医科大学附属北京安贞医院）
袁荣华（九江学院护理学院）
郭茂华（河南护理职业学院）
唐　雪（首都医科大学附属北京安贞医院）
薛　梅（天津医学高等专科学校）
戴　红（大连医科大学附属第一医院）
魏志明（江苏医药职业学院）

主编简介与寄语

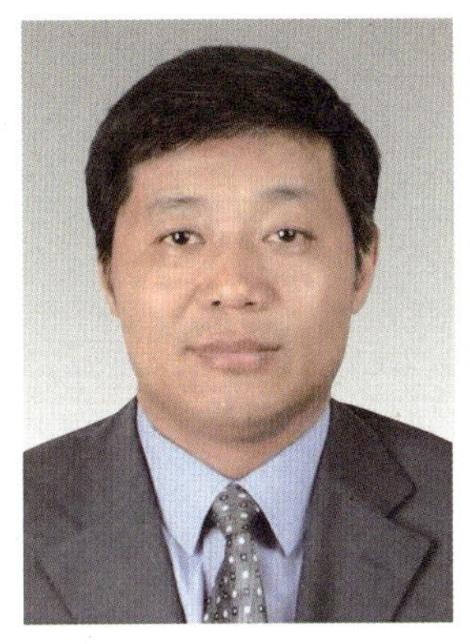

郭茂华，中共党员，郑州大学（原河南医科大学）临床医学专业毕业，医学学士，武汉理工大学管理科学与工程专业在职研究生，管理学硕士。副研究员、硕士生导师。曾任河南省卫生厅科教处副处长，疾病预防控制处副处长，医改办常务副主任，药政处副处长、处长，食品安全综合协调与卫生监督处处长。现任河南护理职业学院院长、党委副书记。发表论文26篇，主编教材6部、副主编教材12部。主持科研课题9项，获一等奖3项、二等奖2项、三等奖4项。兼任全国涉外护理教育研究会副主任委员、河南省卫生教育教学指导委员会副主任委员、河南医学会医学教育分会副主任委员、河南护理学会护理教育分会副主任委员。

寄语：

新时代赋予护士生新使命、新任务、新担当，愿你们接过南丁格尔的提灯，勤奋学习，精技尚美，弘扬爱心，守护生命，成为助力“健康中国”建设的生力军，展现新时代白衣天使的靓丽风采。

主编简介与寄语

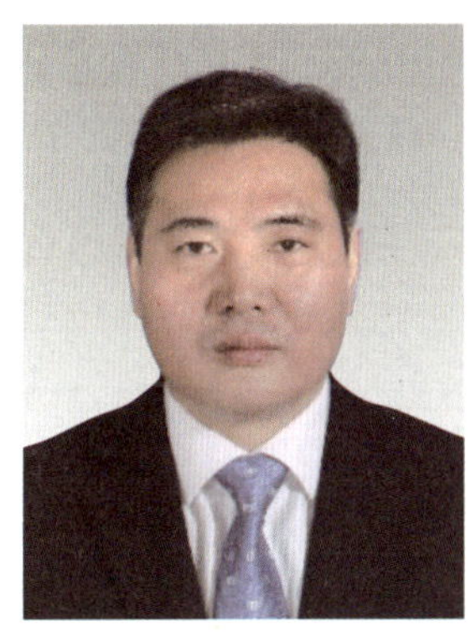

王辉，医学硕士，教授。现任江苏医药职业学院副院长，兼任中国职业教育学会卫生专业委员会外科研究会副会长。从事外科教学与临床28年，获省高校教学成果奖2项，主持护理专业国家教学资源库建设项目1项，主编、副主编教材共4部。

寄语：

选择护理，就是选择责任、选择奉献。健康所系，性命相托。只有培育大爱情怀、厚植人文素养、练就精湛医术，才能成为守望生命的白衣天使。

前　言

《急救护理学》深入贯彻落实党的二十大精神，在内容的选取上力求既体现急救护理的特色，又避免与其他专业交叉重复，突出对急危重症及各种意外灾害的院前紧急救治与护理，急救流程明确、清晰。教材在编写过程中，坚持思想性、科学性、先进性、启发性、适用性的原则，去旧增新，整体优化，体现继承与发展。

教材在编写过程中始终围绕高等卫生职业教育的人才培养目标，体现护理、助产专业特色。教材主要介绍了急救护理专业的基础知识、基本理论、基本技能以及相关理论和技术方面的国内外新进展，注重理论联系实际，强调实用性，从而打造护理教育的国家级精品教材，服务护理人才的培养。

教材在编写过程中实现立体化建设，形式更加生动，力求形式服务于内容。在纸媒教材的基础上配有"数字内容"。各章(节)印有二维码，激活图书后师生可通过电脑、手机随时随地进行学习。扫描书上二维码后，可以看到以 PPT、文档、图片、视频等形式展现的学习课件、知识拓展、思路解析、扫一扫测一测等内容，学生可以能够随时阅读、记录、测评以及互动学习。教材突出满足高等卫生职业教育护理类学生人才培养需求的特点，满足数字化教育改革的需求，以适应高等卫生职业教育事业信息化、数字化和网络化的步伐。

本教材在编写过程中，得到了各编者所在单位及有关专家的大力支持和帮助，在此表示诚挚的谢意。教材内容汲取了其他优秀教材的精华，对本书所引用文献资料的编著者深表谢意。鉴于编者水平有限，加之时间仓促，教材中难免存在不足，敬请同行专家和广大师生不吝指教。

教学大纲(参考)

郭茂华　王　辉

2024 年 1 月

目　录

第一章 绪 论

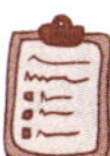

学习目标

1. 掌握急救医疗服务体系的构成及研究范围。
2. 熟悉急救护理学的概念。
3. 了解急救护理学的起源与发展。

第一节 概 述

随着社会经济的飞速发展、现代医学的进步和社会医疗保健需求的提高，特别是近年来意外伤害的增多、人口和家庭结构的改变、社会转型的影响、疾病谱和人们生活方式的多样化，在医疗保健工作中，急救医学和急救护理学发挥了越来越重要的作用。急救护理学是以挽救病人生命、提高抢救成功率、促进病人康复、降低伤残率、提高生命质量为目的，研究各种急性病、急性创伤、慢性病急性发作病人的院前救护、院内救护的一门新学科，具有专科性、综合性和实践性的特点。目前在全世界范围内已形成了由院前救护、医院急诊科（室）、重症监护病房（intensive care unit，ICU）救护三部分组成的急救医疗服务体系（emergency medical service system，EMSS）。

视频：急危重症护理发展与现状

一、急救护理学的起源与发展

急救护理学的起源在许多古代医学文献中已有不少的记载。春秋战国时期的《黄帝内经》和汉代的《神农本草经》是中国古代对急症提出最早和最为突出论述的文献。东汉张仲景的《伤寒杂病论》开创了急诊辨证论治的先河，并创造性地提出应用人工呼吸的方法抢救自缢的病人。祖国丰富的医学遗产，体现了我国医学在急诊理论和急救方法上的独特见解和经验，为急诊医学和急救护理学的发展奠定了基础。

现代急救护理学的起源，最早可追溯到19世纪。1854~1856年，英、法、俄在克里米亚交战时期，前线战伤的英国士兵死亡率高达42%以上，弗罗伦斯·南丁格尔率领38名护士前往战地进行现场救护，她极力向英国军方争取在战地开设医院，为士兵提供医疗护理，使英军士兵的死亡率下降到2%。她分析指出在克里米亚战役中，英军死亡的原因是在战场外感染疾病，及在战场上受伤后没有适当的护理而伤重致死，真正死在战场上的人反而不多。这说明了急救护理工作在抢救危重病人中的重要作用。

笔记

急救医学真正得到发展始于20世纪50年代初期，北欧发生了脊髓灰质炎大流行，许多病人因呼吸肌麻痹不能自主呼吸，而将其集中辅以“铁肺”治疗，配合相应的特殊护理技术，效果良好，堪称是世界上最早的用于监护呼吸衰竭病人的“监护病房”。20世纪60年代，随着电子仪器设备的发展，急救护理技术进入了有抢救设备的新阶段。心电示波、电除颤器、人工呼吸机、血液透析机的应用，使急救护理理论与实践也得到相应的发展。到了20世纪60年代后期，现代监护仪器设备的集中使用，促进了重症监护病房(ICU)的建立。70年代中期，在联邦德国召开的国际红十字会参与的一次医学会议，提出了急救事业国际化、国际互助和标准化的方针，要求急救车装备必要的仪器，国际间统一紧急呼救电话及交流急救经验等。1979年，国际上正式承认急救医学是一门独立的医学学科，急救护理学也随之成为了护理学中的一门重要学科。

二、我国急救护理学的发展

我国现代急救医学经历了从简单到逐步完善形成新学科的发展过程。20世纪50年代，各医院出现了将急诊病人集中在靠近护士站的病房或急救室进行观察、护理的模式，将外科手术后病人，先送到术后复苏室，清醒后再转入病房。70年代末期，心脏手术的发展推动了心脏术后监护病房的建立，以后相继成立了各专科或综合监护病房。1980年10月卫生部印发《关于加强城市急救工作的意见》的文件，1981年《中国急救医学》杂志创刊，1983年卫生部印发《城市医院急诊室(科)建立方案(试行)》，1986年11月颁布了《中华人民共和国急救医疗法》，设立了全国统一医疗急救呼叫号码“120”，1987年5月成立了中华医学会急诊医学分会，北京、上海等地正式成立了急救中心，各医院也先后建立了急诊科和ICU，我国急诊医学开始正式成为一门新的独立学科，同时也促进了急救护理学的发展。中华护理学会、各省市护理学会及护理教育中心定期举办各类急救护理新理论、新技术和重症监护学习班，组织全国性的急诊、急救和重症监护学术会议。高等医学院校和职业院校的本、专科护理教育开设了急救护理学课程，教育部将急救护理学确定为护理学科的必修课程。

20世纪90年代以后，由院外救护、急诊科(室)、ICU构成的急救医疗服务体系逐步建立健全，全民急救意识和要求普遍提高，社区护理服务和家庭护理的出现促使急救护理学的内容和工作范畴不断发展，急救护理学在急救医疗服务体系已经显现出举足轻重的地位。

三、急救护理人员素质要求

急救的成功除了取决于病人病情、伤情的严重程度和抢救及时与否外，还取决于急救人员之间的密切配合与相互尊重。由于急救工作的重要性、急救疾病谱的广泛性和急救学科的复杂性，因此要求从事急救工作的护理人员不仅要具备比较广泛的相关业务知识和娴熟的技术操作能力，还应具备良好的心理素质、丰富的临床实践经验和较强的应变能力。

(一)思想素质

1. 高尚的医德　对病人要有深切同情心，树立时间就是生命的观念，具有急救意识和应变能力。同时要有团队协作精神，与医生及其他医务人员密切配合，齐心协力抢救病人。工作认真负责，任劳任怨，不怕脏、不怕累、不怕危险，有献身精神，真正做到全心全意为人民服务。

2. 高度的责任心和同情心　急救工作的特点决定了从事急救工作的医护工作者必须具有高度的责任心和同情心，工作中的任何疏忽，都可能带来生命的代价。每个护士都应该认识到急救护理工作的重要性，认识到抢救时机的重要性，要心存仁慈和同情，保持高度的责任心，牢记“健康相托，生死所系”，全心全意为病人服务。

(二)专业素质

1. 有扎实的专业理论知识　急救护理人员应具有扎实的基础理论和专业理论知识，还应尽可能多学习并掌握与急救护理相关知识，不断拓宽知识领域。

2. 有娴熟的护理操作技能　急救护理人员必须掌握各种抢救设备的操作方法，技术精湛，动作娴熟，争分夺秒地抢救病人生命。在某些情况下，医生未到达之前需要护士做出常规预处理，如建立静脉通道、吸氧、吸痰和止血等。

3. 掌握急救技术和设备的使用 掌握抢救仪器及监护设备的性能与使用方法，能正确分析、判断常用的监测数据，在急救过程中能及时、准确、迅速地完成各项急救技术。

4. 较强的沟通和协调能力 护士担负着与医生、病人及病人家属之间的联络、协调责任，还需要经常与社会和其他临床科室进行联系和协调，因此，应具备良好的沟通和协调能力才能有效地开展工作，提高抢救成功率。

5. 较强的团队合作精神 通常在急救工作中，需要具备与其他科室或有关部门的团结协作精神，因此抢救的过程也是合作的过程，只有互相合作，才能取得良好效果。

（三）身体和心理素质

急救护理人员应保持良好的精神、心理状态和稳定的情绪，处事不惊，应对从容。对病人诚恳正直、热情有礼，掌握沟通的技巧，与病人和家属达到协调的合作关系。始终保持头脑清醒，思维敏捷，有条不紊，善于分析思考问题，能从复杂多变的状态中做出快速准确判断，妥善处理各种问题。此外，由于急救护理工作的特殊性，医患关系的复杂性，要求护士需具备相应的法律意识，既要维护病人的权利，又要保护自身安全利益。同时，要注意锻炼身体，只有做到身心健康，才能胜任急诊、急救工作的需要。

视频：急救医疗服务体系的构成及管理

第二节 急救医疗服务体系的构成及管理

李女士，32岁。某日在回家途中，突然体力不支，面部朝下跌倒在马路上。3min后有一路人跑过来帮忙，见李女士呼唤无应答，立即拨打“120”。此时李女士已经倒地15min，当“120”救护车赶到出事现场时，经医护人员检查判定李女士已经死亡。

问题：

1. 如何启动急救医疗服务体系？
2. 启动急救医疗服务体系后，如何对李女士采取正确的救护措施？

急救医学（emergency medicine）是一门新学科，1979年，国际上正式承认它是一门独立学科至今30余年。随着社会的进步，医学科学技术的发展，急救医学越来越受到人们的重视。旧的急救系统已不能适应现代社会的发展和人民群众求医的需求，这就需要建立一个崭新的急救体系，即“急救医疗服务体系”。它是由院外救护、医院急诊科救护、重症监护病房救护及各专科的“绿色生命通道”为一体的急救网络。具体说，院外救护负责现场和途中救护，急诊科、重症监护病房和各专科负责院内救护。

完整的急救医疗服务体系包括完善的通讯指挥系统、现场救护、有监测和急救装置的运输工具、高水平的医院急诊服务和强化治疗。该系统的组成部分既有各自的工作职责和任务，又相互密切联系，是一个有严密组织和统一指挥的急救网络。急救医疗服务体系已被实践证明是有效的、先进的，同时它使传统的仅仅在医院里等待病人上门的制度得到根本性的改变。

健全、规范、完善的急救医疗服务体系管理是提高急诊、急救工作的前提和保障。急救医疗服务体系的管理主要表现在以下六个方面：

1. 建立院前急救通讯网络 我国目前院外急救机构统一使用的急救电话是“120”，建立救护车派遣中心和急救呼叫专线电话，利用通讯卫星或无线电通讯系统进行通讯联系，使急诊通讯半径能满足急救医疗服务体系半径的需要。

2. 改善院外急救运输工具 院外急救运输工具目前仍然以救护车为主，救护车的装备水平现在已成为衡量一个地区急救水平的标志。目前在我国沿海东部发达地区已根据需要发展急救直升机。输送病人的交通工具有国家统一规定标准。

笔记

3. 组成现场救护人员和保障物资供应 现场救护人员应是现场的第一目击者、城市急救医疗单位人员、二级或三级综合医院的各级医务人员和红十字会具有初级资格的卫生专业技术人员。调集的医务人员应具有较丰富的临床经验和较强的应急能力，急救操作熟练，基本功过硬，具有独立操作能力。卫生行政部门对救护车、通讯设施、急救医疗的器械、仪器设备和药品、相应的物资要统一要求，实行规范化管理。

4. 组织现场救援行动与转运 现场急救时，对于大批伤员应遵循现场急救的原则，在现场负责人的指挥下，根据伤情，按死亡、危重、较重、较轻进行分类，并以不同颜色的分类卡别于伤员胸前，给予不同的处理。

5. 开展社会急救工作 利用报刊、电视、电台、宣传栏、讲座等手段，积极普及急救知识，提高全民的急救意识及现场急救知识、基本急救技术操作，如心肺复苏、止血包扎、骨折固定、搬运等简单处理方法。

6. 加强医院急诊科(室)建设，提高应急能力 医院急诊科(室)应有独立的“小区”，要有专门的医护人员编制，一定规模的装备，有对内、对外的通讯联络设施。加强急诊科(室)的业务管理，首先要提高急诊科医护人员的急救意识和整体素质，建立健全急诊科(室)的各项规章制度，实行急诊工作标准化管理，完善急诊科(室)的硬件设施。

一、院前救护

院前救护是指急危重症病人进入医院前的医疗救护。包括现场急救和途中监护两大任务，目的是争取时间和挽救病人生命。及时有效的院前急救，对于维持病人的生命，防止再损伤、减轻病人的痛苦，为进一步诊治创造条件，提高抢救成功率，减少致残率等均有极其重要的意义。

现场急救是急危重症病人能否获救并减少并发症的基本保证，时间就是生命，这在现场急救中显得非常具体而突出。如急性心肌梗死的病人，有40%~50%因得不到现场救治会在最初数小时内死亡，严重交通事故伤有2/3以上在发生事故的25min内可因得不到及时救治而死亡。严重创伤病人的预后80%决定于院外救护处理。因而快速有效的院外救护工作，对保全病人生命，减少医院前期病人的伤残率和病死率至关重要。

近年来对院前救护战略性观念的重要转变就是向广大的社会人员推行院外基本急救技术(心肺复苏、止血、包扎、固定和搬运)的培训，目的就是使急救的基本技术从专业领域的医务人员扩大到各界社会人士。北京市从20世纪90年代开始培训社会人员，2008年奥运会时，在册户口中每60人中有1人拥有急救证书。上海市红十字会在2010年世界博览会召开之前完成了百万市民的初级急救技能培训。广州市也借亚运会召开时机，加大对普通市民急救技能和知识的普及，提高了社会公民的整体急救意识和自救互救的能力。院前救护是一项服务于广大人民群众的公益事业，需要得到政府和社会各界的重视、支持和帮助，尤其是大型灾害事故的医疗救护以及战地救护，需要动员社会各界的力量，有领导、有组织地协调行动，以最小的人力、物力、财力，在最短的时间内争取最大的抢救效果。从护理工作的实际出发，院外救护的研究应侧重于以下五个方面：

(1)对急症病人评估方法、标准和检伤分类的研究；

(2)现场救护技术的研究；

(3)院外救护护理仪器、设备开发利用的研究；

(4)院外救护护理理论的研究；

(5)对全民急救知识和技能培训的研究。

二、急诊科救护

急诊科救护是指急诊科医护人员对急危重症病人实行集中式抢救、监护、留院观察。经急诊科处理后，安排治愈出院，住院继续治疗或收入重症监护病房进一步救治与监护。院内急诊救护是院前救护的延续，是急救医疗服务体系的第二个重要环节。由于急诊病人病情的特殊性，救治工作常需多个科室和医护人员的高度协作。其研究范围主要包括三个方面：

(1)多方位的急救护理理论和临床应用的研究；

(2)提高护理技术水平和手段的研究；

(3)急救护理管理的研究。

三、重症监护病房救护

重症监护病房救护是指受过专门培训的医护人员在备有先进监护设备和救治设备的重症监护病房,接受由急诊科和院内有关科室转来的危重病人,对多种严重疾病或创伤以及继发于各种严重疾病或创伤的复杂并发症病人进行全面监护及治疗护理。其研究范畴包括三个方面:

(1)危重病人的监护与治疗。

(2)ICU 人员、设备的配备与管理。

(3)ICU 技术。

急诊急救专科护士资格认证

国外发达国家对急诊急救护士已实行资质认证制度,要求注册护士在经过专门培训获得证书后方可成为专科护士。如美国需要具备:①具有护理学士学位;②取得注册护士资格;③有急救护理工作经历;④参加急诊护士学会举办的急救护理核心课程学习并通过资格认证考试。我国急诊急救专科护士资质认证尚处在起步阶段,2006 年北京护理学会正式启动了急救专业护士资格认证,后江苏、广东、上海、天津等地开始在急诊开展专科护士的培训,今后急诊急救专科护士资格认证在专科护士发展中将起到重要作用。

(魏志明)

思考题

1. 简述急救医疗服务体系。
2. 简述急救医疗服务体系的主要构成部分。
3. 病人,男性,35 岁,一天在某小区修理供电箱,由于未按规定操作,导致意外触电,现场群众发现后立即断开电源,并将病人移到空旷地,呼之无反应,面色苍白。请问如何启动急救医疗服务体系?
4. 在“120”救护车到达现场之前,应如何对病人进行正确的现场救护?

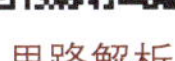
思路解析

扫一扫,测一测

笔记

第二章 院前救护

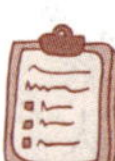

1. 掌握院前现场救护的程序。
2. 熟悉院前救护的特点及原则。
3. 了解院前救护的“生存链”。
4. 能开展危重急症院前救护的宣传教育工作。
5. 具有急救意识,能使用常用的急救仪器、设备指导现场人员实施自救。

第一节 概　　述

张某,75岁,家处市区,与家人同住,既往身体健康。晨起突发右侧肢体活动无力,活动受限。立即呼叫家人,家人立即拨打“120”急救电话。

问题:

救护中心“120”,应如何进行救治工作?

院前救护是对发生在医院之外,正在或将要危及生命的急危重症、严重创伤和各种意外的抢救,使伤病员迅速脱离危险或延长生命的医疗过程。院前救护需要得到政府和社会各界的重视、支持和帮助,尤其是大型灾害事故的医疗救护以及战地救护,需要社会各界的支持,有领导、有组织地协调行动,以最少的人力、物力、财力,在最短的时间内争取达到最好的抢救效果。为了实现非医务人员和专业医务人员的救护相结合,应大力开展救护知识和初步救护技能训练的普及工作,使现场的第一目击者能对伤病员进行初步的紧急救护。

一、院前救护与院内救护的不同点

1. 院前救护到达现场的医疗救护资源有限。
2. 院前救护的现场或途中救护的医疗环境比较差。
3. 院前救护诊断抢救的时间有限。

4. 院前救护伤病员常常病情危重，且难以鉴别。

院前急救流程见图 2-1。

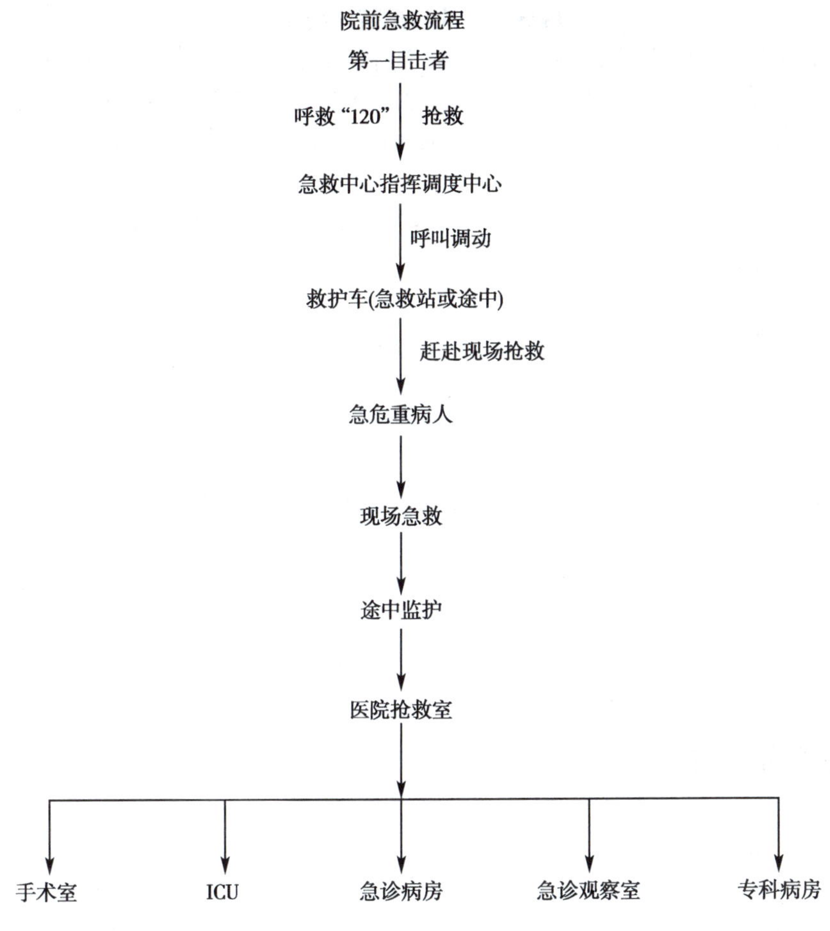

图 2-1 院前急救流程图

二、院前救护的特点与原则

1. 院前救护的特点　院前救护较院内救护情况更复杂，无论在时间、地点、环境方面，还是伤病员在医疗服务要求等方面有很多不同，形成了具有突发性、复杂性、紧迫性、艰难性、灵活性等特点。

(1) 突发性：院前救护一般是突发事件，随机性强，往往使人措手不及。因此，普及和提高广大公民的救护知识和技能，是非常重要的一项工作。

(2) 复杂性：呼救人员多为急危重症伤病员，且涉及多科疾病，病情复杂。救护人员应以抢救生命、对症治疗为主。

(3) 紧迫性：院前救护的紧迫性不但体现在伤病员病情急、时间紧迫，而且伤病员及家属心理也存有焦虑和恐惧。因此，救护人员应常备不懈，充分体现“时间就是生命”的紧迫性。

(4) 艰难性：院前救护的现场复杂，大多环境较差。因此，护理人员要熟练掌握救护知识与操作技能，以适应较差环境下的救护工作。

(5) 灵活性：院前救护所在环境一般无齐备的抢救器材和药品，故在抢救现场应机动灵活的寻找替代用品，就地取材，为伤病员争取更好的抢救时机。

知识拓展

现场急救的常见替代物品

各种急性病症的发生，很难预料。就是平时准备了家庭急救箱，但也不能把它随身带到发生事故的现场，下面介绍几种常见急救用品的代用法。①长筒袜：不管是穿在身上的还是未使用过的，均可在应急处理时作绷带用。②领带：骨折时可以作固定夹板用或作止血带用。③浴巾：上肢骨折时可作三角巾用。④手帕：用电熨斗充分熨烫后可作消毒纱布用。⑤毛巾：出血时可用作止血，也可作冷湿敷用。⑥杂志、尺子、厚包装纸、手杖：能在骨折时作夹板用，最好再用毛巾等布类衬垫，使患部得到充分固定。

2. 院前救护的原则 院前救护大多没有充分的时间和条件做出鉴别诊断，因此必须遵循对症治疗的原则。

(1)先复苏后固定：遇到有心搏骤停伴有骨折的伤病员时，应先进行胸外心脏按压和开放气道，待心跳、呼吸恢复后再进行骨折固定。

(2)先止血后包扎：遇到大出血并伴有伤口者，应立即止血，再对伤口进行处理。

(3)先重伤后轻伤：遇到危重的和较轻的伤病员时，应先抢救危重伤病员，再抢救病情较轻伤病员。

(4)先救治后运送：遇到需要救护的伤病员，应先救治后运送，不要先送后救，以免耽误宝贵的救治时机，并注意在转运伤病员的途中，不要停止救护措施。

(5)救护与呼救并重：遇有成批的伤病员时，要注意救护与呼救同时进行，特别是有多人在现场的情况下，要紧张有序地开展工作，分工明确。

三、院前救护的任务

1. 对平时呼救伤病员的院前救护 为主要的经常性的任务。呼救伤病员一般分为两种类型：一类为短时间内有生命危险的伤病员，称为危重伤病员或急救伤病员，如室颤、休克、心肌梗死等。对此类伤病员必须进行现场急救，以挽救生命或维持其生命体征。另一类为病情紧急，但短时间内尚无生命危险的伤病员，如发热、骨折、急腹症、重症哮喘等伤病员。此类伤病员现场处理的目的在于稳定病情、减轻转运途中的痛苦和避免并发症的发生。

2. 大型灾害或战争中的院前救护 在大型灾害、战争或严重事故发生时，由于伤病员多、病情重，情况复杂，除了应做好医疗急救外，还应与其他救灾人员如消防、公安和交通等部门密切配合，同时也要注意自身的安全。结合现场实际情况认真执行有关抢救预案，负责伤病员的现场救护和分类，根据不同情况，做到合理分流和安全转运。

3. 特殊任务的救护值班 主要是指在当地举办大型集会、重要会议、体育活动或重要外宾来访等特殊情况下进行救护值班。

4. 通讯网络中的枢纽任务 院前救护的通讯网络在整个急救过程中不但承担着急救信息的接受任务，而且还要承担着传递信息、指挥调度及与上级领导、救灾急救指挥中心、急救现场、救护车、医院急诊科的联络，起到承上启下、沟通信息的枢纽作用。

5. 普及急救知识 急救知识的普及教育可提高急救服务的成功率。对公众开展普及急救知识的教育，提高全民的急救意识，增强自我保护的能力，减少一切可能发生的伤害，掌握自救和互救技能，使他们成为能开展院前救护的“第一目击者”。因此，院外急救机构有义务通过面授、网络、广播、电视、报刊等方式对公众进行急救知识和技能的普及，提高全民自救、互救水平。

四、院前救护服务系统的设置

救护中心(站)的设置应根据区域的地理位置、经济状况、医疗条件、交通现状、急诊需求、人口密集程度等多种因素进行综合考虑，合理布局。

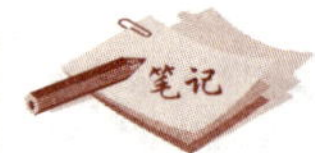

1. 地点 救护中心(站)应设立在区域的中心地带或人口密集区，要求车辆出入方便，尽量靠近大

型综合医院、市区，服务半径一般为3~5km，郊区、县为10~15km。

2. 建筑设施及规模 救护中心建筑面积应>1600m^2，救护站的面积应>400m^2，具备通信、运输、行政办公和救护医疗场地。救护中心要设一定数量的救护分站，布局合理，与医院建立密切联系，形成一定的救护网络。

3. 数量 拥有30万以上人口的地区，应建有1个院前救护中心(站)，并使用"120"救护专线电话。

4. 设备的配备 救护中心（站）应配备一定数量的救护车，同时还应配置现场救护和途中救护最基本的医疗设备和药物，如心电监护仪、除颤器、心电图机、供氧装置、气管内插管器械、简易呼吸器、便携式呼吸机、吸引器、建立静脉通路的所用物品等。

5. 反应时间 是指救护中心在接到呼救电话至救护车到达现场所需要的时间，是评价救护中心（站）院前救护服务质量的重要指标之一，一般要求在接到救护指令后，救护车必须在3min内开出，在市区10km以内，救护车到达现场的时间为10~15min。

五、院前救护的管理

院前救护作为急诊医学的重要组成部分，能明显降低突发伤病员的伤死率和病死率。其水平反映了一个国家的组织管理、医疗水平及公共福利的综合能力。院前救护服务系统主要作用包括以下3个方面：

1. 具备良好的系统通讯网络 通讯是院前救护的第一环节，通讯管理目标是建立并健全现代化救护通讯网络，确保在任何时间、任何地点救护通讯畅通无阻，时刻保持救护通讯系统的灵活有效，具体表现在救护电话接收通畅、自动显示呼救方式和救护车的动态变化、自动记录呼救时间同步录音、救护资料储存等。

2. 装备齐全的运输工具

（1）救护车不仅是运输伤病员的工具，也是抢救伤病员的"流动急诊室"。

（2）目前我国救护车是主要的运输工具，其车辆的完好状态是快速救护的重要保障。

（3）救护车分四种类型：①普通型：设备简单只有供氧装置和救护箱，内有血压计、注射器、输液器、少量药物和外伤止血包扎器材；②监护型：普通车设备，外加除颤仪、监护仪、起搏器、人工呼吸机等；③专科型救护车：配有某专科（如胸外科、脑外科、儿科等）特需的抢救和监护设备，能对专科危重伤病员进行有效的抢救；④指挥型救护车：配有通讯、照明和扩音设备，以指挥为主要功能。

3. 配备较高水平的专业救护人员 院前救护随车人员和救护人员的自身素质和专业的技术水平，决定了伤病员抢救的成功率。只有加强救护队伍的培训和建设，熟练掌握各项救护技术，达到及时有效的院前救护，对于维持伤病员的生命、防止再损伤、减轻痛苦，提高抢救成功率，减少致残率，具有极其重要的意义。

六、常见突发事件的应急预案

院前救护医务人员所服务的伤病员病情危重、复杂，能够使用的时间短，携带到达现场的抢救设备和药品有限，在救护医疗的过程中难免会出现这样的或那样的问题。另外，由于医务人员本身的素质和救护中心的管理问题，也会存在一些隐患：包括出诊前、现场救护、转运途中、运输和护理文书等方面。

（一）出诊前的突发事件

1. 呼救电话接听不详 大部分的救护中心都按国家要求开通"120"救护专用电话，家喻户晓。如调度员接听电话时，对发生地点、伤病员病情、对方联系方式未询问清楚，就会造成救护车空跑或延时达到现场，延误了伤病员的抢救。

2. 出诊速度缓慢 院前救护面对的是急诊伤病员，时间就是生命，少数救护人员急诊抢救意识不强，出诊慢，未在预定时间到达。

3. 出诊抢救物品不齐全 出诊前估计失误，出现抢救物品、仪器少带或未带，导致抢救效果不理想，甚至因抢救不及时造成伤病员死亡。

（二）现场救护的突发事件

1. 医务人员责任心不强 院前呼救伤病员的病情都比较重，伤病员和家属心情紧张、焦急。如果

医务人员责任心不强，对伤病员检查抢救不得力，就会引起伤病员和家属的不满。

2. 救护人员抢救技术欠熟练 救护技术掌握不熟练，或不能正确运用抢救器械，均会因操作时间过长而影响病情和预后而导致纠纷，直接影响院前救护的医疗护理质量。

3. 知情同意落实不够 在转运过程中未向伤病员及家属交代途中可能出现的危险。如窒息，休克，呼吸、心跳停止等，造成伤病员及家属的不满，引发医疗纠纷。

（三）转运途中的突发事件

1. 搬运困难延误抢救 出诊一般有1名医生和1名护士，由于医生和护士体力单薄，出诊现场复杂，或是高楼或是地下通道等，搬运伤病员十分困难，误了抢救时间。

2. 途中观察病情不仔细 伤病员在转运途中，救护人员未随时观察抢救措施进展情况及伤病员病情变化。

（四）运输中的突发事件

1. 救护车保养不到位 救护车出现故障或油量不足，在转运途中因维修、加油，延长转运时间而耽误对伤病员的进一步抢救。

2. 救护车驾驶员技术欠娴熟 驾驶员技术欠娴熟或睡眠不足，精神欠佳，而影响正常安全行驶。

（五）院前医疗文件书写的突发事件

1. 时间记录不准确 出诊、到达现场、抢救转送、回院时间记录不准确，或医生和护士记录时间不一致，有时因忙于抢救未记录时间。

2. 抢救措施记录不完整 院前救护在紧急情况下常常执行口头医嘱，不及时补记，造成抢救措施记录不全。

七、突发事件的防范措施

随着院前救护事业的发展，院前救护工作由救护运输型向救护医疗型转变，专业性越来越强。因此，分析院前救护的常见突发事件，采取对策，制订防范措施，预防院前救护事故、纠纷的发生，提高院前救护的医疗质量有重要的意义。

1. 提高业务素质 增强救护人员的救护意识，提高院前救护人员业务水平。按照专业特点，按照业务层次，因人施教。定期对救护人员进行心肺复苏、中毒的抢救、气管插管、人工呼吸、心电监护、复合外伤处理的培训、演练及考核，以提高救护队伍的应急能力。

2. 加强规范化管理 救护中心应加强规范化建设，救护包括救护通讯、救护运输、救护医疗等一整套工作流程及操作规范。

（1）规范接线调度："120"救护电话是生命线工程，调度员必须熟练掌握本市的地理交通，才能在指令中简洁、明确地表达现场位置及地址，地址的准确性必然缩短出诊时间，合理地调配救护资源。受理呼救电话时要求在短时间内问清伤病员的人数、病情、联系方式，针对病情备齐抢救物品和仪器。

（2）确保院前救护人力的保障：在排班中要让具有丰富的院前救护经验的医生与护士共同组成救护小组，使伤病员得到及时救治。

（3）健全医疗救护网络：建立健全医疗救护网络，缩短院前救护的医疗服务半径、缩短反应时间，救护人员接到报警后5~10min赶到现场，争取宝贵的时间。

（4）建立联系协调机制：在出诊过程中及时与"120"指挥中心和对方联系，通过救护车车载卫星定位（GPS）将途中发生的意外情况，如交通阻塞、车辆故障及时汇报，以便协调解决。

（5）强化救护车辆的运行管理：加强驾驶员的安全和救护意识教育，增强责任感，提高遵守操作规定和交通规则的自觉性，建立救护车维护修理的管理制度，密切配合抢救，确保安全、快速地将伤病员转运到医院。

（6）增强法律和维权意识：定期组织救护人员学习相关法律知识，增加救护人员法律意识及维权意识。

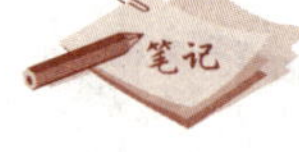

（7）提高护理书写质量：在抢救过程中要及时、认真、正确地记录时间及用药，采取正确的护理措施，详细记录病情变化，保证无遗漏、无涂改，确保护理记录书写质量，快速安全将伤病员送至相应

的医院。

第二节 现场救护程序

救护人员到达现场后，应向伤病员或目击者简单询问病史及发病过程，迅速、果断地对伤病员做出准确的评估后采取必要的救护措施支持生命，然后将其安全转运。

一、现场评估

1. 评估生命体征

（1）判断意识：观察伤病员意识状态，瞳孔大小、对光反应、是否散大固定。

（2）观察有无呼吸以及呼吸节律、频率、深浅度，是否有特殊气味。检查呼吸道是否通畅。

（3）触摸桡动脉及全身大动脉搏动是否存在，听诊心音，判断是否有心律失常，测量血压，了解全身循环情况。

（4）测量体温，可用体温计测量或直接用手触摸，了解伤病员体表温度。

2. 全身检查

（1）头颈部：仔细触摸头颈部，判断是否有颅骨骨折、颈椎骨折、皮肤裂伤。检查耳、鼻、眼、口腔是否有出血或其他液体流出，是否有异物。观察面部、口唇、耳垂皮肤颜色是否发绀。检查颈部抵抗力增强或减弱，棘突有无压痛。

（2）胸腹背部：观察胸腹背部是否有损伤或骨折，胸廓是否对称，听诊肺部呼吸音，考虑有无出血、气胸存在。外伤伤病员注意有无内脏损伤，必要时行胸部穿刺或腹部穿刺。观察疼痛的性质，有无放射性疼痛，有无腹肌紧张等急腹症症状。检查脊柱是否有骨折，应避免盲目搬动伤病员，以免造成继发损伤。检查骨盆及尿道、外阴部有无损伤。

（3）四肢：观察四肢皮肤颜色、温度、末梢循环情况，有无出血点。检查有无畸形、疼痛、肿胀、关节活动情况。检查四肢肌张力情况，是否存在偏瘫或四肢瘫。

（4）其他：女性伤病员应注意有无阴道流血。

二、现场救护的组织与管理

在现场医疗救护中，应做出初步病情判断。尤其是重大灾难救护时，应依据伤病员的情况，按轻度、中度、重度、死亡分类，分别以“绿色、黄色、红色、黑色”做出标志，置于伤病员的左胸部或其他明显部位，便于医护人员辨认并采取相应措施。

1. 危重伤　是指危及伤病员生命，需要立即救护，并需要专人护送、严密观察、迅速送往医院救治。伤情范围包括各种原因引起的窒息、昏迷、休克、大出血、溺水、电击、中毒以及头、颈、胸、腹的严重损伤等危及生命者。

2. 中、重度伤　是指暂不危及生命，可在现场处理后由专人观察，并运送到医院进一步救治的伤情。伤情范围包括头部、胸部、颈部、腹部损伤及两处以上肢体骨折、肢体断离、大出血、骨盆骨折、大面积烧伤、软组织伤等。

3. 轻伤　是指伤情较轻，能行走或仅有1处软组织挫伤的伤情，如皮肤割裂伤、擦伤、小面积烧伤、关节脱位或1处肢体骨折者。

4. 死亡是指呼吸、心跳停止，各种反射均消失，瞳孔散大者。

三、现场救护技术

现场救护做出初步判断后，护理人员应遵医嘱，配合医生对伤病员实施救护措施。主要是给予伤病员安全舒适的体位，保持呼吸道通畅，有效的氧疗，维持循环功能，建立有效的静脉通路，观察和维持生命体征，实施基础生命支持（basiclife support，BLS）和进一步生命支持技术（advanced life support，ALS），如人工呼吸、胸外心脏按压、心脏电除颤、心电监护、气管内插管、止血、固定等措施。

1. 协助伤病员取合适的体位　对意识丧失者，应将头偏向一侧，防止舌后坠或呕吐物等阻塞呼吸道引起窒息。对需行心肺复苏术者，在其身体下垫上硬板，并开放呼吸道，应取去枕平卧位，头向后仰，上提下颌，以利人工呼吸。对一般伤病员，根据病情取舒适体位，如屈膝侧卧位、半卧位等。

2. 保持呼吸道通畅，维持呼吸功能　注意清除伤病员口腔、咽喉和气管内的异物及痰液等。昏迷者要防止舌后坠，用口咽管通气或用舌钳牵出固定，缺氧者给予有效的氧气吸入。对呼吸停止者，迅速开放呼吸道，进行人工呼吸，如气管内插管、应用简易人工呼吸器、环甲膜穿刺等。开放性气胸者，应立即封闭创口。张力性气胸的伤病员，立即穿刺排气。对胸腔内积血、积液者，进行胸腔闭式引流。

3. 维持循环功能　包括高血压急症、心力衰竭、冠心病、急性心肌梗死的处理和各种休克的处理，严重心律失常的药物治疗、心电监测、心脏电除颤和心脏起搏及胸外心脏按压术等。

4. 迅速建立静脉通道　建立有效的静脉通道，维持有效循环血量和保证治疗药物及时进入体内。危重症伤病员需建立两路静脉通路，静脉输液最好选用留置针，保证输液快速、通畅地进行。疑有骨盆骨折、腹部内脏出血损伤时不能从下肢静脉输液，不能在受伤肢体远端输液。

5. 创伤的处理　对各种创伤可采取针对性的止血、包扎和固定措施。

6. 脑复苏　实施基础生命支持时即开始注意脑复苏，及早头部降温，以提高脑细胞对缺氧的耐受性，保护血脑屏障，减轻脑水肿，降低颅压，减少脑细胞的损害等。可采用冷敷、冰帽、酒精擦浴等降温措施。

7. 心理护理　突遇意外，伤病员往往没有心理准备，可出现各种心理反应，如焦虑、恐惧、抑郁等，此时护理人员应保持镇静，并以娴熟的救护技术对伤病员实施救护，同时应关心、安慰伤病员。另外，对伤病员家属应客观地介绍病情，以取得其理解和合作。

四、转运与途中监护

1. 转运前救护准备

(1)转运前准备：救护护士应检查救护车上的救护药品、器械和设备，针对病情做好充分的准备，确保转运途中能正常使用。

(2)通报病情：救护人员应向伤病员及家属做好转运解释工作，说明病情及转运途中可能出现的危险，取得伤病员及家属的理解和配合。

(3)通信联络与救护中心(站)或医院取得联系，并通报伤病员的伤情，以利于医院做好接收伤病员的准备。

(4)病情评估：转运前必须再次测量伤病员各项生命体征。

2. 搬运技巧　伤病员搬运工作应在原地进行抢救及止血、包扎、固定伤肢后进行。搬运重伤病员时，动作要轻柔。遇颈椎、腰椎损伤病员必须 3 人以上同时搬运，保持脊柱的轴线水平，以防受伤的脊柱发生错位继发脊髓损伤导致伤病员截瘫。常见的搬运方法有：

(1)四人搬抬法：每人将双手平放后分别伸入到伤病员的头、胸、臀和下肢下面，使伤病员身体保持在同一水平直线。一人负责其头部稳定，一人负责搬抬胸背部，一人负责腰及骨盆，一人负责下肢搬抬。准备好后，喊“一、二、三”；同时将伤病员轻轻搬起，保持脊柱轴线水平稳定，然后平稳地把伤病员搬运到担架上。

(2)侧翻搬抬法：伤病员侧卧，将担架正面紧贴伤病员背部，由 2~3 人同时将伤病员连同担架侧翻，使伤病员置于担架上。

3. 转运途中的护理

(1)体位：根据病情选择安全舒适的体位。如一般伤病员在担架上取平卧位；昏迷、恶心、呕吐的伤病员取侧卧位，以防呕吐物误吸引起窒息。颅脑损伤者则应垫高头部，并用沙袋固定头部以减少震动和损伤。对气胸和腹部损伤的伤病员可用被褥或大衣垫成半卧位，对高位截瘫伤病员，应取平卧位，同时注意保持头颈部的稳定。休克伤病员若使用飞机转运，因其血容量少，血压低，头部应朝机尾，以免飞行中引起脑缺血。

(2)心电监护：应用监护仪对伤病员进行持续的心电监护时，应注意心电示波的图形，各心电波形

间隔是否相等，频率多少，有无期前收缩，是否存在心肌供血不足或严重心律失常，护理人员对常见的心律失常要有识别能力，并及时报告医师。对特殊病例，必要时使用遥测心电监护装置，向接收医院求救。

(3) 给氧或机械通气：对应用鼻导管给氧或面罩给氧的伤病员，应保持气道通畅，确保伤病员得到氧疗，如及时清除伤病员口腔内的分泌物，防止误吸。自主呼吸极其微弱者，可应用面罩给氧或使用机械通气。如伤病员呼吸停止或自主呼吸无效行气管插管，护理人员要注意插管位置的固定。对接受氧疗的伤病员，护士要密切观察，如呼吸频率及幅度的改变，口唇、指趾甲及其他部位的末梢循环是否良好，并及时记录。

(4) 保持各管道的畅通：护送带有输液管、气管插管及其他引流管的伤病员时，护理人员应注意保持各管道的畅通，防止脱出、移位、扭曲、受压和阻塞等，转运途中由专人观察、保护。特别是有效的静脉通道，是对重症伤病员进行高级生命支持救护的主要护理措施。在转运途中，常因搬动使穿刺针头位置移动，造成外渗。故在转运途中，应注意保持穿刺点的固定。

(5) 其他：对于使用止血带的伤病员，要特别注意定时松解(30~60min 松解 1 次，每次持续 2~3min)，松解止血带时要用力按住出血的伤口，以防发生大出血并及时准确记录使用止血带及松解止血带的时间。使用担架转运工具时遇恶劣天气，必须注意保护伤病员，担架上应备有防雨、防暑、防寒用物，如雨布、棉被、热水袋等。若转运路途较远，护理人员应注意预防压疮的发生，定时为伤病员翻身或调整体位。

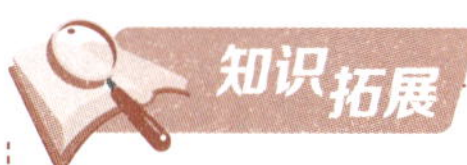

现场救护的"生存链"

现场救护的"生存链(chain of survival)"是近十几年来在国际上出现的一个重要的救护专用名词。美国心脏协会(American Heart Association，AHA)于 1992 年 10 月在《美国医学杂志》上正式使用"生存链"(文末彩图 2-2)。它是针对现代社区、生活模式而提出的以现场"第一目击者"为开始，直至专业救护人员到达进行抢救的一个系列而组成的"链"。急救专家认为不仅要改善整个救援医疗服务系统(EMS)，还要大力培训公众成为"第一目击者"，这样对提高心脏病急症猝死伤病员、严重的意外伤害伤病员的生存率大有益处。"生存链"普及、实施得越广泛，危急伤病员获救的成功率越高。

"生存链"有五个互相联系的环节序列，对猝死病人抢救应争分夺秒。①早期通路——第一环节：这个环节中包括对伤病员发病时最初的症状进行识别，鼓励伤病员自己意识到危急情况，呼叫当地救护系统，给 EMS 或社区医疗机构拨打电话。②早期心肺复苏——第二环节：是伤病员呼吸、心搏骤停后立即进行心肺复苏，最为有效。几乎所有的临床研究都表明，"第一目击者"(家人、行人等)若具有心肺复苏的技能并能立即实施，对伤病员的生存起着积极重要的作用，也是在专业救护人员到达现场进行心脏电除颤、高级生命支持前，伤病员所能获得的最好的救护措施。③早期心脏电除颤——第三环节：是最容易促进生存的环节。2015 年美国心脏学会《心肺复苏与心血管急救指南》指出心脏病高发区均应学习、装备、认证使用自动体外除颤器。④基础及高级救护医疗服务——第四环节：对于任何一个心搏骤停的伤病员，抢救的基本内容都是心肺复苏。⑤早期高级生命支持——第五环节。

为使五个环节得以落实，应完善城镇、社区的救护网络，提供充足的救护车、装备以及对公众救护知识技能的培训普及。只有做到救护社会化、结构网络化、抢救现场化、知识普及化才能使"生存链"发挥重要作用。

0201

现场救护的"生存链"

(戴红)

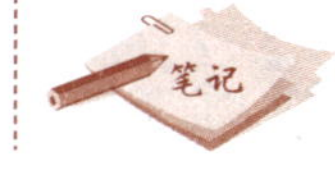

思考题

1. 院前急救的原则有哪些？
2. 现场救护技术有哪些？

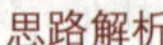
思路解析

扫一扫，测一测

笔记

第三章　急诊科救护

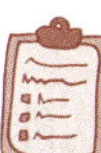

学习目标

1. 掌握急诊科护理工作程序及分诊分类方法。
2. 熟悉急诊科的任务、设置与主要工作制度。
3. 了解急诊科护理管理工作及人员组成。
4. 能实施紧急抢救及急诊科护理工作。
5. 具有应急、应变的职业素养。

急诊科（emergency department）是急诊医疗服务体系中重要的中间环节，也是院内急症救治的首诊场所。随着急救医疗服务体系的逐步完善和发展，对急诊工作特别是急诊护理与管理工作提出了新的更高的要求。以急诊工作质量为核心，对急诊工作过程中的各个环节进行组织和控制，才能不断提高急诊工作效率和工作水平。

案例导入

病人，男，32 岁，因“车祸伤后 30min”收入急诊科。病人意识清楚，面色苍白，四肢湿冷，左上腹饱满，压痛，左前臂骨折，骨折断端外露。查体：T 36.8°C，P 120 次 /min，R 30 次 /min，BP 70/50mmHg。

问题：

急诊科护士应如何对该病人进行急诊处理？

第一节　急诊科的设置

一、急诊科布局与设置

（一）急诊科布局

急诊科作为医院的独立科室，不仅要处置常见急性病症，还要接收各种意外、灾难事故病员的抢救。布局应以最大限度地缩短就诊时间，尽可能的减少交叉穿行和减少院内感染机会为原则。急诊

科的位置应相对独立，位于医院的前方或一侧，儿科急诊室要与成人急诊室分开设置，要有单独的出入口，避免交叉感染。急诊科标志应醒目突出，便于寻找。门前有停车场，便于车辆停放与调度。急诊科应有宽敞的门和大厅，走廊需有足够的宽度，利于担架顺利通过。急诊科的面积应与医院总床位数及急诊每日就诊总人次成一定比例。

（二）设置

1. 分诊处 应设在急诊科门厅入口处的明显位置，是急诊病人就诊的第一站。值班人员具体负责预检分诊的工作，将分诊后的病人迅速疏导到抢救室或专科诊室，通知有关医生接诊，使伤病员得到及时有效的救治。设置24小时热线电话，以便随时接收院内、外呼救信息，进行急诊方面的咨询，寻找无主病人的家属等。分诊处设有电话机、对讲机、信号灯、呼叫器等通讯装置，有条件的医院可安装闭路电视监控系统。

2. 诊疗室 可设内科、外科、儿科、妇产科、眼科、耳鼻喉科、口腔科、神经外科等专科诊室。室内除备有诊察床、桌椅外，应根据各诊室工作特点备齐所需的医疗器械和用品。

3. 抢救室 应设在靠近急诊科的入门处。通常由专职医务人员负责抢救，遇病情复杂抢救有困难时，立即急呼有关科室前来会诊，协助抢救。抢救室要有足够的空间，单间面积不应少于50m^2。一般设抢救床1~3张，每张床配有环形输液架、遮帘等。抢救室内须配置抢救仪器设备和药品。有条件的医院可设洗胃室，避免污染抢救室。

4. 急诊监护室（EICU） 一般设监护床2~8张，由医护人员对重危病人的生命体征、重要器官功能及颅压等进行监护，发现异常及时处理，24h不间断。监护室应备有多功能监护仪、动脉血气分析仪，还需配备心肺脑复苏用物、心电图机、除颤器、呼吸机、输液泵、微量注射泵、中心静脉压导管、中央管道系统以及常用抢救药品和物品等。

5. 观察室 留观病人为暂时不能确诊、病情危重尚未稳定或抢救处置后等待床位需要住院治疗的病人。观察床位可按医院总床位数的5%设置。室内设备及工作要求与普通病房相似，对病人采取分级管理和晨、晚间护理制度等。留观时间一般不超过3d。根据病情留观病人离院、转院或收留住院。

6. 隔离室 应设在分诊室附近，配有专用卫生间。遇有传染病可疑者，分诊护士须立即将其隔离，通知专科医生到隔离室会诊。一旦确诊为传染病，尽快转送到传染病科或传染病医院，并注意消毒和疫情报告。

7. 急诊手术室 由于有时也用来清创，所以亦称清创室，其应与抢救室、外科诊察室相邻，外伤病人视病情进行清创处理、急症小手术或经抢救且生命体征不稳定随时有可能危及生命者，应在急诊手术室进行急救手术。

8. 急诊辅助部门 根据急诊科的工作需要，设置急诊收费处、化验室、X线诊断室、药房、注射室、输液室、血液透析治疗室、高压氧治疗室等，较大型的诊疗设备如CT、MRI、B超等可采取门急诊共用的方式。

9. 急救绿色通道 是指对急危重症病人一律实行优先抢救、优先检查和优先住院的原则，医疗相关手续酌情补办。原则上所有生命体征不稳定的和预见可能危及生命的各类急危重症病人均应纳入急救绿色通道。

二、急诊科的任务

（一）急诊护理

短时间内没有生命危险的急诊病人占急诊就诊的大多数，是急诊科护理工作的主要服务对象。如果忽视对这些人的诊治，部分病员可能发展为危重病人，增加了工作难度。因此，对每一位急诊病人应及时准确做好预检、分诊工作，使其得到快速有效的诊治和护理。

（二）急救护理

对生命受到威胁的急危重伤病员需要预先制定各种急诊抢救和护理的实施方案。一旦出现这类病人，立即组织协调人力、物力进行有效的抢救，必要时给予重症监护。

（三）培训宣传

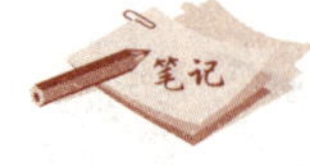

通过培训可不断学习急救护理方面的新理论、新技术，提高急救护理人员的业务水平；还担负向

基层卫生组织和公民宣传普及急救知识的工作，可为社会培训大批的二线救护人员，更好地发挥急救医疗服务体系的作用。

（四）科研工作

重视急危重伤病员病情发生发展过程中第一手资料的评估，认真进行护理方面的科学研究，探索、总结救护工作经验和规律，不断提高急诊护理质量。

三、急诊科人员组成

（一）急诊科医疗人员组成

急诊科实行科主任负责制，设主任 1 名，副主任 1~2 名，通常由临床有关科室的主任或副主任兼任，这样有利于加强急诊科与临床科室的联系。主治医师 3~7 名，作为急诊科固定的技术骨干，担任急诊各专科的组长，主要参加危重病人救治的组织指挥、急诊查房以及教学科研工作。医师若干名，主要由各临床科室选派到急诊科轮转工作。

（二）急诊科护理人员组成

急诊科设科护士长 1 名，护士长若干名。科护士长负责本科的护理管理工作，是本科护理质量的第一责任人。有固定的急诊科护士，且不少于在岗护士的 75%，每 5 名护士中由护师 1 名担任急诊护理小组组长工作。从事急诊工作的护士必须是接受正规护理专业教育，毕业后在院内主要科室轮转学习，并接受短期危重症监护技术训练的人员。经由急诊科护师职称以上人员带教 3~6 个月，方可独立承担急诊护理工作。

四、急诊科仪器设备的配置与维护

（一）仪器设备的配置

1. 抢救设备 呼吸机、吸痰器、气管插管用物、气管切开用物、除颤仪、心电图机、心电监护仪、输液泵、洗胃机、中心吸氧装置、便携式超声仪、床旁 X 线机等。

2. 手术设备 麻醉机、手术床、无影灯、各种基本手术器械。

3. 急救车设备 一般急救搬动、转运器械、急救出诊箱、便携式监护仪及氧气设备。

（二）仪器设备的维护

建立仪器设备档案，设置专人管理，定位放置，使用及维护均记入档案。制订使用流程和程序，按照使用程序正确操作。每班带班护士对抢救设备进行检查，确认仪器设备处于完好的功能状态，如果发现故障立即上报维修。

第二节 急诊科护理管理

一、护理工作特点

（一）紧急性突出

急诊科突出“急”和“救”。病人往往起病骤然、病情复杂、变化迅速。因此，急诊科工作强调时间就是生命，这给急诊科护士提出了更高、更严格的要求。急诊科护士要有时间的敏感性、娴熟的技术、敏锐的思维以及扎实的理论，使病人在最短时间内得到最有效的抢救与治疗，为其后续治疗赢得时间。

（二）工作强度大

急诊病人病情急，就诊时间短、流动性大、突发事件多，单位时间内病人就诊数量骤增。这种随机性强、可控性小的急诊特点，使急诊护理工作异常繁忙，劳动强度增大。作为专业急救人员要做到胸有成竹、忙而不乱。

（三）综合性质强

急诊病人病种复杂、疾病谱广、病情变化快、诊断不明，常伴有传染病人，极易造成交叉感染，急需转院治疗。病人家属对病情变化难以理解，对如转院治疗等事件不能理解，心理负担重，情绪波动大，

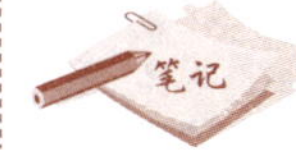

极易发生各种医疗纠纷。因此，急诊护士需要综合能力强，既有精湛的业务素质，又要具备良好的沟通能力及耐心细致的职业素养。

二、护理工作流程

急诊护理工作流程（图3-1）包括接诊、分诊和急诊处理等工作过程。

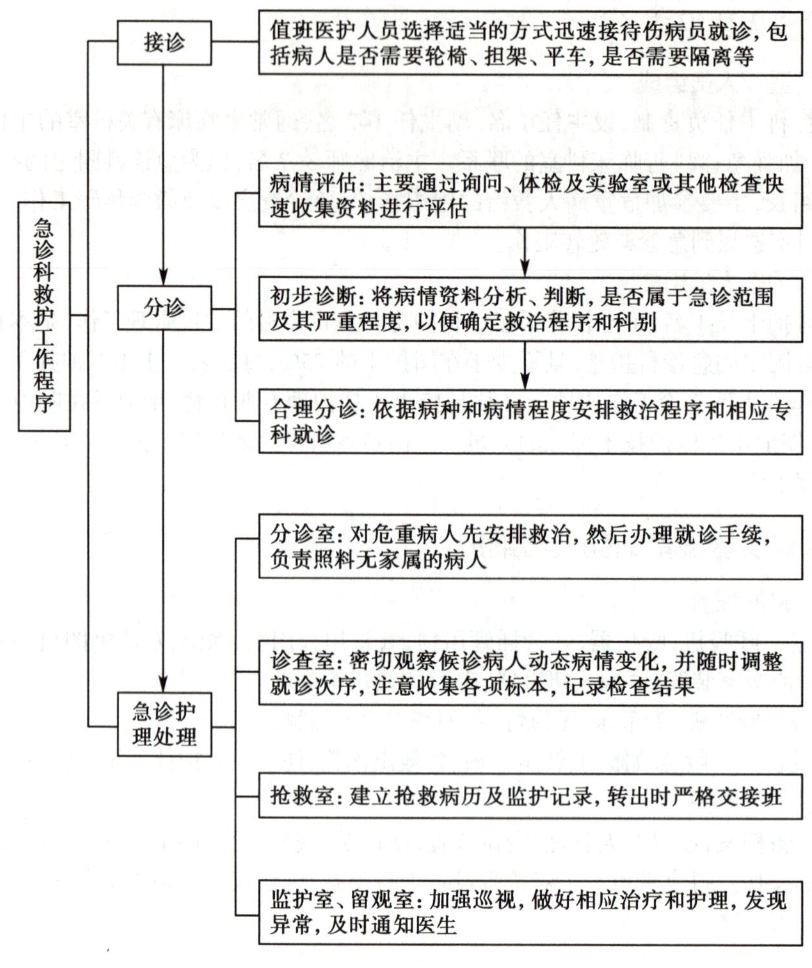

图3-1 急诊科工作流程

（一）接诊

接诊是指护士对到达医院急诊科的伤病员，以最短的时间、最精炼的健康评估技术，迅速地对伤、病情做出较准确地判断。

1. 接诊要素 指在急诊接诊过程中影响护患双方的主要因素，包括医护人员的医德医风、仪表姿态、语言环境以及医护技术水平。接诊要素直接影响接诊工作全过程，须引起接诊人员高度重视。

2. 接诊方法 涉及医学及人文社会科学知识。常用接诊方法有：视、触、叩、听、嗅检查法、谈心解释法、心理调控法、选择诊治法、利用威信法等。伤、病员是接诊方法的实施对象，他们怀着各种心态来到急诊科就医，迫切期望尽快获得医务人员的救助。急诊医护人员应及时了解病人的心理状况和需求，恰当地运用不同的接诊方法达到满意的接诊效果。

（二）分诊

1. 病情评估

（1）询问：通过询问病人、家属及知情者，主要了解此次发病经过和当前的病情，适当地运用诱导问诊的技巧，有可能得到最有价值的主诉。

（2）护理体检：分诊护士除注意病人主诉外，体检的重点是测量生命体征及运用感觉器官收集病人的客观资料，使之成为一种良好的工作习惯。用眼观察病人的一般情况，如意识、面色、表情、颈部浅

静脉、体位等；用耳辨别身体不同部位发出的声音变化，如呼吸音、咳嗽音、心音、肠鸣音等；用鼻去闻病人发出的特殊气味，如酒精味、大蒜样气味、烂苹果味等；用手触摸了解脉搏的频率、节律及周围血管充盈度，疼痛的范围及程度等。

(3)其他检查：根据病情需要做血尿粪常规、血糖及淀粉酶等测定，有助于正确分诊。

2. 初步判断

(1)病种判断：依据评估收集到的资料进行分析，判断病种，以便进一步确定救治程序和科别。

(2)急诊病情级别判断：分清急诊病人的轻重缓急，决定就诊次序，可使病人得到及时的救治。根据病情可将急诊病人分为四级：

Ⅰ级：病情濒危，若得不到紧急救治，很快会导致生命危险，如心搏呼吸骤停、持续严重心律失常、严重呼吸困难、大出血、急性中毒等。

Ⅱ级：病情危重，有潜在性危及生命的可能，如急性心、脑血管性疾病、严重骨折、急腹痛、儿童高热等。

Ⅲ级：病情紧急，症状不能缓解的病人，如高热、呕吐、腹泻等。

Ⅳ级：非紧急病情，没有急性发病症状，如慢性病等。

3. 合理分诊　依据病种和病情程度迅速安排救治程序和相应诊治区域就诊。

(1)急诊诊治区域分为三大区域：红区、黄区和绿区。

红区即抢救监护区，适用于Ⅰ级和Ⅱ级病人处置。

黄区即密切观察诊疗区，适用于Ⅲ级病人，原则上按照时间顺序处置病人，当出现病情变化或分诊护士认为有必要时可考虑提前应诊，病情恶化的病人应被立即送入红区。

绿区即Ⅳ级病人诊疗区。

(2)分诊诊治：危重病人立即送入红区的抢救室、急诊手术室或监护室救治；一般病人按病情级别到黄色区域相应诊室依次就诊。此外，对病情复杂难以确定科别的病人，应按首诊负责制由分诊护士安排就诊科室。遇到成批伤病员就诊时，应通知医院领导组织医护人员参加抢救。对涉及法律问题如交通事故、吸毒、自杀者，及时与有关单位联系，对疑患传染病者应安排到隔离室就诊。

(三) 急诊护理处理

1. 对危重病人先进行抢救，然后再办理就诊手续。在医生到达之前，抢救护士可酌情给予急救处理，如吸氧、建立静脉通路、胸外心脏按压、人工呼吸、吸痰、止血等，随时观察病情变化，无家属时应有护理人员照料。

2. 各诊室护士对一般急诊候诊病人应注意动态观察，并根据病情变化随时调整就诊次序。

3. 根据病情需要，按医嘱及时采集各种标本，进行常规和生化检查。此外需做X线、B超、CT等检查的病人，应有医护人员护送，及时记录检查结果。

4. 经抢救病情稳定允许搬动时，要迅速转入病房。如需继续抢救或进行手术者，应通知病房或手术室提前做好准备。病情危重不能搬动时，宜安排在观察室或监护室继续抢救治疗；急需手术者应在急诊手术室进行，病情稳定后再转入病房。

5. 监护室、观察室值班护士要主动巡视病人，密切观察病情变化，积极进行相关治疗和护理，认真做好各项记录，及时向医生反映病人情况。

6. 坚守工作岗位，不得擅自离岗。严格执行交接班及查对制度，避免将未处理的工作交由他人处理。临时有事需离开时，必须床边交接清楚后方可离去。

7. 做好分诊记录。

三、护理管理制度

(一) 急诊科规章制度

如各级医务人员岗位责任制、出诊抢救制度、首诊负责制、差错事故防范制度等。使护理人员职责明确，有章可循。

(二) 常见疾病抢救预案

制订心搏骤停、心力衰竭、呼吸衰竭、急性心肌梗死、脑出血、休克、急性中毒等的抢救预案，使抢

救工作规范化。

（三）常用护理操作规范

制订气管插管、气管切开、呼吸机、双气囊三腔管等抢救仪器的操作规范，做到护士配合程序化。

（四）急救物品保障制度

保证所有急救药品、器材和设备种类齐全，性能良好，有专人负责。做到"五定"：定数量品种，定点放置，定专人管理，定期消毒、灭菌，定期检查维修。随时满足急诊救护需要。

三级医院急诊科质量管理评价指标参考值

《医院管理评价指南（2008版）》中三级医院急诊科质量管理评价指标参考值有：

1. 急救物品完好率100%。
2. 危重症抢救成功率≥80%。
3. 病历合格率≥90%。
4. 院内急诊会诊医生到位时间≤10min。
5. 急诊病人留观时间≤48h。
6. 危重病人护理合格率≥90%。
7. 挂号、划价、收费、取药等服务窗口等候时间≤10min。

（薛梅）

思考题

1. 病人，男，45岁，因剧烈胸痛伴胸闷30min，大汗淋漓伴濒死感到急诊就诊。既往有高血压和冠心病史，测血压85/55mmHg。如何对病人进行病情评估？

2. 病人，男，76岁，20min前呕吐大量咖啡色液体，家属送到急诊科时，病人血压70/40mmHg，心率128次/min，呼吸40次/min，如何对病人进行分诊和急救？

思路解析

扫一扫，测一测

笔记

第四章 心肺脑复苏

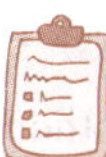
学习目标

1. 掌握心搏骤停的定义、临床表现及基本心肺复苏抢救流程。
2. 熟悉加强生命支持、延续生命支持的急救知识与技能。
3. 了解心搏骤停的原因、脑复苏的病理生理变化。
4. 能快速识别心搏骤停,并具备实施基本心肺复苏技能。
5. 具有敬畏生命理念,理解急救时间的重要意义,并具备严谨慎独精神。

第一节 心 搏 骤 停

病人,男,70 岁,晨起在公园锻炼,突然感觉到心前区剧烈疼痛,大汗淋漓,精神极度紧张。

问题:

1. 如果你在现场,该如何应对处理?

2. 此时,病人突然意识丧失,就地倒下,大动脉搏动消失。此时,应该采取最恰当的急救措施是什么?

心搏骤停(sudden cardiac arrest,SCA)是指心脏突然停止搏动,从而导致有效的心脏射血功能终止,引起全身组织细胞严重缺血、缺氧和代谢障碍,如不及时抢救危及生命。引起心搏骤停的常见心律失常有以下 4 种:室颤、无脉性室性心动过速、无脉性电活动、心室停搏。其中最常见的是室颤,多发生于心肌梗死早期或严重心肌缺血时,是冠心病猝死的最常见原因,占 60%~80%。心肺复苏开始的时间与病人的存活率密切相关。

大量临床实践证实,把握抢救的黄金十分钟非常重要。及时有效的心肺复苏术(cardiopulmonary resuscitation,CPR)有可能使病人恢复自主循环和呼吸功能,其中枢神经系统功能也可逐步恢复甚至不遗留后遗症。如果心搏骤停一旦发生,得不到即刻及时地抢救复苏,4~6min 后会造成脑和人体重要组织器官的不可逆性损害。

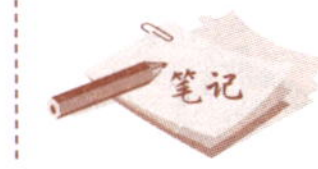

一、心搏骤停的原因

1. 健康史 发生心搏骤停时需向就医陪同者或“120”报案者及现场急救人员了解发病史，既往史。

2. 病因分析 心搏骤停主要有心源性因素和非心源性因素导致。

(1)心源性病因是由心脏本身病变所致

1)冠心病是发生心搏骤停的最主要病因，约80%心脏性猝死是由冠心病及其并发症引起，而这些冠心病患者中约75%有急性心肌梗死病史。

2)各种心肌病引起心脏猝死占5%~15%，如梗阻性肥厚性心肌病。

3)心律失常和心室停顿是心脏猝死的另一重要原因。

(2)非心源性病因是由其他疾患或因素影响到心脏所致：①溺水、气道异物梗阻等各种原因所致呼吸停止；②严重的电解质与酸碱平衡失调影响到心脏自律性和心肌的收缩性；③严重创伤导致低血容量心肌严重缺血缺氧等，最终引发心搏骤停；④中枢神经系统，如颅内和全身性各种可导致严重脑损害的病变。

3. 心搏骤停常见原因的简易H与T分类法 心跳、呼吸骤停的可能原因，根据英文单词的第一个字母，可分为5H和5T。

5H即①低血容量(hypovolemia)；②低氧血症(hypoxia)；③氢离子(酸中毒)[hydrogenion(acidosis)]；④高血钾症、低血钾症、低血糖或其他代谢异常(hyperkalemia/hypokalemia/hypoglycemia and other metabolic abnormality)；⑤低温(hypothermia)。

5T即①药物过量或误服中毒(toxin)；②心脏压塞[tamponade(cardiac)]；③张力性气胸(tension pneumothorax)；④冠脉栓塞(thrombosis coronary)；⑤肺栓塞(thrombosis pulmonary)。

二、心搏骤停的临床表现

当心跳、呼吸骤停，血流停止，生命脏器的血氧供给终止。脑组织对缺血、缺氧最为敏感，故而以神经系统的表现出现最早和最为显著。具体表现包括以下两方面：

1. 心搏骤停的临床表现

(1)意识突然丧失或伴有短阵抽搐。

(2)心音及大动脉搏动消失，血压测不出。

(3)呼吸停止或先呈叹息样呼吸，继而停止。

(4)面色苍白或青紫。

(5)双侧瞳孔散大。

心 搏 骤 停

研究发现，心脏停搏3~5s，会出现头晕和黑矇。停搏5~10s，由于脑部缺血缺氧引起晕厥，即意识丧失。停搏10~15s可发生阿－斯综合征(Adams-Stokes syndrome)，伴有全身性抽搐及大小便失禁等。停搏20~30s，由于脑组织中尚存的少量含氧血液可刺激呼吸中枢，呼吸呈叹息样或短促痉挛性呼吸，面色苍白或青紫。停搏60s左右，则瞳孔散大。停搏超过4~5min，往往因中枢神经系统缺氧过久而造成严重的不可逆损害。

2. 心搏骤停的心电图表现

心搏骤停的心电图表现主要有以下四种：

(1)室颤(ventricular fibrillation，VF)：心室肌发生快速不规则、不协调的颤动。心电图表现为QRS波群消失，代之大小不等、形态各异的不规则的室颤波，频率为200~400次/min，这种心搏骤停是最常见的类型，约占80%(图4-1)。

(2)无脉性室性心动过速(pulseless ventricular tachycardia，PVT or VT)：因室颤而猝死的病人，常

有室性心动过速，可为单形性或多形性室速表现，心电图表现为 3 个或 3 个以上的室性期前收缩连续出现，QRS 波群形态畸形，时限超过 0.12s，ST–T 波方向与 QRS 波群主波方向相反，心室率为 100~250 次 /min，心律基本规则，大动脉没有搏动（图 4–2）。

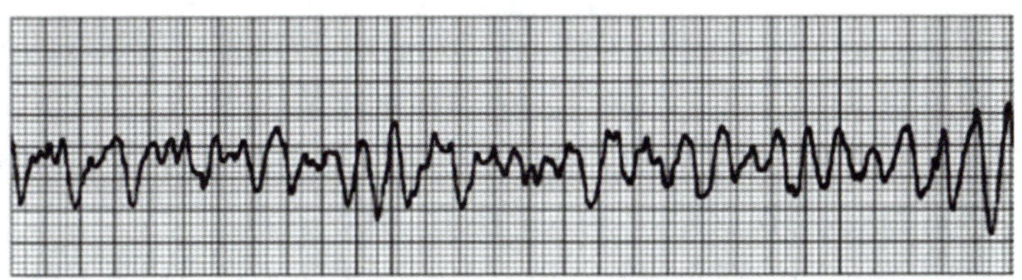

图 4–1 心室颤动

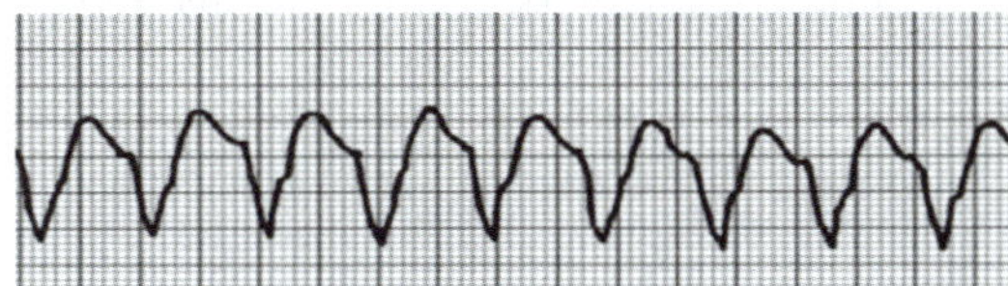

图 4–2 无脉性室性心动过速

（3）无脉性电活动（pulseless electrical activity，PEA）：心电 – 机械分离，即缓慢而无效的心室自主节律。心室肌可断续出现缓慢而极微弱的不完整的收缩。心电图表现为间断出现并逐步增宽的 QRS 波群，频率多为 20~30 次 /min 以下。由于心脏无有效泵血功能，听诊无心音，周围动脉也触及不到搏动。此型多为严重心肌损伤的后果，最后以心室静止告终，复苏较困难（图 4–3）。

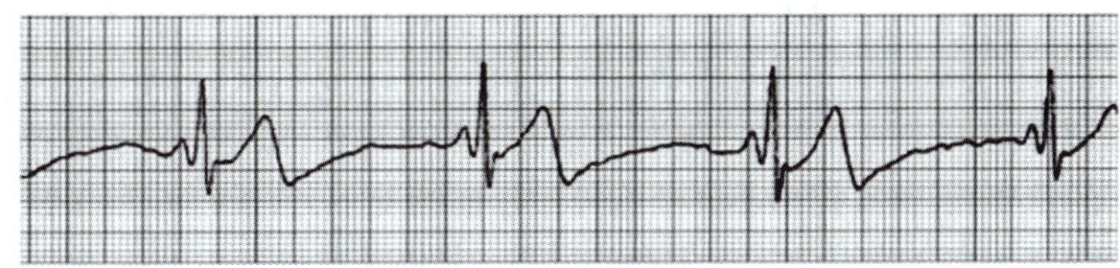

图 4–3 无脉性电活动

（4）心室停搏（ventricular asystole）心室肌完全丧失了收缩能力，呈静止状态。心电图表现呈一直线或仅有心房波，多在心搏骤停一段时间后（如 3~5min）出现（图 4–4）。

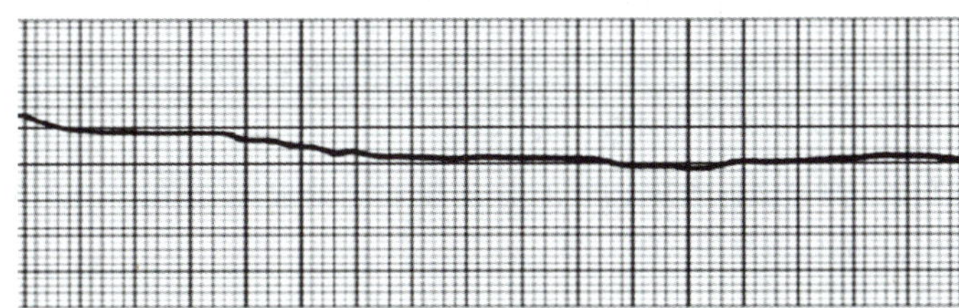

图 4–4 心室停搏

三、心搏骤停的诊断依据

1. 病人突发意识丧失伴大动脉搏动消失是心脏骤停的主要诊断依据。

2. 专业急救人员可触摸颈动脉搏动来判断。

3. 非专业急救人员因判断脉搏的准确率较低，可根据病人突发意识丧失、呼吸停止或仅有喘气式呼吸、面色苍白或发绀等临床征象做出心搏骤停的诊断。

（张春梅）

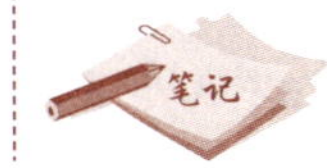

第二节 心 肺 复 苏

心肺复苏(cardiopulmonary resuscitation,CPR)是针对心跳、呼吸停止所采取的抢救措施,即应用胸外心脏按压形成暂时的人工循环并恢复心脏自主搏动和血液循环,用人工通气代替自主呼吸并恢复自主呼吸,达到促进苏醒和挽救生命的目的。抢救心跳呼吸骤停病人的生命必须依赖一系列紧急措施的有效实施,任何一项措施被忽视或延搁,病人的生命将无法挽救。

医护人员或第一目击者早期识别心搏骤停后,应快速、早期实施高质量 CPR 和快速除颤。病人的良好预后依赖于医院多部门和由医生、护士和呼吸治疗师等组成的专业施救团队的通力合作。恢复自主循环后,病人应在心导管室和或重症监护病房、由多部门的专业团队提供心搏骤停后治疗。

2017 AHA 成人心肺复苏与心血管急救指南

美国心脏协会(American Heart Association,AHA)基于 CPR 循证证据,于 2017 年 11 月发布了《心肺复苏与心血管急救指南更新:成人基础生命支持和心肺复苏质量》(2017 年版)。该指南将不同身份救援人员参与的 CPR 分为:调度员指导未受训的施救者实施 CPR、旁观者实施 CPR、急救医疗服务(emergency medical services,EMS)人员实施 CPR 等,进一步细化了 CPR 救治方案。优先选择国际复苏联络委员会证据审查中具备充分科学研究或富有争议的话题,在循证医学证据增加的前提下,调整推荐级别,给出规范实施建议。

2017 年 AHA 指南更新进一步提升尽早实施高质量 CPR 的可行性,推荐分级分层的 CPR 实施方案,依据 CPR 培训及熟练程度对施救者实施 CPR 的方式进行区分,明确调度员在 CPR 中的指导作用,在不影响救助质量的前提下,提升了施救者的可操作性。此外,也强调了在 CPR 过程中持续胸外按压的重要性,首次提出不间断胸外按压的情况下,给予每 6 秒 1 次通气的 CPR 模式,为胸外按压与人工通气的关联方式提供新的思路。具体条目见表 4-1:

表 4-1 2017 年 AHA 心肺复苏与心血管急救指南更新(成人基础生命支持和心肺复苏质量)

分类	具体条目	推荐级别	证据水平
调度员指导实施 CPR	调度员需指导呼救者对怀疑 OHCA(院外心脏骤停)病人实施仅胸外按压的 CPR	Ⅰ	C-LD
旁观者实施 CPR	①无论是否有调度员指导,未经培训的旁观者都应对成人 OHCA 病人实施仅胸外按压的 CPR	Ⅰ	C-LD
	②仅培训过胸外按压 CPR 的旁观者,推荐对成人 OHCA 病人实施仅胸外按压的 CPR	Ⅰ	C-LD
	③培训过胸外按压和人工呼吸的施救者应对成人 OHCA 病人在持续胸外按压基础上实施人工通气	Ⅱa	C-LD
EMS 人员实施 CPR	①在建立高级气道支持(声门上气道管理或气管插管)之前,推荐 EMS 救护人员实施 30 :2 的 CPR	Ⅱa	B-R
	②实施 30 :2 的 CPR 循环时,可不中断胸外按压给予通气	Ⅱa	B-R
	③在建立高级气道支持之前,EMS 救护人员也可以在持续胸外按压过程中每分钟予以 10 次(每 6 秒 1 次)人工呼吸	Ⅱb	C-LD
	④针对有目击的可除颤 OHCA 病人,采用综合救治干预措施最大限度避免中断胸外按压(如延迟通气等)	Ⅱb	C-LD

续表

分类	具体条目	推荐级别	证据水平
心脏骤停后 CPR	①在 CPR 期间，无论何时建立高级气道支持，救护人员应在实施持续不间断胸外按压的情况下，给予每 6 秒 1 次的正压通气（10 次 /min）	Ⅱ b	C-LD
	②在实施持续胸外按压时，可以给予 10 次 /min（每 6 秒 1 次）的人工呼吸	Ⅱ b	C-LD
胸外按压－通气比例	训练有素的施救者救助成人心脏骤停病人时，应采取胸部按压与通气比例为 30 ∶ 2 的胸外按压与人工通气的 CPR	Ⅱ a	C-LD

一、基础生命支持

基础生命支持（BLS）又称初步急救或现场急救，目的是在心搏骤停后，立即以徒手方法争分夺秒地进行复苏抢救（CPR），使心搏骤停病人心、脑及全身重要器官获得最低限度的紧急供氧（通常按正规训练的手法可提供正常血供的 25%~30%）。

组图：院前急救心肺复苏

（一）成人 BLS 的抢救流程

BLS 步骤主要包括突发心搏骤停的识别、紧急反应系统的启动、早期心肺复苏、迅速使用自动体外除颤仪（automatic external defibrillator，AED）除颤。成人 BLS 抢救流程如下：

1. 环境评估、病情识别与抢救团队启动　到达现场的第一施救者应按以下步骤实施评估与急救。

（1）评估环境：确认抢救现场是安全的，注意不要让自己成为下一个需要抢救的人员。

（2）评估意识：检查病人有无反应。施救者轻拍病人的肩膀，并大声呼喊“喂，你怎么啦？你还好吗？”

（3）呼救：如果病人没有反应，就近呼叫他人帮忙。

（4）启动应急反应系统：根据所处现场和工作状况决定如何启动。院外可拨打“120”急救电话，院内可拨打医院抢救专线并通知抢救小组人员到场。

（5）取 AED/ 除颤器：如果施救者一人在场，应设法自行获取 AED/ 除颤器和抢救设备，如有他人在场，让人去获取除颤器和相应急救设备。

2. 评估脉搏和呼吸　立即检查大动脉搏动和呼吸，用时不超过 10s。

（1）呼吸评估：用 5~10s 时间扫视病人胸腹部有无起伏。如果检测到呼吸，应监测病人直至 EMS 救援人员院内抢救小组人员到达；如果病人没有呼吸或仅有喘气式呼吸，应视为心脏骤停。

（2）脉搏评估：用 5~10s 时间，在气管与胸锁乳突肌之间的纵沟内触摸有无颈动脉搏动。非专业人员不主张进行脉搏检查，一旦无有效呼吸，即视为心搏骤停。

3. 胸外按压（circulation，C）　已发生心搏骤停时，应立即遵循 C-A-B（按压－气道－呼吸）步骤来实施高质量 CPR，按压通气比为 30∶2（图 4-5）。

（1）确保病人仰卧于平地上或用胸外按压板垫于其肩背下，充分暴露病人胸前区，并松解裤带，急救者施救者位于病人一侧。按压部位：成人胸外按压部位是在胸部正中，胸骨的下半段相当于男性两乳头连线之间的胸骨处。按压方法：两手掌根部重叠，手指翘起不接触胸壁；上半身前倾，两臂伸直，垂直向下用力。

（2）按压频率及深度：按压时双肘须伸直，成人按压频率为 100~120 次 /min，下压深度至少为 5cm，但不超过 6cm，每次按压之后应让胸廓完全回弹。

（3）按压期间，保证胸廓完全回弹：按压时间与放松时间各占 50% 左右，放松时掌根部不得离开胸壁，也不要倚靠在病人胸壁上施加任何压力。

（4）尽量减少胸外按压中断：中断时间尽可能控制在 10s 以内。

笔记

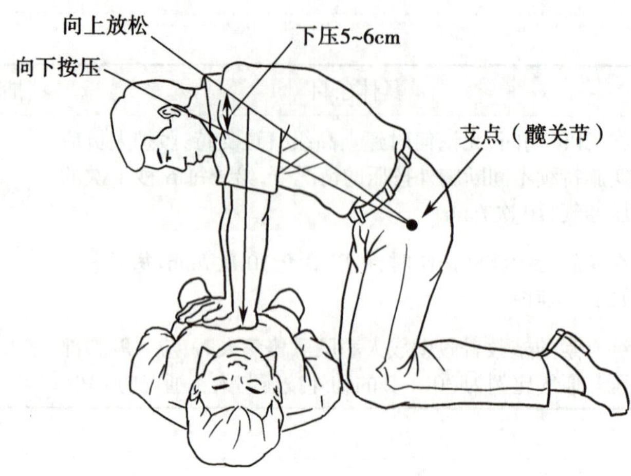

图 4-5　胸外按压手法

(5)按压与通气比率：对于未建立人工气道的成人，2015 年美国心脏学会《心肺复苏与心血管急救指南》推荐的按压 – 通气比率为 30∶2。若建立人工气道的成人，胸外按压持续快速有力进行，而人工辅助呼吸 10 次 /min(6s/ 次)。

(6)双人或多人施救，应每 2min 或 5 个周期 CPR(每个周期包括 30 次按压和 2 次人工呼吸)更换按压者，并在 10s 内完成更换，确保按压质量。

4. 开放气道(airway，A)　有两种方法可以开放气道提供人工呼吸。常用的是仰头提颏法，开放气道(图 4-6)。一手置于前额使头后仰，另一手置于下颌骨性组织上以抬起下颏。

怀疑头颈部损伤的病人可采用推举下颌法(图 4-7)，施救者双手指放在病人下颌角，向上或向后方提起下颌，同时两个大拇指向外推举下颌骨，并需使病人的头颈保持正中位。另外，应注意在开放气道同时应该用手指挖出病人口中异物或呕吐物，有义齿者应取出义齿。

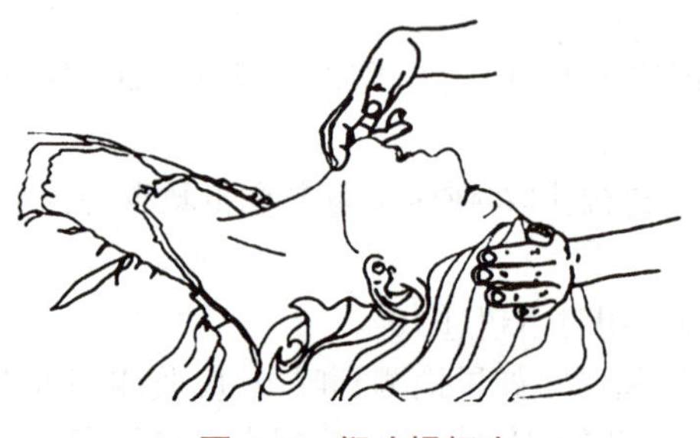

图 4-6　仰头提颏法

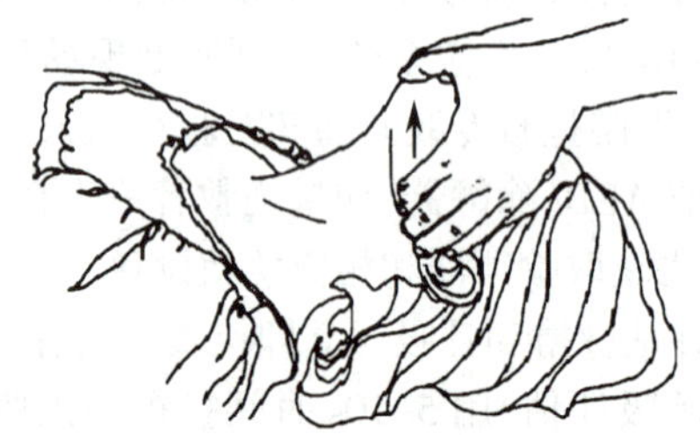

图 4-7　推举下颌法

5. 人工呼吸(breathing，B)　30 次按压后采用口对口人工呼吸 2 次或球囊面罩辅助通气 2 次，每次通气应持续 1s 以上，总时间不超过 10s，应避免通气过快、过猛或潮气量过大。

(1)口对口人工呼吸：将病人仰卧于稳定的硬板上，托住颈部并使头后仰，用手指清除口腔分泌物，急救者以右手拇指和示指捏紧病人鼻孔，用自己的双唇把病人的口部完全包住，然后吹气应持续 1s 以上，使胸廓扩张；吹气完毕，施救者立即松开捏鼻孔的手，使病人的胸廓充分回缩呼气。

(2)球囊 – 面罩辅助通气：病人去枕平卧，头后仰，开放气道。呼吸球囊接氧气，氧流量 >10L/min，储氧袋充气良好。施救者将面罩罩住病人口鼻，操作者一手采用 C–E 手法固定面罩并保持气道开放，另一手挤压球囊辅助通气。若有双人执行该项操作，可有一人用双手 C–E 手法固定面罩，另一人挤压球囊辅助通气，效果更好。

(3)建立高级气道后，每 6s 进行一次通气(即呼吸频率 10 次 /min)，在通气时不得停止胸外按压。

6. 实施除颤　除颤器到位后应尽快除颤。院前救护可应用 AED，在 AED 语音提示下完成除颤操作。院内可使用手动除颤器，在确认为室颤和无脉性室速心律时尽快实施除颤，成人推荐用 200J 作为除颤能量。电击除颤的操作步骤为：

(1)电极板涂以导电糊或垫上盐水纱布。

(2)接通电源。

(3)选择能量。

(4)按要求正确放置电极板,一块放在胸骨右缘第2~3肋间(心底部),另一块放在左腋前线第5~6肋间(心尖部)。

(5)经再次核对监测心律,明确所有人员均未接触病人(或病床)后,按压放电电钮。

(6)电击后仍应立刻继续进行CPR,直至能触及颈动脉搏动为止。

7. 继续高质量CPR　电除颤后,一般需要20~30s才能恢复正常窦性节律。因此,第一次除颤后应立即继续实施2minCPR、评估与再次除颤,然后2minCPR、评估与再除颤等流程抢救,直至EMS救援人员或院内抢救小组成员到达,或病人开始有呼吸、能移动或有反应。

组图:院内急救心肺复苏

8. 强调以团队形式给予心肺复苏　因为大多数急救系统和医疗服务系统都需要施救者团队的参与,由不同的施救者同时完成多个操作,密切配合,提高抢救成功率。例如,一名施救者启动急救反应系统,第二名施救者开始胸外按压,第三名施救者则负责辅助通气,第四名施救者准备除颤器。

(二)心肺复苏的有效判断

1. 颈动脉搏动　按压有效时,每按压一次可触摸到颈动脉一次搏动,若中止按压,搏动亦消失,则应继续进行胸外按压;有条件的单位抢救时使用呼吸末二氧化碳检测仪,可早期发现病人自主循环恢复情况;如果停止按压后脉搏仍然存在,表明病人心搏已恢复。

2. 面色(口唇)　面色由青紫转为红润。

3. 瞳孔　由散大到缩小,对光反射存在。

4. 神志　复苏有效时,可见病人有眼球活动、睫毛反射出现。甚至手脚开始抽动,肌张力增加。

5. 自主呼吸出现　自主呼吸的出现并不意味着可以停止人工呼吸,如若自主呼吸微弱,仍应坚持人工辅助呼吸。

(三)终止心肺复苏抢救的标准

现场CPR应坚持不间断地进行,不可轻易做出停止复苏的决定,如符合下列条件者,现场抢救人员方可考虑终止复苏:

视频:院内急救心肺复苏

1. 病人呼吸和循环已有效恢复。

2. 无心脏搏动,CPR持续30min以上,EMS人员到场确定病人已死亡。

3. 有EMS人员接手承担复苏或其他人员接替抢救。

(张春梅)

二、加强生命支持

加强生命支持(advanced life support,ALS),又称进一步生命支持,是在基础生命支持的基础上,在急救现场或在医院内进行,以专业团队抢救模式,运用辅助器械设备、特殊技术和药物,进行复苏。即人工气道(airway,A);机械通气(breathing,B);建立静脉通道(circulation,C);给予复苏及抗心律失常药物(differential diagnosis,D)识别引起心搏骤停的可能原因。成人心搏骤停的加强生命支持的抢救流程见下图(图4-8)。

(一)人工气道

心搏骤停的病人,约有90%的病人都有不同程度的呼吸道梗阻。复苏时,如有条件应尽早建立高级人工气道。常用方法:口咽通气管置入、气管内插管、气管切开术等。

1. 口咽通气管　主要适用于浅昏迷而不需要气管插管的病人,是一种由塑料制成硬质扁管形人工气道,呈"S"形,横截面呈管状或"工"型,可以通气。置管前检查口腔,确保口腔内无固体异物,以免置管时被导管推入咽部,引起呼吸道梗阻。

常用的置管方法为反向插入法:将口咽通气管弓背向下置入口腔,当口咽通气管的内口到达软硬腭交界处时,旋转导管180°,再继续轻柔插入导管。旋转时应注意不要将舌根推入咽部。放置妥当后的口咽通气导管的弯曲部分下面压住舌根,弯曲部分的上面抵住咽后壁,位于口腔的中央。

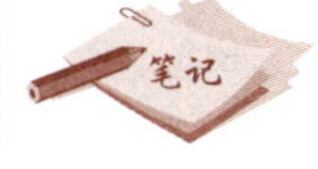

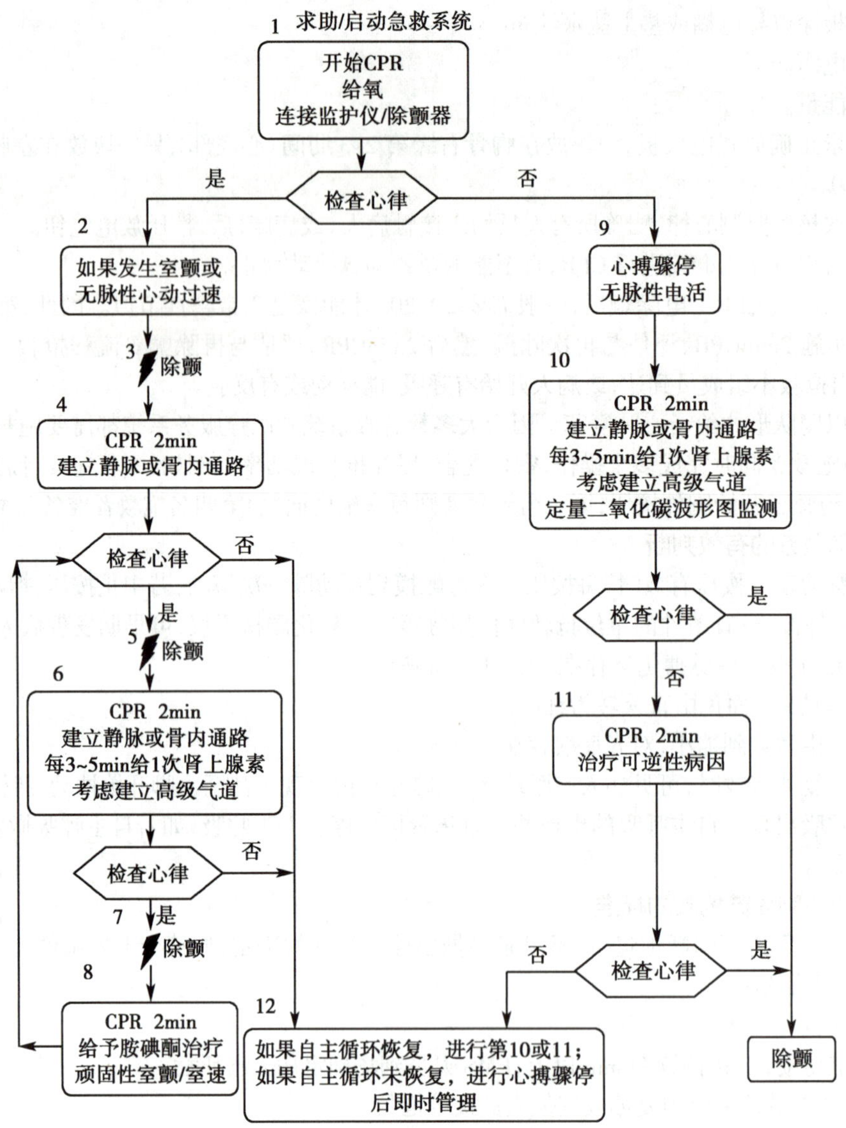

图 4-8 加强生命支持的抢救流程

2. 鼻咽通气管 用于解除从鼻部至下咽段的呼吸道梗阻。由于其对咽喉部的刺激性较口咽通气道小，适用于清醒、半清醒和浅昏迷病人。置管前应检查病人置管侧鼻腔，润滑鼻腔，用纱布沾润滑剂充分润滑导管外壁。将鼻咽通气管弯度向下、弧度朝上内缘口向下沿垂直鼻面部方向缓缓插入鼻孔至管的外口缘。置管过程中若遇到阻力，拔出导管并更换置另一侧鼻腔进行置管。

3. 可选择的辅助气道 包括食管-气管联合导管和喉罩导气管等。

(1)食管-气管联合导气管(esophageal tracheal combitube，ETC)适用于气管插管困难或禁忌采用气管插管以及有寰枢关节半脱位病人的急救，因无法进行气管内吸引，提倡在病人病情稳定或条件许可的情况下，应尽早进行气管插管。

(2)喉罩导气管(laryngeal mask airway，LMA)是一种新型的通气法。置入正确时，它把会厌推向上方，罩住声门，使气道通气导管末端的开口进入气道。无法暴露病人声门而致插管困难时，可考虑使用LMA。相比面罩，喉罩通气更安全可靠，误吸发生率低。与气管插管相比，在提供通气时，放置更简单。

4. 气管内插管(endotracheal intubation，ET) 条件允许时，应尽早进行气管内插管，因其畅通气道，避免误吸，便于清除气道分泌物并可与简易呼吸器、呼吸机相连以进行机械人工呼吸。在心肺复苏过程中，插管的时间应尽可能缩短，并做好困难气道评估，若气道困难，则不应因气管插管而中断胸外心脏按压。

5. 环甲膜穿刺 对于急性喉阻塞，尤其是声门区阻塞，严重窒息的病人，当插管困难时可用16号

粗针头刺入环甲膜，接上“T”型管输氧，缓解严重缺氧情况，为下一步气管插管或气管造口术争取时间。

6. 气管造口术　适用于心肺复苏后仍然长期昏迷需要长期机械通气的病人，以保持气道通畅。

（二）机械通气

1. 简易呼吸器　是最简单有效的一种人工机械通气方式，它由橡皮囊、三通呼吸阀门、衔接管和面罩组成。在皮囊舒张时空气能通过阀门单向进入，其侧方有氧气入口，可在此处输氧 10~15L/min。可使吸入氧气浓度增至 75% 以上。

2. 呼吸机　辅助通气已在急救中广泛应用。评估病人全身情况，选择合适的通气模式和通气参数，可提供特定的潮气量、高浓度氧、呼吸频率 8~10 次 /min。通气时不需暂停胸外按压。

（三）药物治疗

1. 给药途径

(1) 静脉途径：为首选的给药途径。为保证复苏用药迅速地进入血液循环及重要脏器，常选用近心端大静脉（肘正中经脉、贵要静脉或颈外静脉）穿刺。给药后用 10ml 生理盐水冲洗导管，并抬高肢体，以便加快药物进入循环。护士应争取在 3min 之内迅速开放最好两条静脉注射通道。心肺复苏时应采取中心静脉给药，因为在末端循环障碍的情况下，经中心静脉给药，药液可以迅速发挥作用。

(2) 气管途径：在病人已行气管内插管而尚未建立静脉通道前，可经气管内给予复苏药物。剂量是静脉给药的 2~2.5 倍，并用 5~10ml 生理盐水或注射用水稀释后注入气管内。

(3) 骨髓途径：常用的穿刺部位为胫骨近端，适用于 1 岁以内的婴儿。骨髓腔内有不会塌陷的血管丛的通路，在不能建立静脉通道时，可以采用骨髓内给药。

2. 复苏常用药物

(1) 肾上腺素（adrenaline）：是心肺复苏的首选药物。可增加心肌及脑组织的血流量，加强心肌收缩力，可将室颤由细颤转为粗颤，尽早给予肾上腺素还可以增加自主循环恢复、存活出院率和神经功能完好存活率。用法：每次 1mg（儿童为 0.02mg/kg）静脉注射，必要时每 3~5min 重复给药一次。因此，2015 年美国心脏学会《心肺复苏与心血管急救指南》建议尽可能地早对无脉性电活动和心室停搏病人使用肾上腺素。

(2) 胺碘酮（amiodarone）：适用于对除颤、CPR 和血管加压素治疗无效的室颤或无脉性室速病人。胺碘酮是Ⅲ类抗心律失常药物。作用于钠、钾、钙离子通道。延长心肌细胞动作电位，并能阻断 α 受体和 β 受体。用法：初始剂量为 300mg 加入 20~30ml 生理盐水或葡萄糖快速推注，3~5min 后再推注 150mg，维持剂量 1mg/min 持续 6h。每日最大剂量不超过 2g。

(3) 利多卡因（lidocaine）：2015 年美国心脏学会《心肺复苏与心血管急救指南》不建议常规使用利多卡因。但是对于因室颤或无脉性室性心动过速导致心脏骤停，在出现自主循环恢复后，可以考虑立即开始或继续使用利多卡因。使用方法：1.0~1.5mg/kg 静脉注射，必要时每隔 5~10min 再给药 0.5~0.75mg/kg，总剂量不超过 3mg/kg。

(4) 阿托品（atropine）：可解除迷走神经对心脏的抑制，提高窦房结的自律性，增加心率及心排出量，改善房室传导；阿托品对呼吸道平滑肌的松弛作用和抑制腺体分泌有助于改善通气。适用于心室停搏或过缓性无脉性电活动。剂量为：1mg 静脉推注，每隔 3~5min 重复一次，总量不超过 3mg。

(5) 碳酸氢钠（sodium bicarbonate）：用于纠正严重的代谢性酸中毒，心搏骤停导致血流中断和复苏期间低血流量产生的酸中毒。因此尽快恢复自主循环，是恢复心搏骤停时酸碱平衡的主要方法。但在心肺复苏的最初 15~20min 内应慎用碳酸氢钠。而对于存在代谢性酸中毒、高钾血症、三环类抗抑郁药过量引起的心搏骤停要给予碳酸氢钠。方法：首次剂量为 1mmol/kg，静脉注射，可根据动脉血气测定结果调整剂量。

(6) 镁剂：适用于低镁血症和尖端扭转型室性心动过速。用法：25% 硫酸镁 10ml 加入生理盐水 100ml 静脉滴注。

（四）ACLS 初步评估与再次评估

高级心血管生命支持（advanced cardiovascular life support，ACLS）初步评估与再次评估是在 BLS 评估基础上提供的进一步处理。适用于需接受急性冠脉综合征等治疗的清醒病人或昏迷病人进行 BLS 评估后情况未好转时。

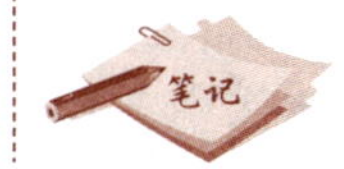

1. 初步评估　A-B-C-D-E。

气道(A):评估气道是否畅通;有无建立高级气道的指征;气道导管位置是否正确等。

呼吸(B):检查通气是否足够以及评估氧合情况。

循环支持(C):心电监护仪早期识别异常心电活动;建立静脉通路,及时给药;用呼气末 CO_2 图形波监测 CPR 质量;监测血压、心率;检查血糖等。

功能障碍(D):监测有无神经功能障碍,可使用 A-V-P-U 法(即是否清醒、对言语刺激有反应、对疼痛刺激有反应、无反应)来评估病人的反应、意识和瞳孔情况。

暴露病人(E):暴露病人进行针对性体格检查,寻找有无创伤、出血、烧伤等情况,注意保暖。

2. 再次评估　主要是针对性病史的采集和寻找可逆原因并治疗的过程。通过询问病人/家属或目击者,获得有关病史资料,从中寻找可能的原因并处理。

根据 SAMPLE,病人病史可包括:S——症状与体征(signs and symptoms);A——过敏史(allergy);M——用药情况(medications);P——过去史(past medical history);L——末次进餐情况(last meal);E——疾病相关事件(events)。

心搏骤停常见原因包括:低血容量、低氧血症、酸中毒、低血钾症、高血钾症或其他电解质紊乱、低温;中毒、张力性气胸、心脏压塞、肺栓塞和冠脉栓塞。

(赵丽敏)

三、延续生命支持

延续生命支持(prolonged life support,PLS)是进一步生命支持的延续。此阶段是心搏骤停病人自主循环和呼吸恢复后,转送到有条件的医院的危重症加强监护病房,进行综合性的心搏骤停后的治疗,重点是脑复苏。常由多学科专业人员组成的团队以提高出院生存率和改善神经功能。包括:气道管理、继续心电监测、生命体征评估,还包括严密监测并维护心、肺、肝、肾等器官及内环境的稳定的功能。采用亚低温治疗,促进神经系统功能的恢复达到最优化。治疗导致心搏骤停的病因,预防心搏骤停再发以及客观评价预后。

(一) 脑损伤的病理生理改变

心搏骤停时因缺血、缺氧,最易受损的是中枢神经系统,尤其是对大脑的损害。发生心搏骤停的病人,尽管采取持续有效的高质量的心肺脑复苏后,自主血压恢复,但仍有数小时的昏迷,并常伴有数天的多器官功能障碍,将复苏后的脑损伤称为"复苏后综合征"(post-resuscitation syndrome)。其原因为再灌注损伤所致,这类病人可完全恢复。再灌注损伤对脑、心、肺、肾、胃肠等重要器官的功能、代谢产生重要影响,主要表现在:发热、抽搐、昏迷、应激性溃疡、胃肠出血、水和电解质紊乱、呼吸功能不全、休克、心律失常、急性左心衰竭、急性肾衰竭等。防治要点是消除缺血原因,尽早恢复血流,再灌注时要注意保持低血压、低血流、低温,改善缺血组织代谢。

(二) 脑复苏

针对心搏骤停后缺血、缺氧对大脑造成的损害,进行以保护神经功能为目的所采取的救治措施称为"脑复苏"(cerebral resuscitation)。近代心肺脑复苏(cardiopulmonary-cerebral resuscitation,CPCR)是以病人完全恢复智能、生活和工作能力为最终目的。因此,尽早高质量的 CPR 和电除颤,以及尽早采取脑复苏的综合治疗是整个 CPCR 期间的重点。

脑复苏的原则是:尽早恢复脑血流,缩短无灌注和低灌注的时间,维持合适的脑代谢。脑复苏主要措施包括:

1. 亚低温治疗　《2015 美国心脏协会心肺复苏与心血管急救指南》建议,所有的心搏骤停后恢复自主循环(return of spontaneous circulation,ROSC)并且仍然昏迷的成年病人都应采用目标温度管理(targeted temperature management,TTM),目标温度为 32~36℃之间,并至少维持 24h。研究显示,对于心搏骤停后恢复自主循环但仍然昏迷的成人病人,诱导性低温治疗能改善神经功能预后。

(1)治疗脑损害的主要机制

1)降低脑细胞代谢率,减少脑组织耗氧量(体温每下降 1℃,脑代谢率约下降 5%~7%;体温 32℃时,脑耗氧量降至正常的 50%)。

2)保护血脑屏障,减轻脑水肿。

3)抑制脑损害后内源性毒性产物如兴奋性氨基酸谷氨酸等及单胺类物质多巴胺、去甲肾上腺素,5-羟色胺等的生成释放,从而减轻神经损伤。

(2)降温方法:包括物理降温和药物降温。物理降温包括在体表大血管处,如额、颈、腋窝、腹股沟放置冰袋或用冰水擦浴,头部使用冰帽等。药物降温是应用冬眠合剂进行人工冬眠疗法。两者同时进行,才能达到较好的降温效果。

(3)低温治疗要点:最好在大脑缺氧最初10min内降温。降温要快,争取半小时内将温度降至37℃以下,头部温度降至27℃左右,肛温降至30~33℃ 注意降温不应低于30℃,以防止心律失常和室颤的发生。降温要维持到病情稳定,皮质功能开始恢复,听觉出现为止。

2. 脱水疗法 为防治脑水肿,在血压平稳和肾功能良好的基础上,宜尽早应用利尿脱水剂,控制脑水肿和降低颅内压。常选用:

(1)20%甘露醇0.5~1.0mg/kg,4~6次/24h,快速静脉滴入,30min内滴完。

(2)呋塞米0.5~1.0mg/kg,3~4次/24h,静脉注射。

3. 肾上腺皮质激素 能维持毛细血管和血-脑屏障的完整性,稳定溶酶体膜,降低脑水肿,首选药物为地塞米松。用法:首次0.5~1mg/kg,静脉注射,后0.2mg/kg,6h/次,一般不超过4d。

4. 控制抽搐和癫痫发作 抽搐和癫痫均可增加氧耗和增高颅内压,进一步加重脑缺氧,因此一旦病人发作抽搐应尽快使用适量镇静剂控制。常用药物:地西泮10~30mg或苯妥英钠0.25g,肌内注射或静脉注射。

5. 改善脑细胞代谢药物 辅酶A、细胞色素C可促进脑细胞代谢,维护脑细胞功能。ATP可供应脑细胞能量,恢复钠泵功能,减轻脑水肿。常用药物:ATP、胞磷胆碱、盐酸吡硫醇片、γ-氨酪酸等,可视病人情况酌情选用。

6. 控制血糖 血糖过高或过低均会加重脑代谢紊乱,加重脑损害。治疗时应积极处理高血糖,使血糖控制在8~10mmol/L,防止低血糖。

7. 人工冬眠治疗 对低温引起的寒战、血管痉挛。常选用冬眠Ⅰ号(哌替啶100mg、异丙嗪50mg、氯丙嗪50mg)分次肌内注射或静脉滴注来改善微循环灌注和辅助物理降温。

8. 高压氧疗 高压氧能提高氧含量,增加血氧分压,提高氧弥散能力,对脑水肿时脑细胞的供氧十分有利;同时,高浓度氧对血管的直接刺激,可引起血管收缩,血流量减少,使颅内压降低,改善脑循环,增加受损脑组织的局部供血。

(三)加强监护

复苏成功后,须在ICU对病人呼吸、循环、肾功能、电解质及酸碱平衡等继续给予监护,保持各器官功能稳定,确保脑和其他重要器官的灌注。

1. 持续监测脉搏血氧饱和度 维持其在94%~99%之间,确保输送足够的氧,也应避免氧中毒。当血氧饱和度为100%时,对应的氧分压可在80~500mmHg之间,因此当血氧饱和度达到100%时,应适当调低吸入氧浓度,以免氧中毒。

2. 维持循环功能 心搏恢复后,往往伴有血压不稳定或低血压状态。因此,血压应维持于正常或稍高于正常的水平,以恢复脑循环和改善周围组织灌注。可进行中心静脉压(central venous pressure,CVP)监测,连续心电监测,可将CVP、动脉压和尿量三者相结合来判定有无低血容量。常用药物为多巴胺、肾上腺素、去甲肾上腺素等血管活性药,并逐步调整剂量使收缩压≥90mmHg,或平均动脉压≥65mmHg。

3. 维持呼吸功能 心搏恢复后,自主呼吸未必恢复,即使自主呼吸已恢复往往伴随气体交换不足,故仍需加强气道管理,给予氧气吸入,进行有效的人工通气,行血气监测分析了解呼吸功能,促使自主呼吸恢复。必要时使用呼吸机辅助机械通气。

4. 纠正酸中毒 由于心搏骤停,复苏后随着循环恢复、微循环改善,组织内堆积的酸性代谢产物被不断地带入血液,造成代谢性酸中毒。或较长时间的低血压和缺氧,代谢性酸中毒会继续发展。应根据动脉血气分析结果、应用碳酸氢钠,纠正酸碱平衡。

5. 防治肾衰竭 心搏骤停时间较长或复苏后血压长时间不升者,可能造成肾功能损害,应留置导

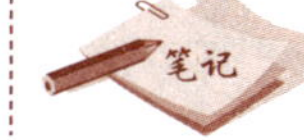

尿管，监测每小时尿量。重点是循环恢复后，必须很好地稳持循环、呼吸功能，纠正缺氧和酸中毒，从而预防肾衰竭的发生。

6. 积极治疗原发病 复苏后应对引起心搏、呼吸骤停的原发病积极治疗，如外伤病人需清创、止血、补液；中毒病人应用解毒剂等；以免再次引起心搏骤停。

（赵丽敏）

思考题

1. 影响动脉血气分析结果的因素有哪些？
2. 人工气道病人吸痰的指征有哪些？

思路解析

扫一扫，测一测

笔记

第五章 休　克

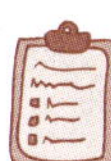

学习目标

1. 掌握休克的临床表现及救护原则、救护措施。
2. 熟悉休克的分类、休克的病情评估。
3. 了解休克的概念、分类和病理生理。
4. 能进行急救护理操作，学会休克急救的基本技术，能管理急救仪器、设备。
5. 具有关心爱护病人的职业素养，能帮助和指导病人进行休克后的康复锻炼。

案例导入

病人，男，26岁，建筑工人，6h前由3m高处坠落，臀部及左季肋部着地，除受伤部位疼痛处，可以行走。1h前病人咳嗽后突感心慌出虚汗，立即来院。查体：T 36.8℃，P 120次/min，R 22次/min，BP 80/60mmHg，神志尚清，面色苍白，四肢发冷。

问题：

1. 病人此刻发生了什么状况？你的判断依据是什么？
2. 针对病人目前状况，你应该采取哪些急救护理措施？

休克（shock）是各种强烈致病因素作用于机体，使有效循环血量锐减，组织器官微循环灌注广泛、持续、显著减少，致机体重要器官机能、代谢严重障碍的综合征，若不及时采取急救措施，会危及病人生命。

第一节　休克的概述

一、休克的分类

引起休克的原因很多，分类亦有多种方法。从临床角度按其病因和病理生理的特点可将休克分为以下类别。

（一）低血容量性休克

低血容量性休克是体内或血管内大量血液丢失（内出血或外出血）、失水（如呕吐、腹泻、肠梗阻、胃

肠道瘘管、糖尿病酸中毒等)、失血浆(如大面积烧伤、腹膜炎、创伤及炎症)等原因使血容量突然减少所致的休克。其特点为静脉压降低,外周血管阻力增高和心动过速。

(二) 心源性休克

心源性休克常见于急性心肌梗死、严重心律失常、急性心肌炎、心脏压塞、急性心包填塞、张力性气胸、心房粘液瘤等所致的休克。由于心脏泵功能不全,心输出量急剧减少,有效循环血量和灌流量急剧下降所致。

(三) 感染性休克

感染性休克又称脓毒症性休克,可由多种致病微生物的严重感染导致。主要见于革兰阴性杆菌(G^-)感染(如败血症、腹膜炎、坏死性胆管炎等)、中毒性菌痢、中毒性肺炎、暴发型流行性脑脊髓膜炎、流行性出血热等。休克并非由于细菌直接侵入血流所致,而是与细菌内毒素及其细胞壁脂多糖类部分释放入血液有关。在体弱、老年、营养不良、糖尿病、恶性肿瘤和长期应用激素、免疫抑制药物和抗代谢药物的病人中,尤易发生。

(四) 过敏性休克

过敏性休克是休克的一种较少见的类型,系人体对某些生物制品、药物或动物性和植物性致敏原发生过敏反应,引起周围血管扩张,毛细血管床扩大,血浆渗出,血容量相对不足,属 IgE 介导的 I 型变态反应。常见变应原包括药物,如抗生素、血液制品、中药制剂、异种蛋白,如牛奶、鸡蛋等。

(五) 神经源性休克

神经源性休克因外伤、剧痛、脑脊髓损伤等引起。由于神经作用使血管运动中枢功能受到抑制,引起周围血管扩张,有效循环血量相对不足。

(六) 其他

尚有内分泌功能不全(肾上腺皮质功能减退,甲状腺功能减退等)及内分泌功能亢进(如甲状腺危象、甲状旁腺功能亢进、类癌及原发性醛固酮增多症等)所致的休克。

二、休克的病理生理

休克病因各异,类型不一,但其本质相同,即休克发生后机体重要器官微循环处于低灌注状态,导致细胞缺血缺氧,细胞代谢异常,继续发展可导致细胞损害、代谢紊乱,组织结构损伤,重要器官功能失常,最终出现多器官功能障碍综合征(multiple organ dysfunction syndrome,MODS)。根据微循环的改变可将休克分为三个阶段。

(一) 休克代偿期(早期,缺血性缺氧期)

由于有效循环血容量显著减少,引起循环容量降低、动脉血压下降。此时机体通过一系列代偿机制调节和矫正所发生的病理变化,引起心跳加快、心排出量增加以维持循环相对稳定,又通过选择性收缩外周和内脏的小血管使循环血量重新分布,保证心、脑等重要器官的有效灌注。此时微循环内动静脉间短路开放,毛细血管前括约肌收缩,后括约肌舒张,微循环表现为“只出不进”,血量减少,组织仍处于低灌注、缺氧状态。若能在此时去除病因积极复苏,休克常较容易得到纠正。

(二) 休克进展期(中期,淤血性缺氧期)

当休克继续发展,微循环将进一步因动静脉短路和直接通道大量开放,使原有的组织灌注不足更为加重。毛细血管中血流淤滞,部分血管失去代偿性紧张状态。此时毛细血管前括约肌舒张,后括约肌收缩,微循环内“只进不出”。临床表现为血压进行性下降、意识模糊、发绀和酸中毒,病程由代偿期向失代偿期发展。

(三) 休克难治期(晚期,微循环衰竭期)

当休克失代偿期持续较长时间后,休克进入难治期或不可逆期,失代偿期时出现的某些脏器的微循环淤滞更加严重,由于组织缺少血液灌注,细胞处于严重缺氧和缺乏能量的状况,引起细胞自溶并损害周围其他的细胞。最终引起多个器官受损。

第二节 休克的病情评估

一、休克的资料收集

休克早期的通过严密细致的观察，及时准确地收集主、客观资料，及早发现休克的早期表现，为休克的诊治争取有利时机。

（一）主观资料

因病情危重，简单询问后应先行抢救，待病情稳定后再详细询问。注意询问休克症状的发生时间、程度及经过，是否进行抗休克治疗，如静脉输液，液体成份是什么？是否应用升压药物，药物名称、剂量、治疗后反应等。注意询问伴随症状、出现时间及程度，既往病史等。

（二）客观资料

采用“一看”：观察神志、面色、口唇和皮肤色泽、毛细血管充盈等。“二摸”：触摸脉搏、肢端温度。“三测压”：测量血压、中心静脉压；“四尿量”：观察尿量。以及用必要的辅助检查等方法收集资料，对及早发现休克至关重要。重点评估以下内容：

1. 临床观察

（1）神志：是否清楚，有无躁动不安、表情淡漠。

（2）面色、口唇和皮肤：注意色泽、温度、湿度。四肢湿冷、苍白是周围血管阻力改变的线索。

（3）血压：是诊断休克的主要指标。如收缩压 <80mmHg，或高血压病人收缩压下降至原来平均水平 30% 以下，脉压差 <20mmHg，并有组织灌流减少的其他表现即可诊断为休克。需注意的是，部分病人休克早期没有血压的明显下降，仅表现为脉压的缩小。

（4）脉搏：应注意其速率、强度及是否规则等。收缩压下降前可以摸脉搏增快，这是早期诊断的主要依据。

（5）呼吸：应注意速率、节律及有无代谢性酸中毒引起的呼吸变化。

（6）尿液：正常人尿量约 50ml/h。尿量减少，是观察休克的重要指标。

（7）毛细血管充盈时间：是否有充盈时间延长，正常者可在 1s 内迅速充盈，超过 2s 以上为毛细血管充盈延迟。

（8）颈静脉：是否塌陷或充盈。

2. 血流动力学检测

（1）中心静脉压（CVP）：主要反映相对血容量，正常值为 0.49~1.18kPa（5~12cmH_2O）。CVP 的动态变化是判断、观察、治疗休克的一项重要指标。判断病情时，应与动脉压结合起来分析。当 CPV<0.49kPa 时，表示血容量不足；高于 1.47kPa（15cmH_2O）时，则表示心功能不全、静脉血管床过度收缩或肺循环阻力增高；若 CVP 超过 1.96kPa（20cmH_2O）时，则表示存在充血性心力衰竭。

（2）肺动脉楔压（pulmonary artery wedge pressure，PAWP）：反映左心房平均压，与左心室舒张末期压密切相关。在无肺血管疾病或二尖瓣病变时，测定 PAWP 有助于了解左心室功能，是估计血容量和监护输液速度的良好指标。PAWP 正常值为 6~12mmHg。过低提示血容量不足；过高，如大于 18mmHg，提示输液过量、心功能不全；如 >30mmHg，将出现肺水肿。

（3）休克指数（shock index） 临床上常用脉率 / 收缩压（mmHg）计算休克指数，帮助判定休克的有无及轻重。指数为 0.5 多表示无休克；>1.0~1.5 有休克；>2.0 为严重休克。

3. 实验室及其他检查 血常规、血气分析、动脉血乳酸盐测定、血清电解质、DIC 的检测、血肌酐，血尿素氮，血氧饱和度，心电图，胸部 X 线等。

二、休克的病情判断

（一）分期的判断

1. 早期 神志清楚，但烦躁不安，面色、皮肤苍白，口唇甲床轻度发绀，四肢发凉、多汗，心率加快、

脉搏先增强进而细速，收缩压偏低或接近正常，脉压降低，尿量减少。

2. 中期　神志虽清，但表情淡漠、反应迟钝，呼吸浅速，血压下降，收缩压降至80mmHg以下或测不出，脉压小，心音低钝，脉搏细速，表浅静脉萎陷，皮肤发绀，常出现花斑，尿量减少（<20ml/h），并出现代谢性酸中毒。

3. 晚期　面色青灰，明显发绀，昏睡或昏迷，呼吸急促或潮式呼吸，血压<60mmHg或测不出，脉搏细弱或摸不清。可发生弥散性血管性凝血（disseminated intravascular coagulation，DIC），表现为广泛出血、严重酸中毒以及心、肺、肾、脑等重要脏器功能衰竭，甚至死亡。

（二）病因鉴别

1. 如有以下情况，应考虑是低血容量性休克　①有腹泻、呕吐史，失液量大，且其失液量与低血压不平行；②急腹症合并休克者；③有创伤失血、失液史；④有晕厥史且血红蛋白进行性下降。

2. 如有喉头水肿、哮鸣音、用药或虫咬史，则应高度怀疑过敏性休克。

3. 有颈静脉怒张、心音遥远，应考虑心包积液；如颈静脉怒张，心音不遥远，肝大，应考虑右室梗死、肺梗死致心源性休克。

4. 有颈椎损伤、四肢瘫痪，应考虑神经源性休克。

5. 有长期服激素病史的病人，应考虑肾上腺皮质功能低下致内分泌性休克。产后大出血，闭乳，闭经，垂体手术史者，应考虑垂体危象。

6. 在大手术、创伤、烧伤、移植、肠梗阻、输血或血制品等情况下出现SIRS乃至休克时应高度怀疑感染性休克。

第三节　休克的救治与护理

一、休克的救治原则

休克的纠正有赖于早期诊断和治疗，早期发现和消除休克的病因至关紧要。抗休克治疗的最佳时间是在休克的早期，早期发现并及时给予恰当的治疗，终止病程进一步恶化，避免发生多器官功能衰竭。

（一）基本原则

迅速解除致休克因素、尽快恢复有效循环血量，纠正微循环障碍，改善心脏功能和恢复正常代谢，并根据病情做相应处理。重点是尽快恢复组织灌注和保证供氧。

1. 迅速恢复有效循环血量　是抗休克的基本措施，也是纠正休克引起的组织低灌注和缺氧的关键。

2. 积极处理原发病　在治疗休克中，消除引起休克的原发病变和恢复有效循环血量一样重要。

3. 纠正酸中毒　休克时机体代谢紊乱，可出现酸碱平衡失调，应积极防治，纠正和维持病人的酸碱平衡。

4. 应用血管活性药物　在充分恢复血容量的前提下应用血管活性药物，缓解周围血管舒缩功能的紊乱，以维持脏器灌注。

5. 皮质类固醇和其他药物的应用　可用于感染性休克和其他较严重的休克。

6. 改善微循环　对诊断明确的DIC，可采用肝素抗凝。有时还使用抗纤维蛋白溶解药、抗血小板聚集药等。

7. 保护脏器功能　防治肾功能衰竭、成人呼吸窘迫综合征（acute respiratory distresssyndrome，ARDS）、多发性器官功能衰竭（MODS）等并发症。

（二）各型休克救治要点

1. 感染性休克　清除感染灶，应用抗生素，纠正酸中毒，补充血容量，应用血管活性药和激素。

2. 过敏性休克　应用肾上腺素、抗组胺药、激素，补充血容量，升压药、葡萄糖酸钙的应用。

3. 心源性休克　心电监护，镇静止痛，控制心力衰竭，抗心律失常，补充血容量，应用血管活性药，

保护心肌药物。

4. 低血容量性休克 控制大出血，补充血容量，输血，应用血管活性药，纠正酸中毒。

5. 神经源性休克 止痛，应用肾上腺素，扩充血容量，应用升压药。

二、休克的护理措施

（一）紧急护理

视频：休克紧急护理措施

1. 采取合适体位 一般取中凹卧位，即头胸部与下肢均抬高 30°，抬高头胸部有利于膈肌活动，增加肺活量。抬高下肢有利于增加回心血量，从而相应增加循环血容量。休克严重的头部应放低，脚稍予抬高。头部受伤、呼吸困难或有肺水肿者不宜采用此法，而应稍抬高头部。此外，有条件者可以使用抗休克裤。

2. 妥善安置并监护 保持病人安静，就地抢救，避免搬运和远距离抢救。若在医院内应将病人安置在抢救室或 ICU，并开始进行各项生命体征及病情持续监测，包括心电、呼吸、血压、血氧饱和度、尿量等，密切观察其病情变化。

3. 保持呼吸道通畅并吸氧 注意清除呼吸道分泌物，保持呼吸道通畅，防止误吸，并给予氧气吸入。一般采用鼻导管持续给氧，氧流量为 2~4L/min，直至休克好转。如病人发绀明显或发生抽搐时，需加大吸氧流量至 4~6L/min。必要时气管插管或切开行人工辅助呼吸。休克时，组织细胞缺血、缺氧，吸氧可保证全身各脏器有足够的氧量，纠正组织细胞缺氧，以维持各脏器功能。

4. 尽快建立静脉通道 静脉输液可迅速补充有效循环血容量，是纠正休克的最根本措施。一般宜建立两个静脉通道，一个通道用于快速扩容，另一处通道用于给予抗生素或血管活性药等药物。有条件者，可安置深静脉导管。在紧急情况下，也可做静脉切开加压输液。

5. 注意保暖 适当加盖棉被、毛毯，但不加温。如高热，首选物理降温。

6. 控制出血 止血是治疗失血性休克的根本措施，表浅伤口、四肢血管出血采用压迫或使用止血带暂时止血，待休克初步纠正后，再进行根本的止血，在难以用暂时止血的措施控制出血时（如肝、脾、肾破裂等），在扩容的同时积极术前准备，进行手术治疗。

7. 镇痛 肌注、静注吗啡、盐酸哌替啶等镇痛药。颅脑外伤、呼吸困难、急腹症诊断未明者禁用。

8. 留取标本 根据病情立即抽血验血常规、血型、血浆蛋白，红细胞比积、血气分析等，定期抽查动脉血气可了解休克时酸碱代谢变化情况和严重程度。

（二）液体复苏护理

视频：液体复苏护理

根据病人的实际情况选择合适的液体种类补足血容量，补液量应以能维持组织的良好灌注为宜，心功能不全时应控制补液量。补液最好在血流动力学监护下进行。一般补液原则是先快后慢，心功能不全时应控制输液速度，避免发生或加重肺水肿和心力衰竭。低血容量性休克和创伤性休克病人，血容量明显不足，输液速度要快，首先在 30min 内快速输入 1000~2000ml 平衡盐液（碱中毒或肝功能不全者慎用平衡液），然后再补充胶体液，晶胶之比一般为 3∶1。若休克不好转，可再快速输入平衡盐液 1000ml。若血压仍不回升，应及时输入全血或成分输血。对心源性休克，如急性心梗，过分控制液体只会使病情复杂化，此时首先输液至 PAWP 值 15~18mmHg，排除低血容量状态后处理心泵功能不全。

液体复苏治疗的新观念

近期有学者提出危重病人休克时容量管理的新模式，将液体管理人为地分为三个阶段：1. 第一个阶段，在进行液体复苏时应保证病人有效循环，器官灌注和组织氧合；2. 第二个阶段维持血管内容量的自稳调节，此时应防止液体积聚，避免液体超负荷；3. 最后阶段是除去多余液体，维持机体生理稳定，促使受损脏器恢复。在早期病人存在容量不足时应积极给予足够的液体，而在后期应避免容量过多而导致相关并发症的发生。

视频：血管活性药应用护理

（三）血管活性药应用护理

临床常将血管收缩剂与血管扩张剂联合应用于休克的抢救，以兼顾各重要脏器的血液灌注水平。血管扩张剂应在血容量基本补足而微循环未见好转时使用。在已充分补液、CVP>15cmH_2O 而动脉压仍低时，应考虑使用强心药。

开始用升压药或更换升压药时须从最低浓度、小剂量、慢滴速开始，最好用输液泵来控制滴速。每5min 测血压 1 次，根据血压的高低适当调节药物浓度，待血压平稳及全身情况改善后改每 15~30min 测量 1 次血压、脉搏、呼吸，并按药物浓度及剂量计算滴数。使用期间准确记录给药时间、剂量、速度、浓度及血压变化，保证液体的均匀输入，病人平卧位，如病人感到头痛、头晕、烦躁不安应立即停药，并向医生汇报。停药时要逐步减量、降低药物浓度，不可骤停以防血压波动过大。使用血管收缩剂时要防止药物外渗，以免引起局部组织坏死，一旦发生，可用盐酸利多卡因或扩张血管药物局部封闭。

（四）动态观察病情

休克是一个严重的变化多端的动态过程，要取得最好的治疗效果，必须注意加强临床护理中的动态观察，关键是对任何细微的变化都不能放过，同时做出科学的判断。

1. 密切观察 P、R、BP 的变化　根据病情 15~30min 测量一次。随着病情恶化，脉率加速，脉搏变细弱甚至摸不到。若脉搏逐渐增强，脉率转为正常，脉压由小变大，提示病情好转。注意呼吸次数，有无节律变化，呼吸增速、变浅、不规则说明病情恶化。反之，呼吸频率、节律及深浅度逐渐恢复正常提示病情好转。观察血压的动态变化对判断休克有重要作用，脉压差越低说明血管痉挛程度越重。反之，如脉压差增大则说明血管痉挛开始解除，微循环趋向好转。

视频：休克病人体温护理

2. 体温　每 4h 测一次，休克病人体温常低于正常，但感染性休克可出现高热。护理时应注意保暖，如盖被、低温电热毯或空气调温等，但不宜用热水袋加温，以免烫伤和使皮肤血管扩张，加重休克。高热病人可采用冰袋、冰帽或低温等渗盐水灌肠等方法进行物理降温，也可配合室内通风或药物降温法。

3. 意识　当中枢神经细胞轻度缺氧时，病人表现烦躁不安或兴奋，甚至狂燥，随休克加重，由兴奋转为抑制，病人表现精神不振，反应迟钝，甚至昏迷，对此病人应适当加以约束以防意外损伤，亦可使用镇静剂，但需注意血压。

4. 皮肤色泽及末梢循环　病人皮肤色泽、温度、湿度能够反映体表的血液灌注情况。正常人轻压指甲或唇部时，局部因暂时缺血而呈苍白色，松压后迅速转红润。轻压口唇、甲床苍白色区消失超过1s，为微循环灌注不足或有淤滞现象。休克时病人面色苍白、皮肤湿冷表明病情较重，肤色从苍白转为青紫则提示进入严重休克，由发绀又出现皮下淤血点、淤血斑、注射部位渗血则提示有 DIC 的可能，应立即与医生联系。如病人四肢温暖，皮肤干燥，压口唇或指甲后苍白消失快（<1s），迅速转为红润，表明血液灌注良好，休克好转。

5. 注意尿量、颜色、比重、pH　病情重及尿少者应留置导尿，每小时记录一次尿量。尿量可反映肾功能的变化，尿量和尿比重反映肾脏毛细血管的灌流量，也是内脏血液流量的一个重要指标。如经扩容后尿量仍少于 25~30ml/h，应与医生联系，协助医生进行利尿试验。如经治疗尿量稳定在 30ml/h 以上则提示休克好转。

6. 测中心静脉压，可作为调整血容量及心功能的标志。休克期 CVP 在 10cmH_2O 以下应补充血容量，不宜使其超过 12~15cmH_2O，否则有发生肺水肿危险，如 CVP 高于 15cmH_2O，而休克尚未纠正者，应给予强心药。

（五）防治感染的护理

休克时，病人机体处于应激状态，免疫功能低下，易继发感染，应采取以下一些措施积极防治：

1. 严格按照无菌原则进行各项护理操作。
2. 做好口腔护理，加强皮肤护理。
3. 做好各种管道的管理与护理，预防各种感染。
4. 预防肺部感染，避免误吸，采用雾化、必要时吸痰使肺部分泌物及时排出。
5. 做好创面或伤口的护理，及时更换辅料，保持创面或伤口清洁干燥。
6. 遵医嘱合理使用抗生素。

7. 提供合理的营养，增强机体抵抗力。

糖皮质激素的应用

目前大规模的临床研究及 META 分析显示，糖皮质激素的应用并不能降低感染性休克病人的病死率，因此临床应用也饱受争议。目前国内外学者认为在严重的感染性休克病人可以应用糖皮质激素，如果是社区获得性肺炎导致的感染性休克可能疗效会更好，一般应用氢化可的松 200mg/d 持续静脉泵入维持应用，疗程应严格控制在休克未纠正期，休克一旦纠正应立即停药。

（六）预防压疮和意外受伤

休克的病人病情重，多卧床，应保持床单整洁干燥，定时翻身、拍背、按摩，保护好受压部位，做好皮肤护理。烦躁或神志不清的病人，应加床边护栏以防坠床，必要时可用约束带固定四肢，以防病人自行将输液管道或其他引流管拔出。

（七）心理护理

休克的强烈刺激，抢救措施繁多而紧急，加之仪器的使用，易使病人产生恐惧、焦虑、紧张、烦躁不安，应做好以下护理：

1. 护士应积极主动配合治疗，认真、准确无误地执行医嘱。
2. 保持镇静，忙而不乱，快而有序地进行抢救工作，以稳定病人和家长的情绪并取得信赖和配合。
3. 病情稳定后及时做好安慰和解释工作，将病人病情的危险性和治疗、护理方案告诉家属，指导如何配合治疗及护理，同时树立战胜疾病的信心。

（刘爱梅）

思考题

1. 病人，女，16 岁，骑电动车不慎被车撞倒，事发后由他人救起送至医院。入院后查体：面色苍白、脉搏细弱，四肢发冷、出汗，左上肢、左耻骨联合及大腿根部大片瘀斑、血肿。T 36.8℃，HR 125 次 /min，R 22 次 /min，Bp 85/65mmHg。考虑病人发生了什么状况？

2. 病人，男，10 岁，因急性化脓性中耳炎住院治疗，遵医嘱静脉输注青霉素，在做青霉素皮试时，出现气促、胸闷、呼吸困难伴濒死感，面色苍白，出冷汗，脉细速，测血压 70/55mmHg，神志不清。针对病人目前状况，应该采取哪些急救护理措施？

3. 病人，男，50 岁，5d 前左手外伤未就诊任何医院，在家自行处理。1d 前发热伴伤口红肿溃烂，遂来院就诊。入院查体：T 38.4℃，HR 128 次 /min，R：24 次 /min，Bp 78/60mmHg，意识模糊、尿少。作为病人的接诊护士，你如何对病人进行病情观察？

思路解析

扫一扫，测一测

第六章　创　伤

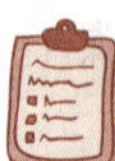

学习目标

1. 掌握多发伤和挤压伤的概念、伤情评估、救治与护理。
2. 熟悉颅脑创伤、腹部创伤、骨折、泌尿系统创伤伤情评估、救治与护理。
3. 了解创伤的分类；创伤评分系统。
4. 能独立完成止血带止血及脊柱骨折病人的搬运。
5. 具有关心爱护病人的职业素养。

案例导入

病人，女，45岁，高空坠落伤，被三根钢筋从腹部刺入，分别从会阴区、背部及臀部穿出，抢救人员现场锯断钢筋，穿透身体的钢筋仍留于体内，由“120”救护车送医院急诊科。体检：T 37.5℃，P 124次/min，R 28次/min，BP 88/60mmHg，神志清醒，面色苍白，皮肤湿冷。

问题：

1. 对此病人如何评估伤情？
2. 此病人急诊室急救的重点是什么？

随着社会经济日益发展，工农业生产水平不断提高，生产劳动机械化日益普遍，交通运输多样化发展，意外伤害事故时有发生。据统计，我国目前每年死于创伤者约75万，因创伤致残者高达约500万。对创伤展开积极的救护措施，挽救病人生命是急救护理学的重要任务。

第一节　创伤的概述

创伤（trauma）有广义和狭义之分，广义的创伤是指由机械、物理、化学或生物因素引起的损伤。狭义的创伤是指机械性致伤因子所造成的损伤，包括组织连续性破坏和功能障碍。

一、创伤的分类

对创伤进行分类，有利于了解创伤部位、特点及严重程度，以便做出快速准确的伤情评估与救护措施。

(一) 按皮肤及黏膜的完整性分类

依体表结构的完整性是否受到破坏,可将创伤分为开放性和闭合性两大类。

1. 开放性损伤 有创伤伤口、外出血,伤口内有异物残留或污染。易于发生感染,可伴有内脏或深部组织损伤。常见开放性损伤有刮擦伤、撕裂伤、切伤和砍伤、刺伤、枪弹伤等。

2. 闭合性损伤 皮肤保持完整,无破裂及外出血。常伴有内脏损伤、病情隐匿易于漏诊与误诊。常见闭合性损伤有挫伤、挤压伤、扭伤、关节脱位和半脱位、闭合性骨折、闭合性内脏伤。

(二) 按创伤部位分类

1. 颅脑伤 是一种常见损伤,大多伤情较重,病情发展快,死亡率高。又可分为头皮伤、颅骨骨折与脑损伤,头皮伤包括头皮血肿、头皮裂伤、头皮撕脱伤,颅骨骨折包括颅盖骨线状骨折、颅底骨折、凹陷性骨折,脑损伤包括脑震荡、弥漫性轴索伤、脑挫裂伤、脑干伤。

2. 颌面颈部伤 多因工伤、运动损伤、交通事故和生活中的意外伤害所致。颌面颈部是呼吸道和消化道的起始端、血流丰富。损伤不仅可引起窒息、出血、休克、颅脑损伤等危及生命的并发症,还影响伤者的面容及口腔功能。

3. 胸部伤 常见于交通事故、挤压伤、摔伤及锐器伤,包括胸壁、胸腔内脏器以及膈肌的直接或间接损伤,如胸壁挫伤、连枷胸、血气胸、纵隔气肿、心包压塞、膈肌损伤等,有时可合并腹部伤。

4. 腹部伤 包括腹壁伤、腹腔内脏器或腹膜后脏器伤。多数腹部伤伴有严重的内脏伤,如果伴有腹腔实质脏器或大血管损伤,可因大出血而导致死亡。空腔脏器受损伤破裂时,可因发生严重的腹腔感染而威胁生命。腹部的开放性创口,可合并腹腔脏器膨出伤,处理内脏膨出伤时需注意,膨出的内脏不能还纳回体腔,同时避免脏器受压而导致缺血缺氧性脏器坏死危及生命。

5. 骨盆伤 多见于交通事故、高处坠落伤及严重挤压伤。包括骨盆骨折及盆腔内脏器损伤。骨盆骨折常伴有大量出血及继发盆腔内脏器损伤。如损伤膀胱、直肠和泌尿生殖器与消化系统的排出口时可引起严重污染。

6. 脊柱脊髓伤 多由车交通事故、高处坠落、工伤、体育活动等造成脊柱骨折及脱位,如压迫脊髓,可造成脊神经损伤,不仅危及生命,且常伴有截瘫,预后差。

7. 四肢伤 四肢为人体最易发生损伤的部位,见于各类损伤。包括四肢骨折、关节脱位、软组织挫伤及四肢血管神经损伤。以上肢常见,对人的生活及运动影响大于下肢伤。

二、创伤的评分系统

创伤评分系统是将病人的生理指标、解剖指标作为评价标准,予以量化和权重处理,每个指标赋予不同分值并计算出总体得分,用以确定病人的伤情严重程度。可以客观而准确的对创伤严重程度进行判断,并用来预测创伤结局以及评估救治质量。创伤评分系统包括院前创伤评分系统和院内创伤评分系统。院前创伤评分系统是在灾难现场和到达医院之前,由急救人员或医生对伤员伤情的严重程度做出简单的评价和分类,用以判断伤情、指导救治,由于现场急救条件有限,这类评分系统一般简便易行,但不够精确,判断预后的能力较差,常用的有院前指数(prehospital index,PHI)、修正的创伤计分(revised trauma score,RTS)、CRAMS 评分法和创伤指数(trauma index,TI)。院内创伤评分预测、评估创伤的准确率高,但相对复杂、耗时,常用的有简明损伤定级标准(abbreviated injury scale,AIS)、损伤严重度评分(injury severity score,ISS)、创伤和损伤严重程度评分(trauma and injury severity score,TRISS)和创伤严重程度特征评分法(A severity characterization tauma,ASCOT)。

第二节 一般创伤

一、一般创伤的伤情评估

(一) 危及生命的伤情评估

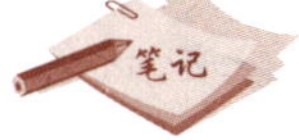

创伤病人的早期检查,应首先判断有无致命伤,快速判断病人呼吸、循环、中枢神经系统的症状与

体征，以确保优先救治对生命威胁大的伤情，保证病人生命。

1. 呼吸道与颈椎　检查呼吸道是否通畅，有无颈椎伤。

2. 呼吸检查　有无呼吸困难，双侧胸廓是否对称，呼吸频率、节律，有无开放性及张力性气胸。

3. 循环检查　有无出血及出血量多少，测量脉搏及血压，观察面色及四肢温度，判断有无休克。

4. 中枢神经系统检查　意识状态、瞳孔大小及对光发射。

(二) 全身伤情评估

在进行紧急伤情检查后，病人生命体征平稳的情况下，应及时进行全身伤情评估，以避免漏诊、误诊延误治疗。检查时可以参考 CRASHPLAN 方案，即心脏(cardiac)、呼吸(respiratory)、腹部(abdomen)、脊柱(spine)、头颅(head)、骨盆(pelvis)、四肢(limbs)、动脉(arteries)、神经(nerves)。应详细了解受伤史并尽早进行各项辅助检查，以便迅速施救。

评估伤情九大步骤

A(airway) 呼吸道是否通畅

B(breathe) 呼吸运动和频率

C(circulation) 脉搏、血压和末梢循环

D(disability) 神经系统

E(expose) 充分暴露

F(follow) 配合医生行诊断性操作

G(gain or guardianship) 获得生命体征数据并严密监测其变化

H(history) 询问伤员创伤史、既往病史

I(inspect) 全身系统检查

二、一般创伤的救治与护理

(一) 现场救护

创伤救治的黄金时间是伤后 30min 内，在此时间内病人如能得到及时有效的救护，其死亡率与伤残率将大大下降。急救人员到达现场后，应将病人立即转运到安全环境下施救，排除可能造成进一步损伤的原因，搬运病人时动作轻稳，切忌强行拉扯拖拽，避免造成进一步损伤。对心搏骤停的病人立即实施心肺复苏，条件允许的情况下尽早气管插管。

检查病人有无呼吸道梗阻及窒息，保持呼吸道通畅。有外出血的病人应尽快止血并尽早抗休克治疗。在做好相应处理后，及时转运到医院进一步救治。

(二) 急诊科救护

及时、有效的急诊科救护是挽救生命、减少伤残的关键环节，对创伤病人进行的急诊救护应以维持生命、最大限度地减轻创伤及防止并发症的发生为主。其次，在保存脏器和肢体的基础上尽可能保持其功能。

1. 颅脑创伤救护

(1) 立即进行通气：清除咽部的血块和呕吐物并及时给予吸痰，有舌根后坠的病人放置口咽通气管，保持呼吸道通畅，必要时行气管插管或气管切开，并给予高流量、高浓度吸氧。为保证通气效果，应使病人呈过度通气状态(约 24 次 /min)，$PaCO_2$ 保持在 25~30mmHg 之间，以免血管收缩引起脑部缺血。

(2) 摆放体位：意识清醒的病人应采取头高足低位，有利于颅内静脉回流。昏迷病人或吞咽功能障碍者宜取侧卧位或侧俯卧位，以免呕吐物、分泌物误吸。

(3) 密切观察病情变化：每 30~60min 监测一次生命体征并做好记录。有急性颅内压增高病人，注意观察“两慢一高”的病情变化。控制体温，避免加重脑缺氧性损伤。脑室引流的病人要注意观察引流液的颜色、流出的量和速度，警惕脑室内的活动性出血及脑室感染。

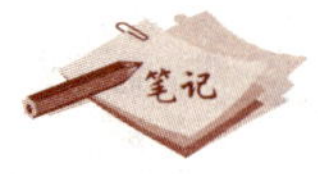

(4)及时手术：生命体征不稳定，病情未见缓解并有颅内压持续增高病人应立即手术，按照急诊手术要求进行必要的术前准备。

2. 胸部创伤救护

(1)立即进行通气：胸部创伤病人多伴有呼吸困难，到达急诊室应首先检查呼吸道是否通畅，彻底清除口咽部血液、异物、分泌物，紧急时行环甲膜切开，然后给予高流量吸氧。

(2)摆放体位：病人应取半卧位，可使膈肌下降，增大胸腔容积，有利于呼吸，同时半卧位时胸腔内渗出物聚集于胸腔最低点，便于引流管引流。

(3)观察病情变化：每 30min 测量一次生命体征。密切观察病人神志变化、胸式呼吸和腹式呼吸，有无烦躁、口渴、面色苍白、血压下降、发绀等情况。如病人生命体征不稳定，合并开放性气胸、张力性气胸，或有进行性血胸，应立即手术。

(4)监护胸腔闭式引流：行胸腔闭式引流的病人，应保持引流通畅，注意观察引流液的颜色、性质及量。气胸引流者若引流管内不断有气体溢出，病人呼吸状态无好转，则提示可能有肺及支气管的损伤，应剖胸探查及修补裂口。若胸腔闭式引流血量≥ 200ml/h，并持续 2~3h 以上，提示胸腔内有活动性出血，应及时报告医生积极处理。

3. 腹部创伤救护

(1)立即进行通气：腹部创伤病人常伴有内脏出血，导致失血性休克，病人到达急诊室后应立即给予高流量吸氧，并尽早手术探查，以处理内脏出血、修补损伤脏器、引流腹腔积液、控制感染等。生命体征平稳病情较轻的病人，可在严密观察病情下先采取非手术治疗，并做好急救处理和术前准备。

(2)摆放体位：无休克者采取半卧位，有助于改善病人呼吸功能，缓解腹痛、腹胀，并有利于腹腔渗出液的引流，有休克表现病人应采取中凹卧位，可增加回心血量。

(3)观察病情变化：密切观察病人生命体征是否平稳，注意腹部体征，如情况可疑应及时行剖腹探查。

(4)建立静脉通路：腹部创伤并伴有腹腔实质性脏器伤，出血量大时需立即为病人补液，迅速建立两条以上静脉通路，来防治失血性休克。

4. 泌尿系创伤救护

(1)立即进行通气：肾脏是实质性脏器，创伤后常伴有大量内出血，病人到达急诊室后应立即给予高流量吸氧，以维持血氧饱和度。

(2)观察病情变化：严密监测血压、脉搏、呼吸、神志并注意病人全身症状。动态观察尿液颜色及尿量，如出现血尿，观察血尿颜色的变化，若血尿颜色逐渐加深，说明出血加重。观察腹膜刺激征，判断渗血、渗尿情况。积极做好术前准备。

(3)迅速建立静脉通路：肾脏伤并伴有内出血病人应立即快速补液，防治失血性休克。

(4)卧床与休息：肾脏损伤病人如生命体征平稳，可在严密病情观察下采取保守治疗，嘱病人绝对卧床至少 2 周，若保守治疗失败，病人生命体征不稳，并伴有活动性内出血，应立即手术治疗。

（王月枫）

第三节 特殊创伤

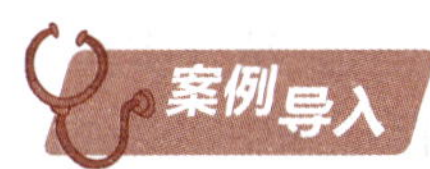

病人，女，38 岁，擦玻璃时从自家三楼阳台滑落，伤后 30min 急诊入院。查体：双小腿开放性骨折，右小腿伤口处有鲜红色血液喷出，颈部疼痛，活动受限，神志清楚，面色苍白，口渴明显，T 37℃，P 120 次 /min，R 25 次 /min，BP 70/60mmHg。左上腹部明显压痛，腹腔穿刺可见不凝固血液。

问题：

1. 你考虑该病人目前最可能的诊断是什么？

2. 此病人院前急救的重点是什么？

一、多发伤

(一) 概述

1. 概念 多发伤指机体在单一机械致伤因素作用下,同时或相继造成两个或两个以上解剖部位的损伤。多发伤至少应包括以下 3 方面内容:一是两个或两个以上解剖部位或脏器同时或相继发生创伤;二是各部位伤中至少有一处为较严重损伤,即使单独存在也可危及生命;三是各部位的损伤均为同一机械因素造成。单一解剖部位的多处损伤不应该称为多发伤。

多发伤与复合伤、多部位伤、联合伤的区别

1. 复合伤 指两种或两种以上致伤因子同时或相继作用于机体所造成的损伤。解剖部位可以是单一的,也可以是多部位或多脏器的。如大面积烧伤合并骨折。

2. 多部位伤 又称多处伤,有 3 层含义:①在同一解剖部位或脏器有两处以上的损伤,如由刀刺伤所致的小肠多处穿孔;②同一致伤因素引起同一解剖部位两处以上脏器的损伤,如由刀刺伤所致的肠穿孔和肝破裂,或上、下肢或整个体表共有多个伤口等;③多部位损伤,但均为轻伤,每一损伤创伤评分 <3 分。

3. 联合伤 指两个相邻解剖部位均发生的损伤,多特指胸腹联合伤(同时膈肌破裂)。

4. 合并伤 指前一种伤为主后一种伤为辅的两个或多个部位伤,如颅脑伤合并肺损伤。

2. 临床特点 多发伤的临床特点是病人伤势重;并发症多,早期致死率高;诊断困难,易漏诊、误诊;处理顺序与原则矛盾等。

(二) 伤情评估

1. 危及生命的伤情评估

(1) 循环及出血量的评估:迅速判断有无心搏骤停。观察脉搏频率、节律及血压情况,了解出血量多少,判断是否存在休克。①通过脉搏快速评估血压及伤情:急救现场通过脉搏评估血压,及时发现内脏活动性出血及休克。如能触及颈动脉、股动脉或桡动脉搏动时,收缩压分别为 ≥ 60mmHg、≥ 70mmHg、≥ 80mmHg 左右,脉搏 <50 次 /min 或 > 大于 120 次 /min 均提示严重创伤。②通过毛细血管充盈时间评估组织灌注情况:正常人除去压力后 2s 内甲床恢复到正常红润状态,再充盈时间延长是组织灌注不足的早期指征之一。

(2) 意识状态评估:通过神志、瞳孔大小、肢体活动情况评估,及时发现颅脑损伤。

(3) 呼吸评估:重点了解病人有无呼吸道梗阻。观察呼吸频率及节律,呼吸频率 <10 次 /min 或 > 大于 30 次 /min 提示创伤严重。发绀是缺氧的典型表现,如口唇、甲床、颜面发绀,动脉血氧饱和度常低于 85%。

2. 全身伤情评估 多发伤病人损伤部位多,伤情变化迅速且突然,临床表现复杂。及早准确的判断伤情是提高多发伤抢救成功率的关键。因此,应在不耽误抢救的前提下,有的放矢,重点突出,简明扼要地询问病史和重点查体,尽量减少搬运病人,力争在最短时间内对伤情做出全面评估。为了避免漏诊,可按照“CRASHPLAN”系统检诊程序进行评估。并结合受伤原因和经过,结合实验室检查和 X 线摄片、CT、MRI 等影像检查结果确立损伤救治的先后顺序。应注意实际应用中不必强求“CRASHPLAN”顺序,如大血管损伤与四肢损伤并存时,前者优先。

(三) 救治与护理

1. 现场救护 原则是抢救生命第一,就地取材,优先解决危及生命的伤情,如心跳、呼吸骤停,窒息,大出血,张力性气胸和休克等。

(1) 脱离危险环境:迅速协助病人脱离危险环境,避免再损伤或继续损伤的发生。

(2) 心肺复苏:对心搏骤停的病人,需立即行胸外心脏按压及口对口人工呼吸,尽快去除导致心跳,呼吸骤停的原因。

(3)改善通气功能:呼吸道梗阻或窒息是病人死亡的主要原因之一。对呼吸道梗阻者,现场必须以简单、果断、迅速的方式改善通气。具体方法包括:清理口腔、鼻腔内血块,呕吐物及分泌物等;深昏迷及舌根后坠的病人,抬起下颌,将头后仰,使下颌角与耳垂的连线与地面垂直。现场也可以用粗针头做环甲膜穿刺,必要时行气管插管或气管切开,以彻底解除呼吸道梗阻,维持呼吸功能。

(4)及时补液,充分供氧。

(5)止血:常用的止血方法有指压止血法、加压包扎止血法、填塞止血法和止血带止血法等。

止血带止血法:一般用于四肢大动脉出血,且其他止血方法无效时。常用的止血带有充气止血带和橡胶止血带。现场急救时可用绷带、布带、三角巾、领带等代替,但禁止使用细绳索、铁丝或电线等充当止血带。常用的有橡胶止血带止血法、绞紧止血法和勒紧止血法。使用止血带的注意事项:1)抬高患肢:上止血带之前应抬高患肢2~3min,以增加静脉回心血量。2)部位要准确:止血带应结扎在靠近伤处的近心端以上,上肢在上臂上1/3处,避免结扎在中1/3及以下的部位,以免损伤桡神经。下肢在大腿中上段,手指出血时,止血带应扎在根部。前臂与小腿不宜扎止血带,因动脉行走于两骨之间,使血流阻断不完全。3)衬垫要垫平:止血带和皮肤间应加以平整的衬垫,以免损伤皮肤。4)松紧要适当:以出血停止且刚好摸不到远端动脉搏动为宜。5)定时放松:止血带使用后必须在显著的部位注明使用时间,应每隔30~60min放松一次,每次3~5min,松开止血带之前可用指压法代替止血。6)快速转运:为了防止远端肢体缺血坏死,原则上应尽量缩短使用止血带的时间,一般不应超过4h。使用止血带的病人,要注意肢体保暖。伤肢远端明显缺血或有严重挤压伤时,禁止使用止血带止血(图6-1)。

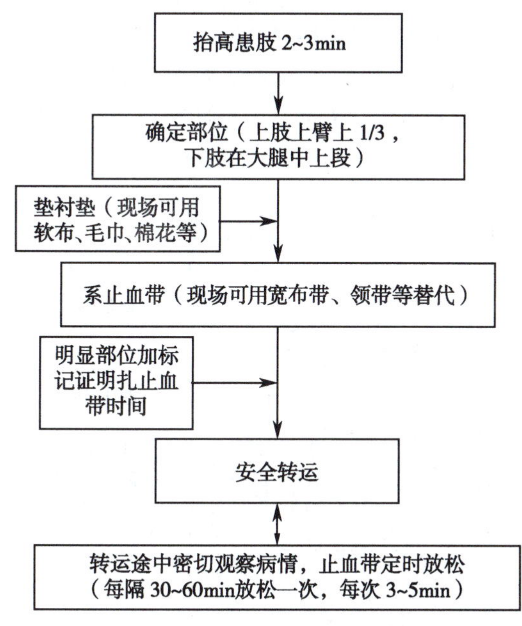

图6-1　止血带止血法流程图

(6)包扎:目的是保护伤口,减少污染,压迫止血,固定骨折。最常用的材料有绷带、三角巾和四头带等。现场急救可用清洁毛巾、枕巾、床单、衣服等替代。

在进行伤口包扎时,动作要轻柔,松紧要适宜,既要保证敷料固定和压迫止血,又不影响肢体血液循环。包扎的注意事项:①包扎范围要求,敷料大小超出伤口边缘5~10cm。②清创后再包扎,伤口如有骨碎片、异物插入时不宜加压包扎。③如有外露污染的骨折断端或腹腔内脏器,不可还纳,以免污染。腹腔组织脱出时,应先用干净器皿保护再用敷料包扎。④包扎方向应自下而上,由左向右、自远心端向近心端包扎,利于静脉血液回流。⑤包扎松紧适宜,过紧影响局部血液循环,过松易导致敷料脱落或移位。⑥包扎四肢应暴露指(趾)端,以便观察末梢血运。⑦打结的位置应在肢体外侧面或前面,勿在伤口上、骨隆突处打结。⑧挤压伤伤肢严重肿胀者,应注意外固定包扎不可过紧,以防发生骨筋膜室综合征。

(7)固定:有骨折时现场应做临时固定,目的是减轻疼痛、减少出血、避免骨折断端损伤血管和神

经，利于搬运和转送。固定物选取：可就地取材，选用木板、竹竿、树枝等，急救中如缺乏固定材料，可行自体固定法，如将上肢固定于胸廓上，受伤的下肢固定于健肢上。

注意事项：①伤口有出血者，先止血、包扎后再固定；②开放性骨折，骨折断端明显外露时，不要还纳伤口内，以免造成污染扩散；③怀疑脊柱骨折，大腿、小腿骨折时，切勿随意搬动病人，应就地临时固定；④固定的夹板不可与皮肤直接接触，须垫以柔软的衬垫，尤其是夹板两端、骨隆凸处和悬空部位，使各部位受压均匀，固定牢固；⑤用绷带固定夹板时，为减少伤肢充血水肿，应从骨折下部缠起；⑥固定范围一般应包括骨折处远端和近端的两个关节，固定物应放于骨折部位下方或两侧；⑦保持肢体功能位，上肢呈屈曲位，下肢要伸直。

(8)搬运：病人经过初步处理后，需从现场送到医院进一步检查和治疗。正确的搬运可减少病人痛苦，避免继发损伤。多采用担架或徒手搬运。注意事项：①尽量减少不必要的搬动。②疑有脊柱损伤时，必须三人以上同时搬运；疑有颈椎损伤时，必须四人以上同时搬运，一人专门固定头部，保持头、颈、躯干在同一水平线。应选用硬板担架，现场可用木板、门板等代替。切忌一人背、驮或两人拉车式搬运，防止造成继发性脊髓损伤。③搬运昏迷伤员时，应将头偏向一侧，也可取半卧位或侧卧位，以保持呼吸道通畅。④为便于观察，搬运时，病人的头部应在后方，使头略高于脚，有休克者，头可略低于脚。

(9)尽快处理开放性气胸：迅速用厚敷料封闭伤口，使开放性气胸变为闭合性气胸，防止发生张力性气胸。

(10)穿透伤处理：躯体任何部位的异物穿透伤，均不可在现场取出，以免造成大出血。

(11)离断肢体现场处理：救治现场需保存好离断肢体。具体方法：将病人离断肢(指)用无菌或清洁布包扎 3~5 层，装入塑料袋内，袋口扎紧防止冰水浸入，把塑料袋装入干燥的容器，再将容器置入装有冰块的大容器内，使周围温度保持在 2~4℃为宜。忌冲洗、浸泡、涂药等，断肢应随同病人立即送往医院(图 6-2)。

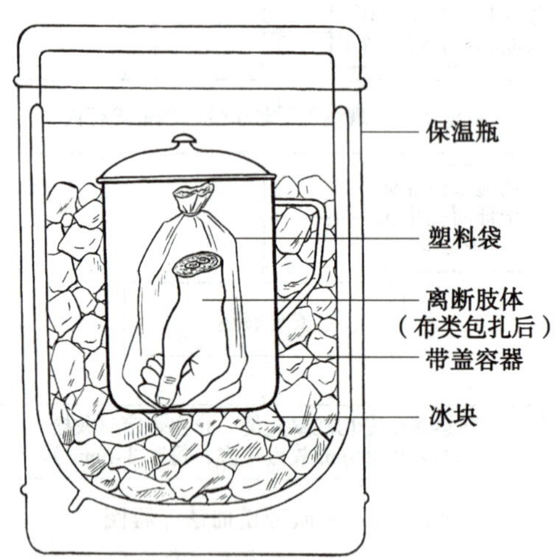

图 6-2 离断肢体运送时冷藏法

2. 转运与途中救护 转运途中的监护是多发伤救治过程中控制伤情及预防二次损伤的重要环节。根据病情按照以下原则进行转运，可最大限度地降低转运途中病人的死亡率，为院内救治争取时机。

(1)直接转运：抓住“黄金 30min”尽快科学地对创伤评估和处置后，尽早安全转运至就近医院。

(2)先救后送：就地取材，优先处理危及生命的伤情，病情相对稳定后迅速转运。

(3)边转运边监测：在转运途中，做好呼吸、循环功能监测。密切观察病人神志、瞳孔、面色等病情变化，若病情突然恶化，应立即做相应的抢救。

(4)边转运边联络：转运途中应与医院联络，告知病情及院前急救情况，以便做好接诊准备。

3. 院内救护 院内救治一般优先处理下述三种伤情，即气道梗阻，出血、休克。

(1)解除气道梗阻:视病情给予气管插管、气管切开,紧急情况可做环甲膜穿刺或环甲膜切开。

(2)控制出血:可在原包扎的外面再用敷料加压包扎,并抬高肢体。对活动性大出血病人,应迅速钳夹止血。怀疑有腹腔内出血者,做好相应的术前准备。

(3)抗休克:尽快建立 2~3 条静脉通路。可采用静脉留置针或进行深静脉置管,尽快扩充血容量,保证抗休克治疗需要。必要时可使用抗休克裤,并留置导尿管观察每小时尿量。

(4)密切观察:密切观察病人的生命体征、意识、瞳孔的变化,同时做好循环系统、呼吸系统、泌尿系统相应的监测,做好记录,发现异常及时通知医生并配合抢救。

(5)止痛和预防感染:对多发伤的病人,应给予止痛剂止痛,早期应用抗生素,预防感染。

(6)其他:做好伤口护理、心理护理、各器官功能的维护、协助医生做好相应检查和手术前准备等。此外还应及时补充营养,做好生活护理(图 6–3)。

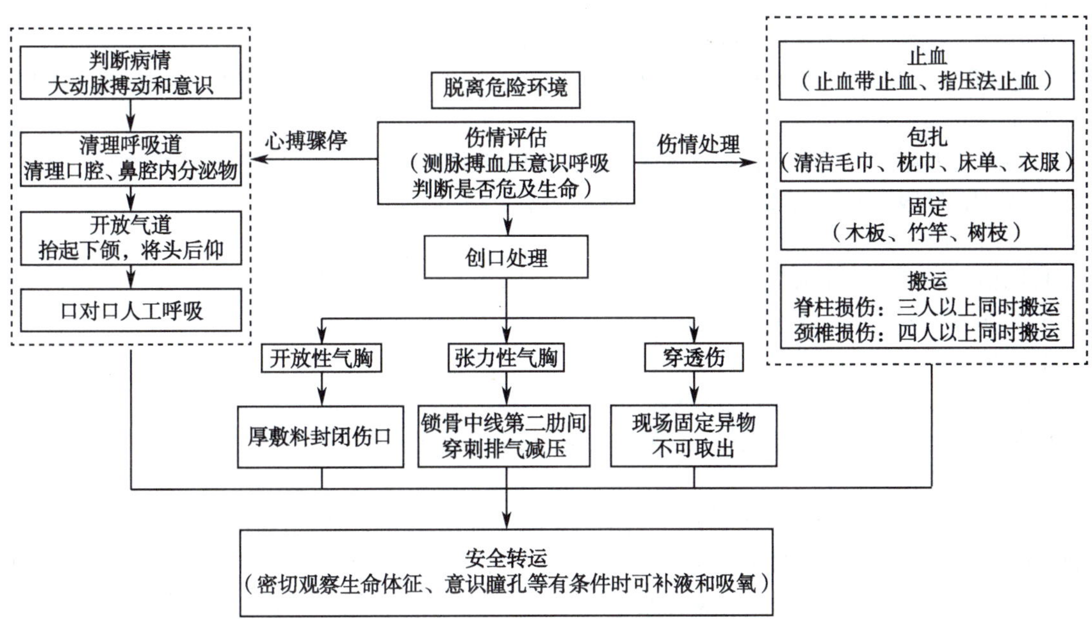

图 6–3 外伤现场急救流程图

二、挤压伤

(一)概述

挤压伤是指人体肌肉丰富的部位,如四肢、躯干受重物长时间(1~6h 或以上)挤压所造成的损伤。局部挤压伤轻者表现为受压部位肿胀,感觉迟钝或缺失,运动障碍;重者引起以肌红蛋白尿和高钾血症为特点的急性肾功能衰竭,称为挤压综合征。挤压伤可分为:暴力性挤压伤,如手、脚被门窗、机器、车辆等暴力所致;冲击性挤压伤,如爆炸冲击造成的内脏破裂等。

(二)伤情评估

1. 危及生命的伤情评估　询问病人挤压的时间,观察伤肢肿胀、疼痛情况及局部皮肤颜色、温度,肢体感觉、运动及远端动脉搏动情况等。以高钾血症为特征的急性肾功能衰竭和休克是挤压综合征早期死亡的主要原因。

(1)高钾血症:肌肉坏死,细胞破裂,大量细胞内的钾转移入血液循环,同时因肾功能衰竭,钾离子无法排出体外。在少尿期,24h 内血钾的浓度可升高至致命水平。

(2)低血容量性休克:大多数病人由于挤压伤剧烈的刺激,组织广泛破坏,代谢产物聚集,毒素吸收,造成血管扩张,通透性增加,血浆大量渗出,有效循环血量减少,血压下降,而迅速发生休克。

2. 全身伤情评估　重点评估血压、脉搏、尿量和尿的颜色、血钾的浓度变化,有异常应警惕挤压综合征的发生。

(1)挤压综合征:好发部位依次为小腿、前臂、大腿、臀部、上臂和躯干。以全身表现为重,可有休克、

肌红蛋白尿、肾功能衰竭、高钾血症、酸中毒等。

(2)其他:此外还可相继出现代谢性酸中毒及氮质血症,高血磷、低血钙等一系列表现。

(三)救治与护理

1. 现场救护

(1)脱离危险环境:医护人员到达现场后,应迅速解除重物对病人的挤压,切忌强拉伤肢。若肢体受挤压时间较长,挤压严重无法解救者,为保全生命,可行现场截肢手术。在解救前应建立静脉通路,及时补充血容量,预防休克发生。

(2)患肢的现场处理

1)制动:减轻疼痛,减少坏死组织分解产物的吸收。

2)迅速降温:患肢暴露在凉爽的空气中或用冷水降低肢体温度,降低组织代谢,减少毒素吸收。

注意事项:

禁止抬高、按摩或热敷:以免加重损伤肌肉的缺氧。

禁止使用止血带:挤压伤的伤肢有开放伤口出血时,应予以止血,但应禁止加压包扎,更不可用止血带止血。

2. 转运途中救护　挤压伤病人转运途中救护原则同多发性损伤,但对严重挤压伤伴有休克的病人,做好必要的呼吸、循环功能监测是安全转运的必要条件。

3. 院内救护

(1)防治休克:病人在住院期间根据临床症状、血压、中心静脉压等补液、输血、抗休克治疗,同时调节水、电解质紊乱及酸碱平衡失调。

(2)病情观察

1)观察局部皮肤颜色、温度,肢体感觉、运动及远端动脉搏动情况等。

2)观察病人意识表情、血压、脉搏、呼吸、体温及尿量等改变。

(3)预防并发症

1)急性肾功能衰竭:挤压伤的治疗重点是纠正酸中毒,治疗高钾血症,防治急性肾功能衰竭。重点观察记录尿量,尿液颜色,PH值等及时发现肌红蛋白尿。

2)防止肢体坏死:经过一段时间观察患肢血液循环仍未改善,患肢肿胀严重,局部张力高,有运动和感觉障碍且有肉眼见茶褐色尿时应及时报告医生,并做好切开减压准备,以保证肢体的血液循环,防止肢体坏死。当患肢肌肉已经坏死并出现早期急性肾功能衰竭症状或全身中毒症状严重,经切开减压等处理仍不见症状缓解,已经危及病人生命等时,可手术截肢。

(4)心理护理:对突发性意外创伤不论伤情轻重,个体差异多大,病人都需要不同程度的心理支持。与病人直接或间接真挚的交流,会减轻其心理上的痛苦。

(5)其他:此外还应及时补充营养,做好生活护理。

特殊复合伤

特殊复合伤常见类型有:放射性复合伤、烧伤复合伤、化学性复合伤。

1. 放射性复合伤　是指人体在遭受放射性损伤的同时,又受到机械性损伤等。在核电站事故、核爆炸时有多种致伤因素同时作用于机体,其中以合并烧伤、冲击伤较为多见。

2. 烧伤复合伤　多见于战争时期,但平时亦不少见。特别是各种意外爆炸(锅炉爆炸、瓦斯爆炸、火药爆炸等)、电击和交通事故时均可发生。战争时期烧伤复合伤多为烧伤合并冲击伤,而平时则多见合并各种脏器和组织的机械性损伤。

3. 化学性复合伤　各种创伤合并毒剂中毒或伤口直接染毒者,称为化学性复合伤,多见于战争时期使用化学武器,民用化学致伤因素,最常见的是农药、强酸强碱、工业有害气体与溶剂。

(李莹)

思考题

1. 病人，女，30 岁，高速公路车祸致伤。神志清醒，头痛、头晕、出冷汗、口渴、皮肤苍白。脊柱无压痛，对疼痛刺激定位准确，四肢可按指令运动。腹部剧痛，以左上腹为主。查体：T 37.5℃，P 95 次 /min，BP 90/50mmHg，R 20 次 /min。应考虑如何评估伤情，病人存在哪些伤情？

2. 病人，男，47 岁，上班途中发生车祸，头部着地，昏迷 5min 后清醒，伴下肢活动功能受限，30min 后送入院。入院时神志清醒，瞳孔等大等圆，对光灵敏，查体：T 37℃，P 110 次 /min，BP 85/60mmHg，R 20 次 /min，右侧大腿中段肿胀明显，有成角畸形，有 3cm 皮肤裂口，伤口有活动性出血，可触及明显骨擦感，肢端血运良好。急诊护士应如何护理？

3. 病人，男，38 岁，建筑工人，高空坠落，伤后 1h 急诊入院，双前臂开放性骨折，右前臂伤口有鲜红色血液喷出，腰部疼痛，活动受限。目前神志清，表情淡漠，面色苍白，T 37℃，P 120 次 /min，R 25 次 /min，BP 70/50mmHg，口渴明显。考虑该病人目前最可能诊断是什么？此病人院前急救的重点是什么？

4. 病人，女，38 岁，因建筑墙体塌方双下肢持续受压约 7h，体格检查：病人神志清，双大腿肿胀严重，足背动脉搏动较弱，皮肤感觉迟钝，活动受限，胸腹部未见异常。尿量少，呈浓茶色，实验室检查：血钾 7.4mmol/L。考虑该病人目前最可能诊断是什么？此病人院前急救措施？此病人早期死亡的原因是什么？

思路解析

扫一扫，测一测

笔记

第七章 急性中毒的救护

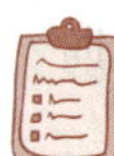

1. 掌握常见急性中毒的护理评估、现场急救要点及护理措施。
2. 熟悉急性中毒概念、常见类型和健康指导。
3. 了解急性中毒的病因和发病机制。
4. 能进行急性中毒的急救护理操作,学会急性中毒救护的基本技术。
5. 具有争分夺秒的抢救意识、关心爱护病人的职业素养。

第一节　急性中毒概述

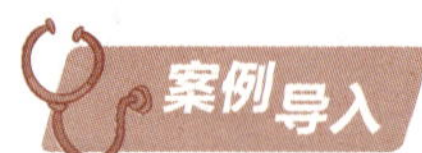

病人,女,52岁,因"昏迷30min"被"120"送入急诊。30min前与家人吵架,后被家人发现其神志模糊,身边有敌敌畏500ml空瓶,口中有大蒜味。查体:T 36.2℃,P 75次/min,R 32次/min,BP 96/60mmHg,神志不清,双侧瞳孔缩小,对光反射消失,双上肢肌肉颤动,皮肤湿冷,口唇发绀,口鼻吐大量白色分泌物,双肺布湿啰音,心音低钝,律齐,未闻及杂音,腹软。

问题:

1. 病人最可能的诊断是什么?主要依据是什么?
2. 应配合医生采取哪些紧急救护措施?

【概述】

急性中毒(acute poisoning)是指毒物短时间内经皮肤、黏膜、呼吸道、消化道等途径进入人体,使机体受损并引起器官功能障碍。其发病急,症状重,病情变化快,不及时治疗常危及生命。

1. 病因

(1)职业中毒:在毒物的生产、运输、保管及使用过程中,不注意劳动保护或违反安全防护制度,密切接触有毒原料、中间产物或成品而致病。

(2)生活中毒:在生活中误食、意外接触有毒物质、用药过量、自杀或谋害等情况下,使毒物进入人

体引起中毒。

2. 毒物的吸收、代谢和排泄

(1)吸收：毒物可经呼吸道、消化道、血管和皮肤黏膜等途径进入机体。

(2)代谢：毒物吸收后主要在肝脏经氧化、还原、水解和结合作用进行代谢。多数毒物代谢后毒性降低(解毒)，但也有少数毒物代谢后毒性反而更强，如对硫磷经氧化后变成对氧磷，毒性较原来约增加300倍。

(3)排泄：肾脏是毒物排泄的主要器官。气体和易挥发毒物，多经呼吸道排出，某些重金属可从消化道、乳腺、汗腺、皮脂腺和泪腺排出。

3. 中毒机制

(1)局部刺激、腐蚀作用：强酸、强碱对皮肤、黏膜有直接的刺激和腐蚀作用，表现在皮肤、黏膜的炎症甚至坏死。

(2)缺氧：一氧化碳、氰化物等通过阻碍氧的吸收、输送和利用而导致组织器官缺氧，使器官功能发生障碍。

(3)中枢神经抑制作用：有机溶剂和吸入性麻醉药具有强亲脂性，可通过血脑屏障抑制中枢神经系统。

(4)抑制酶的活性：如有机磷杀虫药或其代谢产物抑制酶的活力产生毒性作用。

(5)干扰细胞膜或细胞器的生理功能　如四氯化碳经代谢产生三氯甲烷自由基，能使肝细胞中的线粒体、内质网变性，肝细胞坏死。

(6)受体的竞争：如阿托品阻断毒蕈碱受体。

【护理评估】

1. 健康史　详尽的中毒史是诊断的重要依据。询问病人及家属发病现场情况及采取的紧急处置等。评估中毒途径、剂量和中毒时间。

2. 身体状况

(1)一般情况：包括神志、瞳孔、呼吸、血压、脉搏、体温、心率、心律、血氧饱和度、皮肤色泽、尿量等。

(2)症状和体征

1)皮肤黏膜灼伤：强酸、强碱中毒可引起皮肤黏膜灼伤，亚硝酸盐、苯胺中毒引起皮肤发绀，阿托品、颠茄中毒引起颜面潮红，四氯化碳中毒引起黄疸。

2)眼部症状：瞳孔缩小见于有机磷杀虫药、镇静催眠药中毒；瞳孔扩大见于阿托品、酒精中毒等。

3)神经系统症状：有机磷杀虫药、镇静催眠药中毒作用于中枢神经系统引起昏迷；铅中毒引起肌纤维颤动；一氧化碳中毒可致意识障碍等。

4)呼吸系统症状：蒜臭味常见有机磷杀虫药中毒，氰化物中毒呼气有苦杏仁味，硫化氢中毒为蛋臭味，镇静催眠药、吗啡中毒使呼吸减慢。

5)循环系统症状：强酸、强碱引起化学烧灼伤后致血浆渗出，发生低血容量性休克。洋地黄、阿托品中毒兴奋迷走神经致心律失常，奎尼丁、窒息性毒物中毒引起心脏停搏。

6)消化系统症状：有恶心、呕吐、腹泻，严重时可致胃肠穿孔及出血坏死性肠炎，四氯化碳中毒损害肝脏可有腹水。

7)泌尿系统症状：引起肾缺血、肾小管堵塞，最终致急性肾衰竭。

8)血液系统症状：阿司匹林、抗癌药中毒致血小板减少，引起出血，白细胞减少和再生障碍性贫血见于氯霉素、抗癌药、苯等中毒。

3. 辅助检查　收集遗留毒物、呕吐物、胃内容物、血、尿、粪便标本进行毒物检测。标本尽量不放防腐剂，尽早送检。

【急救要点】

急性中毒发病急、病情进展迅速，可呼吸抑制、休克、神志障碍等。因此，对中毒病人必须争分夺秒进行有效救治(图7-1)。

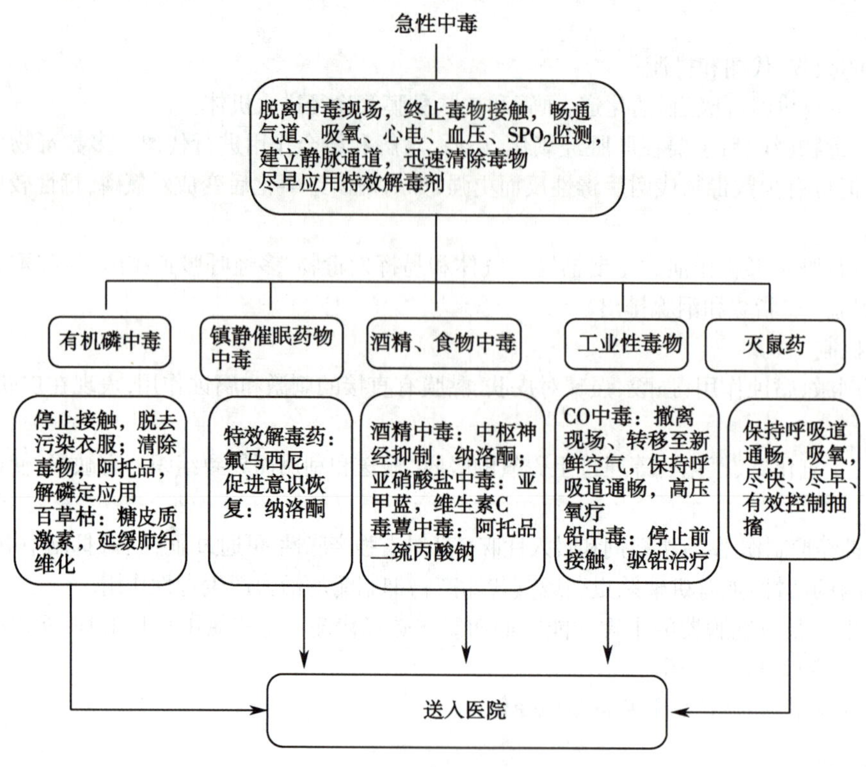

图 7-1 急性中毒急救护理流程图

(一) 评估生命体征

若病人出现呼吸循环功能不稳定，如呼吸心搏骤停，应立即进行心肺复苏。

(二) 立即终止接触毒物

口服中毒者，立即停服；毒物经呼吸道吸入者，立即脱离现场，移至空气新鲜的环境；经皮肤、黏膜接触者，立即脱掉被污染的衣物，用清水彻底清洗接触部位，忌用热水。

(三) 清除胃肠道尚未被吸收的毒物

1. 催吐（emesis）

（1）适应证：神志清醒的病人。

（2）禁忌证：昏迷、抽搐、腐蚀性毒物中毒、吞食石油蒸馏物的病人。

（3）方法：让病人饮温水 200~300ml，用手指、压舌板或匙柄等刺激舌根或咽后壁以催吐，使病人呕吐，反复进行多次，直至胃内容完全吐出。取头侧位以避免呕吐物堵塞呼吸道而窒息。

2. 洗胃（gastric lavage）

（1）适应证：口服毒物洗胃要尽早；一般在服毒后 4~6h 内洗胃；但对饱腹、胃内容物多者，即使超过 6h，也需洗胃。

（2）禁忌证：吞服强酸、强碱腐蚀性毒物、食管 - 胃底静脉曲张、溃疡病近期有出血等。

（3）洗胃液的选择及量：洗胃液的选择见表。灌入 30~35℃洗胃液 200~300ml，最多不超过 500ml，以免引起胃扩张，促进毒物吸收。洗胃液总量一般为 2~5L，甚至可用到 10~20L。反复灌洗，至吸出液澄清无味为止。对不明原因中毒，一般用清水洗胃。特殊洗胃液及注意事项见表 7-1。

表 7-1 特殊洗胃液及注意事项

洗胃液	常见中毒	注意事项
鸡蛋清	腐蚀性毒物、硫酸铜、铬酸盐	
液体石蜡	硫磺、汽油、煤油、甲醇等	口服液体石蜡后再清水洗胃
1∶5000 高锰酸钾溶液	镇静安眠药、有机磷、毒蕈碱	对硫磷中毒禁用
1% 活性炭悬浮液	河鲀毒素、生物碱	

续表

洗胃液	常见中毒	注意事项
2% 碳酸氢钠	有机磷、苯、汞等	敌百虫及强酸中毒时禁用
10% 氢氧化镁悬浊液	硝酸、盐酸、硫酸等	
3%~5% 醋酸、食醋	氢氧化钠、氢氧化钾等	
清水或生理盐水	砷、硝酸银或不明原因中毒	
5%~10% 硫代硫酸钠	氰化物、汞、砷、碘	
0.3% 氧化镁	阿司匹林、草酸	
1%~3% 鞣酸	洋地黄、吗啡、阿托品、发芽马铃薯、毒蕈	

3. 导泻(catharsis)　洗胃后灌入导泻药清除肠道内尚未吸收的毒物,常用硫酸镁或硫酸钠,一般不用油类泻药,避免促进脂溶性毒物的吸收。

4. 全肠道灌洗(enema)　适用口服中毒超过 6h、导泻无效及肠蠕动被抑制的毒物(如巴比妥类、颠茄类、阿片类等)中毒病人。

(四) 促进已吸收毒物的排出

1. 利尿　静脉滴注葡萄糖、生理盐水,或用甘露醇、呋塞米等利尿剂,增加尿量,促进毒物排出。对于急性肾衰竭者,需用透析疗法。

2. 氧疗　一氧化碳中毒时,吸氧可促使碳氧血红蛋白解离,加速毒物排出。高压氧疗是一氧化碳中毒的特效疗法。

3. 血液净化　血液净化要尽早。常用方法包括血液透析、血液灌流和血浆置换等。

(五) 特效解毒剂的使用

1. 有机磷杀虫药的解毒药　主要有阿托品、碘解磷定等。

2. 中枢神经抑制药的解毒药　①纳洛酮对麻醉镇痛药所致的呼吸抑制有拮抗作用;②氟马西尼是苯二氮䓬类中毒的特效解毒剂。

3. 高铁血红蛋白血症解毒药　亚甲蓝小剂量可使高铁血红蛋白还原为正常血红蛋白,用于治疗亚硝酸盐、苯胺等中毒。

4. 氰化物中毒解毒药　采用亚硝酸盐 – 硫代硫酸钠疗法。

5. 金属中毒解毒药　二巯基丙磺酸钠用于治疗汞、砷、铜、锑等中毒。

(六) 对症治疗

对症治疗目的是维持和保护重要脏器功能。

1. 观察病情,若病人出现心搏骤停,应立即进行心肺复苏。
2. 保持呼吸道通畅,条件允许时尽早采用气管插管、呼吸机等辅助治疗。
3. 脑水肿、休克、水、电解质及酸碱平衡紊乱、脏器衰竭等情况需立即救治。

【护理措施】

1. 病情观察

(1) 观察病人神志、瞳孔、生命体征、血氧饱和度、药物疗效及中毒症状,并做好记录。

(2) 保持呼吸道通畅,及时清除呼吸道分泌物,根据病情给予氧气吸入。

(3) 心电监护,及早发现心脏损害并予以处理。

(4) 详细记录 24h 出入液量,注意观察病人尿量、皮肤弹性情况、呕吐及腹泻量,必要时留标本送检。若存在水、电解质、酸碱失衡,应及时给予对症处理。

2. 洗胃　严格掌握洗胃的适应证、禁忌证。洗胃前做好各项准备工作。洗胃时,插胃管动作规范、轻柔。首次抽吸物应留取标本做毒物鉴定。拔胃管时,先将胃管尾部夹住,以免拔管过程中管内液体反流入气管。洗胃后观察并记录洗胃液的量、颜色及病人反应。防治并发症:在洗胃过程中,严密观察病情,防止出现心搏骤停、窒息、胃穿孔、中毒加剧等。

3. 生活护理

(1)休息及饮食:急性中毒病人应卧床休息;病情许可时,鼓励其进食高蛋白、高碳水化合物、高维生素的无渣饮食。腐蚀性毒物中毒早期给予乳类流质饮食。

(2)口腔护理:腐蚀性毒物中毒者应特别注意口腔护理,并观察口腔黏膜的变化。

4. 对症护理　惊厥、抽搐发作时应保护病人避免受伤。

5. 心理护理　评估病人中毒原因,做好心理护理。对服毒自杀者,耐心做好心理疏导,防范病人再次自杀。

6. 健康教育

(1)普及防毒知识:结合地区特点,介绍中毒的预防和急救知识。

(2)预防生活中毒:不食有毒或变质食品,不服过期或变质药物。

(3)加强毒物保管:对农药杀虫剂和灭鼠剂,标记清楚,防止误食。

第二节　常见农药中毒

一、有机磷杀虫药中毒

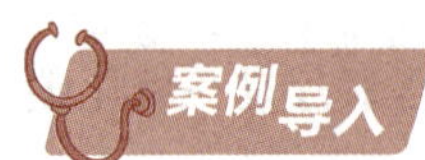

病人,男,16岁,与母亲吵架后口服不明液体50ml,20min后被家人送到医院。查体:头晕、乏力、支气管分泌物增多、呼吸困难,流涎、多汗、呼吸有蒜臭味。P 100次/min,瞳孔针尖样大小。

问题:

1. 如何对病人进行病情评估?
2. 该病人如何救护?

【概述】

急性有机磷杀虫药中毒(organophosphorus insecticides poisoning)是急诊常见的危重症。有机磷杀虫药具有蒜样臭味,对人、畜均有毒性,在生产和使用过程中,若不注意防护,在生活中误服、误吸均可导致不同程度的中毒。

有机磷杀虫药主要经胃肠道、呼吸道、皮肤和黏膜进入人体。其中毒机制主要是抑制体内胆碱酯酶的活性。有机磷杀虫药进入人体后与体内胆碱酯酶迅速结合形成磷酰化胆碱酯酶,使胆碱酯酶失去水解乙酰胆碱的能力,导致乙酰胆碱蓄积,引起胆碱能神经先兴奋后抑制的一系列症状,严重者可昏迷,甚至因呼吸衰竭而死亡。

【护理评估】

1. 健康史　询问病人或家属有机磷杀虫药的接触或吸入时间、方式、剂量等;病人身体污染部位或呼出气味、呕吐物中闻及大蒜臭味有助于中毒诊断。

2. 身体状况　经皮肤吸收中毒,常在2~6h发病。大量口服5~10min出现中毒症状且病情进展迅速,主要为:

(1)毒蕈碱样症状:主要是副交感神经末梢兴奋所致,引起平滑肌痉挛和腺体分泌增加。表现为恶心、呕吐、腹痛、腹泻、大小便失禁、多汗、瞳孔缩小、流泪、流涎、心率减慢等,严重时出现急性肺水肿。

(2)烟碱样症状:是乙酰胆碱在横纹肌神经肌肉接头处过度蓄积和刺激,使面部、眼睑、舌、四肢及全身骨骼肌纤维颤动。严重者出现全身肌肉强直性痉挛。由于交感神经节受乙酰胆碱持续刺激,节后神经纤维末梢释放儿茶酚胺使血管收缩引起血压增高、心率加快和心律失常。此症状不能用阿托

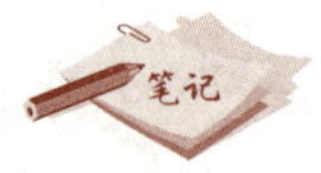

品对抗。

(3)中枢神经系统症状:中枢神经系统受乙酰胆碱刺激后早期出现头痛、头晕、疲乏、共济失调,严重者昏迷。

(4)中间综合征:少数病例约在中毒后24~96h突然死亡,称为“中间综合征”。死亡前可表现为颈、上肢、呼吸肌麻痹、眼睑下垂、眼外展受限、面瘫等先兆症状。乐果和马拉硫磷口服,经抢救临床症状好转,但在数日至1周左右突然昏迷,甚至发生肺水肿、脑水肿或突然死亡,可能与残留在皮肤、甲床、毛发及胃肠道的有机磷杀虫药重新吸收或解毒药过早停用有关。

(5)迟发性脑病:急性中毒严重症状消失后2~3周,极少数病人可发生迟发性脑病,主要表现为双下肢瘫痪、四肢肌肉萎缩等症状。

(6)病情严重程度:根据病情的轻重,可分为三度:

1)轻度中毒:全血胆碱酯酶活力为50%~70%;以毒蕈碱样症状为主。

2)中度中毒:全血胆碱酯酶活力为30%~50%;症状加重,瞳孔明显缩小、呼吸困难及肌束颤动等烟碱样症状。

3)重度中毒:全血胆碱酯酶活力 <30%;以中枢神经系统症状为主,瞳孔针尖样缩小、呼吸麻痹、肺水肿、脑水肿、昏迷。

3. 心理－社会状况 病人常因发病突然,出现焦虑、恐惧心理,蓄意服毒者可能会有抵触情绪,不配合治疗。

4. 辅助检查

(1)全血胆碱酯酶活力测定:是诊断有机磷杀虫药中毒的特异性指标。对判断中毒程度、指导治疗用药、疗效评价和估计预后都有重要的参考意义。正常人血胆碱酯酶活力为100%,当有机磷杀虫药中毒时,胆碱酯酶活力在70%以下。

(2)尿中有机磷杀虫药分解产物测定:如对硫磷和甲基对硫磷在体内氧化分解生成对硝基酚,检测尿中的对硝基酚或三氯乙醇有助于中毒的诊断。

5. 治疗要点

①清除毒物:使用杀虫药中毒者,立即撤离现场,到空气新鲜处。脱去污染衣物,用肥皂水彻底清洗皮肤、毛发和指甲。口服中毒者,应立即洗胃。②应用特效解毒药:要早期、足量、联合、重复给药,常用药物氯解磷定、碘解磷定及阿托品。③对症治疗:维持呼吸循环功能,积极治疗脑水肿,维持水、电解质、酸碱平衡。

【护理诊断/问题】

1. 急性意识障碍:昏迷 与有机磷杀虫药中毒有关。
2. 体液不足:脱水 与有机磷杀虫药致严重呕吐、腹泻有关。
3. 气体交换受损 与有机磷杀虫药中毒致细支气管分泌物过多有关。
4. 有误吸的危险 与意识障碍有关。
5. 低效型呼吸型态:呼吸困难 与有机磷杀虫药致肺水肿、呼吸中枢受抑制有关。
6. 潜在并发症:呼吸、心搏骤停 与重度中毒引起呼吸、循环衰竭有关。

【护理措施】

1. 迅速清除毒物 接触中毒时立即脱去污染衣服,用肥皂水彻底清洗被污染的皮肤及毛发(忌用热水或酒精擦洗)。吸入性中毒者,立即撤离中毒现场,移至空气新鲜处。口服中毒者,立即选择适当的洗胃液彻底洗胃,洗胃要及时、反复进行。敌百虫中毒时宜用清水洗胃,忌用(碳酸氢钠溶液和肥皂水)洗胃。对硫磷、乐果、马拉硫磷等中毒忌用(高锰酸钾溶液)洗胃。若不能确定有机磷杀虫药种类,则用清水或0.45%盐水洗胃;洗胃过程中应密切观察病人生命体征的变化,若发生呼吸、心搏骤停,应立即停止洗胃并现场抢救。

2. 维持呼吸、循环功能 保持气道通畅,及时清除呼吸道分泌物,必要时建立人工气道或呼吸机辅助呼吸。充分给氧,氧流量4~5L/min。心搏骤停时,立即行心肺复苏,维持水、电解质、酸碱平衡。

3. 观察病情

(1)密切观察病人的生命体征、神志、瞳孔及皮肤有无出汗、腺体的分泌增加情况。注意阿托品化和阿托品中毒的不同反应(表7-2)。

(2)病情稳定后,仍须观察有无“反跳现象”“中间综合征”“迟发性脑病”等的发生。

表7-2　阿托品化与阿托品中毒的主要区别

项目	阿托品化	阿托品中毒
神经系统	意识清楚或模糊	明显躁动、抽搐、幻觉、谵妄
皮肤	颜面潮红、干燥	颜面及皮肤潮红
瞳孔	由小扩大后不再缩小	明显散大,直径常 >5mm
体温	正常或轻度升高	高热,>39℃
心率	≤120次/min,脉搏快而有力	心动过速,甚至有室颤发生

4. 特效解毒剂的应用和护理

(1)阿托品的应用:每次用药前须观察病人瞳孔的大小及听诊肺部啰音,利于调整用药剂量,防止过量引起阿托品中毒。阿托品化是指应用阿托品后,病人瞳孔较前扩大,口干和皮肤干燥,颜面潮红、心率加快、肺部啰音消失等;应逐渐减少阿托品用量。如病人出现明显躁动、谵妄、昏迷及尿潴留等,则提示阿托品中毒。一旦发现阿托品中毒,立即停药,酌情给予毛果芸香碱对抗、补液、利尿;积极防治呼吸循环衰竭、脑水肿及代谢性酸中毒等。

(2)胆碱酯酶复能剂:有解磷定、碘解磷定等,能使被抑制的胆碱酯酶恢复活力,解除肌束颤动等烟碱样症状,且与阿托品有协同作用;因此,要尽早联合阿托品用药。

5. 心理护理　护士应主动关心病人的心理状况,及时沟通病情,同情体贴病人,保护好病人的隐私,使其积极配合治疗。

6. 健康指导

(1)普及有机磷杀虫药中毒的预防及急救知识,生产有机磷杀虫药时遵守安全操作规程,生产人员注意防护。

(2)严格有机磷杀虫药的保管、运输和使用,应专库贮存、专人保管,专车运输。施药人员穿长衣长裤,戴帽子,口罩及手套,污染的衣服、口罩及时洗净。

【护理评价】

1. 病人意识由昏迷转为清醒。
2. 病人未发生水、电解质、酸碱平衡紊乱。
3. 病人呼吸困难症状得到缓解。
4. 病人及家属能说出正确的服药方法及疗效观察。

二、百草枯中毒

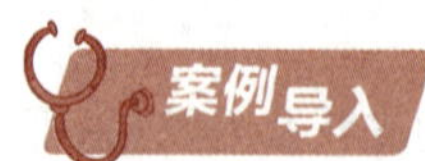

病人,女,32岁,因“自服百草枯约15ml,伴腹痛2h”急送入院。2h前与家人争吵,后自服百草枯液约15ml,立即出现恶心、呕吐出少量胃液,伴口腔、咽轻微烧灼感,剑突下、上腹部烧灼样疼痛,呈进行性加重。

问题:

1. 病人中毒程度如何?
2. 应配合医生采取哪些紧急救护措施?

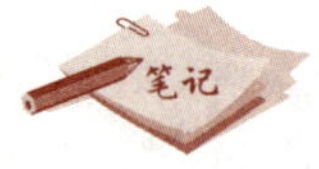

【概述】

百草枯（paraquat）是灭生型除草剂。百草枯可经皮肤黏膜、胃肠道和呼吸道吸收，口服中毒更多见。中毒者因多脏器功能衰竭而迅速死亡，小剂量中毒引起迟发性肺纤维化。

【护理评估】

1. 健康史　有可靠的百草枯接触史。询问病人或其家属自服、误服百草枯的量、时间等。

2. 身体状况

(1) 消化系统：口服中毒者口腔烧灼感，唇、舌、咽及食管、胃黏膜溃疡，伴恶心、呕吐、腹痛、腹泻，甚至出现呕血黑便、胃肠穿孔。部分病人中毒后 2~3d 出现肝功能异常。

(2) 呼吸系统：最突出和最严重的损伤。大量服毒者在 6~24h 出现逐渐加重的呼吸困难、发绀、肺水肿和肺出血。常在 1~3d 内因急性呼吸窘迫综合征（ARDS）死亡。部分幸存者经 1~2 周后可发生肺间质纤维化，呈进行性呼吸困难，导致呼吸衰竭而死亡。

(3) 肾脏：中毒后 2~3d 可出现血尿、蛋白尿、管型、血肌酐及尿素氮升高，严重者可致急性肾衰竭。

(4) 中枢神经系统：表现为头晕、幻觉、抽搐和昏迷。

(5) 皮肤及黏膜：皮肤接触百草枯后，局部可表现红斑、水疱、溃疡等。高浓度的百草枯溶液接触手指后，可致指甲脱色、断裂甚至脱落。接触眼睛后，引起结膜和角膜水肿、灼伤和溃疡。

(6) 临床表现分型

1) 轻型：百草枯摄入量 <20mg/kg，无明显症状或仅表现胃肠道症状，多数能完全恢复。

2) 中、重型：百草枯摄入量 20~40mg/kg，服后立即呕吐、多系统受累，1~4d 出现肾衰竭、肝损伤，多数病人在 2~3 周内死于肺功能衰竭。

3) 暴发型：百草枯摄入量 >40mg/kg，病人 1~4d 死于多器官衰竭。

3. 心理和社会状况　早期表现为激动、烦躁、不配合治疗；中期表现为后悔、抑郁；后期则为恐惧、悲哀。

4. 辅助检查　血液、尿液中药物浓度测定，有诊断意义。

5. 治疗要点　百草枯目前尚无特效解毒药，必须在中毒早期控制病情，阻止肺纤维化的发生。①立即给予催吐；②阻止毒物进一步吸收：尽快脱去污染的衣服，用肥皂水彻底清洗被污染的皮肤、黏膜、毛发等；本品具有腐蚀性，洗胃时避免动作太大，以防胃和食管穿孔；③加速毒物排泄：除了静滴解毒药物、利尿剂外，最好在服毒后 6~12h 内进行血液灌流或血液透析；④防止肺纤维化：早期大剂量应用糖皮质激素，延缓肺纤维化的发生。肺损伤早期可给予正压机械通气联合治疗，应尽量避免氧疗，降低对肺组织损害。

【护理诊断 / 问题】

1. 气体交换受损　与百草枯中毒致细支气管分泌物过多有关。

2. 恐惧　与呼吸困难反复发作伴濒死感有关。

3. 潜在并发症：窒息。

4. 知识缺乏：缺乏对疾病过程及病情变化的相关知识。

【护理措施】

1. 肺功能监测及护理　肺脏是百草枯中毒的主要靶器官。因此，要密切监测病人的呼吸频率、节律，血气分析及血氧饱和度的变化。病人绝对卧床休息，当 PaO_2<40mmHg 或出现 ARDS 时给予低流量吸氧，尽早应用 PEEP 机械通气。

2. 血液净化护理　采用血液灌流时须严密观察穿刺部位有无渗血、出血倾向，同时观察生命特征变化，发现异常立即报告。准确记录 24h 尿量，观察尿液颜色、性状，必要时留取标本送检。

3. 对症支持护理　口服中毒者，急性期应禁食，做好口腔溃疡、炎症的护理；应用质子泵抑制剂保

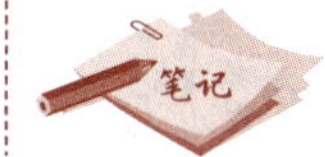

护消化道黏膜，保护肝肾功能，积极控制感染。

4. 健康指导

(1)正确使用除草剂，注意个人防护。

(2)保管好除草剂，防止意外中毒。

【护理评价】

1. 病人呼吸困难症状得到缓解或减轻。
2. 病人焦虑、恐惧心理逐渐消除。
3. 病人无窒息等并发症的发生。

第三节　镇静催眠药中毒

病人，女，21岁。口服地西泮200片，被发现时呼之不应，呼吸不匀，急送入院，查体：P 80/50mmHg，BP 110次/min，神志不清，潮式呼吸，双侧瞳孔缩小，口唇发绀，双肺闻及干湿啰音，各种深、浅反射消失。

问题：

1. 病人的中毒程度如何？
2. 应配合医生采取哪些紧急救护措施？

【概述】

镇静催眠药过量可麻醉全身，一次服用大剂量可引起急性中毒。长期滥用催眠药可引起耐药性和依赖性而导致慢性中毒。突然停药或减量可引起戒断综合征。常见镇静催眠药见表7-3。

表7-3　常见镇静催眠药分类

类别	主要药物
苯二氮䓬类	地西泮、氟西泮、氯硝西泮、氯氮、艾司唑仑
巴比妥类	巴比妥、苯巴比妥、异戊巴比妥、司可巴比妥
非巴比妥非苯二氮䓬类	水合氯醛、格鲁米特、甲喹酮、甲丙氨酯
吩噻嗪类(抗精神病药)	奋乃静、氯丙嗪、三氟拉嗪
抗抑郁类	氟西汀、舍曲林、帕罗西汀

【护理评估】

1. 健康史　询问病人服药种类、剂量、时间，病人有无情绪激动，用药前后有无饮酒史。

2. 身体状况

(1)苯二氮䓬类和巴比妥类中毒

1)轻度中毒：表现为嗜睡、神志恍惚、言语不清、步态不稳，反应迟钝。

2)中度中毒：表现为浅昏迷、呼吸浅而慢、腱反射消失。

3)重度中毒：深昏迷、休克、呼吸抑制甚至停止。多因呼吸、循环衰竭致死。

(2)吩噻嗪类药物中毒：最常见的为锥体外系反应，表现为：①帕金森病综合征；②急性肌张力障碍反应，如斜颈、吞咽困难、牙关紧闭等；③静坐不能。

(3)抗抑郁药物类中毒:引起中毒三联征:昏迷、惊厥、心律失常;也可引起肝功异常。

3. 心理-社会状况 病人因误服中毒,常表现为焦虑、恐惧,自杀服毒者可能会有抵触情绪,不配合治疗。

4. 辅助检查 病人的胃内容物、血液、尿液药物浓度测定。

5. 治疗要点

(1)急性中毒的治疗

1)维持昏迷病人的重要脏器功能:①保持气道通畅:深昏迷者气管插管,应用呼吸机辅助呼吸;②维持血压:充分补液,酌情给予升压药(氯丙嗪类中毒选用去甲肾上腺素);③心电监护:心律失常给予利多卡因;④维持水、电解质及酸碱平衡。

2)清除毒物:①洗胃、导泻。②强力利尿、碱化尿液。③血液净化:苯二氮䓬类、苯巴比妥和吩噻嗪类(如氯丙嗪)中毒者病情危重,可采用血液透析或血液灌流。

3)应用特效解毒剂:氟马西尼是中枢性苯二氮䓬类药物拮抗剂。

4)促进意识恢复:纳洛酮能有效拮抗镇静安眠药引起的意识和呼吸抑制。

(2)戒断综合征的治疗:用足量镇静催眠药控制戒断症状,如地西泮10~20mg或苯巴比妥0.1~0.2g,1h/次至症状消失。

【护理诊断/问题】

1. 清理呼吸道无效 与咳嗽反射减弱或消失、药物对呼吸中枢抑制有关。
2. 组织灌注量改变 与急性中毒致血管扩张有关。
3. 有皮肤完整性受损的危险 与病人昏迷卧床有关。
4. 潜在并发症:昏迷。

【护理措施】

1. 立即终止接触毒物 出现中毒者,立即停药。

2. 迅速清除毒物

(1)立即催吐、洗胃:用1∶5000高锰酸钾溶液或温水洗胃,服药量大者即使服药超过6h仍需洗胃,昏迷病人不能催吐。

(2)活性炭:能够吸附各种镇静催眠药。

(3)强化碱化利尿:用呋塞米和碱性液,对长效巴比妥类有效。

(4)血液透析、血液灌流:适用于苯巴比妥和吩噻嗪类中毒的危重病人。

3. 维持重要脏器功能 保持病人气道通畅,迅速吸氧,昏迷者头偏一侧,防止呕吐物或痰液阻塞气道;呼吸衰竭者立即行气管插管、呼吸机辅助呼吸。心电监护、心律失常者酌情应用抗心律失常药。

4. 应用特效解毒药 氟马西尼是苯二氮䓬类特异性拮抗剂,巴比妥类及吩噻嗪类中毒目前尚无特效解毒剂。

5. 生活及饮食护理 做好口腔及皮肤护理,指导病人有效咳嗽、更换体位等预防肺部感染的方法,加强营养,以提高机体抵抗力。

6. 心理护理 对服药自杀病人,要耐心与其沟通,倾听其自杀原因,疏导不良情绪,避免再度自杀。

【护理评价】

1. 病人呼吸道未发生阻塞。
2. 病人机体组织灌注量未明显减少。
3. 病人皮肤未发生破损。
4. 病人无潜在并发症发生。

第四节 常见工业化中毒

一、急性一氧化碳中毒

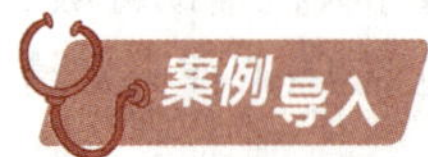

病人,男,68 岁,“昏迷 30min”,被“120”急送入院。30min 前家人发现其叫不醒,房间生有一煤火炉,未见异常药物。查体:T 36.8℃,P 98 次 /min,R 24 次 /min,BP 160/90mmHg,昏迷,皮肤黏膜无出血点,瞳孔等大等圆,对光反射灵敏,口唇樱桃红色,肺部清音,腹软,肝脾未触及。

问题:

1. 病人的中毒程度如何?评估的依据是什么?
2. 应采取哪些紧急救护措施?

【概述】

一氧化碳(carbon monoxide,CO)是无色、无臭、无味的气体。人体过量吸入而发生一氧化碳中毒,俗称煤气中毒。生活中冬季煤炭炉取暖而门、窗紧闭,工业生产中,管道泄漏或通风不良。火灾现场,空气中一氧化碳浓度较高,易中毒。一氧化碳吸入人体后,立即与血液中的血红蛋白结合,形成稳定的碳氧血红蛋白(COHb)。CoHb 无携氧功能,并使血红蛋白氧解离曲线左移,血氧不易释放给组织,造成细胞缺氧。大脑和心脏对缺氧最敏感,最易遭受损害,重症者可发生脑疝,危及生命。

【护理评估】

1. 健康史　高浓度的一氧化碳吸入史,是诊断的主要依据。询问病人中毒时所处的环境、停留时间以及突发昏迷情况。

2. 身体状况　中毒严重程度取决空气中 CO 浓度及接触时间。可分为轻度、中度和重度中毒。

(1)轻度中毒:病人有头痛、头晕、恶心、嗜睡等。血液 COHb 浓度为 10%~20%。迅速脱离中毒环境,吸入新鲜空气或氧疗后症状消失。

(2)中度中毒:病人口唇黏膜呈樱桃红色,出现呼吸困难、意识模糊、谵妄、瞳孔对光反射迟钝。血液 COHb 浓度可高于 30%~40%。若抢救及时,可无明显后遗症。

(3)重度中毒:出现深昏迷、颈项强直、肺水肿、脑水肿、心力衰竭,各种反射消失等;血液 COHb 浓度高达 50% 以上。抢救不及时,可致死。

(4)迟发性脑病:重度中毒病人抢救清醒后,经过数天或数周表现正常或接近正常的“假愈期”后再次出现以急性痴呆为主的一组神经精神症状。如谵妄或大脑去皮质状态,帕金森病综合征、继发性癫痫、偏瘫等。

3. 心理 – 社会状况　重度中毒者清醒后可因并发症、后遗症而产生焦虑、悲观失望的心理反应。

4. 辅助检查　碳氧血红蛋白(COHb)测定可明确诊断。头部 CT、脑电图的检查均可出现不同程度的病变。

5. 治疗要点

①及早撤离中毒环境:发现中毒病人立即撤离现场,移至空气清新环境;②保持呼吸道通畅:松解衣领,注意保暖;③积极纠正缺氧:尽早行高压氧治疗,迅速改善机体缺氧状态;④防治脑水肿:脑水肿者常用 20% 甘露醇快速静滴,酌情使用利尿剂和糖皮质激素;⑤控制抽搐:首选地西泮静脉注射;中枢

性高热或昏迷时间超过 10h 者，可物理降温或人工冬眠疗法；⑥促进脑细胞代谢：常用药物有细胞色素 C、大剂量维生素 B、C 等；⑦对症治疗有横纹肌溶解症者碱化尿液、适当利尿，防治急性肾衰竭。

视频：急性一氧化碳中毒的急救

【护理诊断 / 问题】

1. 疼痛 与一氧化碳中毒引起脑缺氧有关。
2. 急性意识障碍、昏迷 与一氧化碳中毒有关。
3. 潜在并发症 迟发性脑病。
4. 知识缺乏 缺乏对一氧化碳中毒的预防常识。

【护理措施】

1. 现场救护 立即将中毒病人移至空气清新处，保持呼吸道通畅，昏迷病人头偏侧位，及时清除口咽分泌物；如发生心搏骤停，须立即行心肺复苏。

2. 氧疗 给予病人面罩或鼻导管吸氧，氧流量在 8~10L/min。有条件者尽早行高压氧治疗，加速碳氧血红蛋白解离，促进一氧化碳排出。

3. 昏迷病人的护理 重度中毒昏迷伴高热和抽搐者应给予头部降温为主的冬眠疗法；积极防治脑水肿、肺水肿及水和电解质代谢紊乱等并发症。

4. 病情观察 中、重度中毒病人缺氧时间较长，应注意观察瞳孔、呼吸、血压、脉搏及有无头痛、抽搐发作。观察尿量及颜色，记录 24h 出入液量，防止肾衰竭。

5. 心理护理 中、重度病人因担心遗留后遗症常常焦虑不安，护士应给予安慰、鼓励病人积极配合治疗及功能锻炼以最大程度地促使机体功能康复。

【护理评价】

1. 病人疼痛症状得到缓解。
2. 病人意识障碍程度逐渐减轻。
3. 病人无迟发性脑病的发生。
4. 病人及家属能够说出有关一氧化碳中毒的预防及急救方法。

二、铅中毒

案例导入

病人，男，35 岁，因“近来头痛、头晕、记忆力减退，伴脐周、下腹部无固定性绞痛，按压腹部未见缓解”入院。主诉从事印刷厂铅水浇板工作 5 年余，查体：神志清楚，T 37.2℃，P 72 次 /min，R 20 次 /min，BP 120/70mmHg，尿铅 12.5μmol/L，尿 ALA 80.5μmol/L，红细胞游离原卟啉 3.5μmol/L，心、肺、肝、脾未见异常，腹软。

问题：

1. 病人腹部绞痛，可能的诊断是什么？
2. 应配合医生采取哪些救护措施？

【概述】

铅（lead）是一种金属，在生产、生活中接触机会较多，近年中毒呈增多趋势。

【护理评估】

1. 健康史 有过量铅接触史、误服铅化合物或近期服用含铅药物。反复阵发性腹部绞痛者，尤其是儿童、青少年，应警惕铅中毒可能。

2. 身体状况

(1)消化系统：腹部绞痛为最突出症状，多在脐周或位置不定；持续性、阵发性加剧，用手重压腹部呈蜷曲体位以缓解疼痛。

(2)神经系统：头晕、头痛、记忆力减退、失眠多梦等神经衰弱症状是铅中毒早期和较常见症状；多发性神经病表现为感觉障碍、肌无力、肌肉麻痹，称“铅麻痹”，有“垂腕征”“垂足征”。

(3)其他：血尿、蛋白尿、贫血等症状。

3. 心理－社会支持 儿童铅中毒的发病率较高，其家长害怕、焦虑，担心治愈效果不佳会遗留后遗症。

4. 辅助检查

(1)血尿常规：血铅超过 2.4μmol/L；尿铅增加 >0.39μmol/L。

(2)脑电图：可见异常改变，低波幅慢波多见。

5. 治疗要点 ①一般治疗：立即停止铅接触，迅速撤离铅粉尘、蒸气环境。口服中毒者立即催吐、洗胃(可用 1% 碳酸氢钠或浓茶水)，导泻。②排铅治疗：首选依地酸二钠钙，肾脏损伤者禁用。③对症支持治疗：腹部绞痛可肌注阿托品、山莨菪碱等，慎用镇痛剂；中毒性脑病酌情应用甘露醇、呋塞米等。

【护理诊断 / 问题】

1. 疼痛 与铅中毒引起腹痛有关。
2. 运动感觉障碍 与铅中毒致肌肉麻痹有关。
3. 潜在并发症：精神障碍、抽搐、昏迷等。

【护理措施】

1. 休息与体位 腹痛急性发作时，卧床休息取舒适体位，减少体力消耗，使腹痛减轻。

2. 病情观察 密切观察病人意识及生命体征变化，腹痛部位、性质、程度。

3. 用药及生活护理 观察排铅效果、尿铅浓度、解痉药疗效；保证脱水剂甘露醇静脉滴注速度，在 100 次 /min 以上。加强生活护理及安全防护措施，防止意外，协助肢体康复训练。

4. 心理护理 腹部绞痛往往给病人造成较大的恐惧。因此，应关心、安慰病人、减轻病人焦虑，降低不适感。

5. 健康指导 汽车尾气往往含有大量的铅，不携带婴幼儿在汽车来往较多的马路附近玩耍；蔬菜水果食用前要洗净，以防残留农药铅中毒。

【护理评价】

1. 病人腹痛症状得到缓解。
2. 病人焦虑、恐惧心理逐渐消除。
3. 病人无潜在并发症的发生。

第五节 急性毒鼠强中毒

案例导入

王某，男，28 岁，午 11 30 因“右眼视物模糊伴头晕”入急诊治疗。输液 15min 后突发四肢抽搐，口吐白沫，呼叫不应，口唇发绀，四肢张力增高。

问题：

1. 病人可能的诊断是什么？
2. 应配合医生采取哪些救护措施？

【概述】

毒鼠强(tetramine)无色、无味。近年报道的成批以抽搐为主要表现的“怪病”病人，多数是急性毒鼠强中毒所致。毒鼠强通过口腔、咽部、消化道和呼吸道黏膜迅速吸收，摄入后代谢排泄缓慢，阻断γ-氨基丁酸(GABA)受体，使大脑和脊髓GABA被抑制而引起过度兴奋，产生惊厥抽搐。

【护理评估】

1. 健康史　有误食毒鼠强史或徒手配置毒饵后没有彻底清洗双手，直接进食引起中毒。

2. 身体状况　大多在中毒后30min内发病。典型症状为强烈的抽搐、惊厥。严重者呈癫痫持续状态，伴发绀、意识障碍，呈谵妄或昏迷。间歇期有小抽搐、入睡时有惊跳现象；老人和小儿耐受力差，易致死亡。

3. 心理－社会状况　抽搐的突然发作可引起排尿、排便等排泄形态的改变，存在因个人或家庭无法应对突发抽搐所致的压力。

4. 实验室检查

(1)毒物分析：血液、尿液或胃内容物中检出毒鼠强是诊断最可靠的依据。

(2)血生化：肝酶、心肌酶增高，白细胞数增高，多为10~30×10^9/L。出现血尿、蛋白尿及酮体。

(3)脑电图检查：大多呈癫痫样高电位棘慢波放电改变。

5. 治疗要点　尽早清除毒物，迅速控制癫痫发作，积极防治呼吸衰竭与脑水肿，保护心、肝等脏器。

【护理诊断/问题】

1. 急性意识障碍　与毒鼠强中毒引起抽搐有关。

2. 有受伤的危险　与抽搐发作所致短暂意识丧失有关。

3. 有误吸的危险　与意识障碍有关。

4. 潜在并发症：昏迷、死亡等。

【护理措施】

1. 迅速清除毒物　立即催吐，及早彻底洗胃及导泻。保持气道通畅，吸氧。必要时气管插管、呼吸机辅助机械通气。

2. 病情观察　严密观察病人意识及生命体征变化，对难以有效控制的持续惊厥者，给予镇静止惊药。苯巴比妥钠0.1~0.2g肌内注射，必要时4h重复。地西泮：成人10~20mg/次，婴幼儿0.25~1.0mg/kg，缓慢静注，可重复应用。二巯丙磺钠：首次0.25g肌内注射，重复给药至抽搐基本控制为止。床旁备好抢救药品及物品。

3. 血液净化护理　重度中毒者，宜尽早、间歇多次进行血液灌流治疗，避免“反跳”现象发生。

4. 生活护理　做好生活护理，确保病人安全，防止病人在剧烈抽搐时与周围硬物碰撞致伤，但绝不可强行将病人抽搐的肢体压住，以免引起骨折。

5. 对症护理　纠正水、电解质紊乱，防治脑水肿。给予20%甘露醇125~250ml，6~8h/次，或加用呋塞米、地塞米松等。防治感染，应慎用喹诺酮类、亚胺培南，以免诱发抽搐惊厥发作。

【护理评价】

1. 病人急性意识障碍症状得到缓解。

2. 病人未发生受伤。

3. 病人未发生昏迷或死亡。

第六节 急性酒精中毒

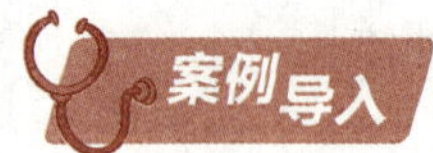

病人,男,36岁,饮酒史20余年,聚会时“饮白酒约半斤后陷入昏迷”被急送入医院。查体:HR132次/min、BP 85/60mmHg,呼吸慢而有鼾音。

问题:

1. 如何对病人进行评估?

2. 应尽快配合医生采取哪些救护措施?

【概述】

过量饮酒时,引起中枢神经系统由兴奋转为抑制的状态,并伴有循环、呼吸、消化系统的功能紊乱,称为急性酒精中毒(acute ethanol poisoning),俗称“醉酒”。“醉酒”的本质是抑制。当过量酒精吸收入人体,超过了肝脏的氧化代谢能力,即在体内蓄积并进入大脑,抑制中枢神经系统功能,引起共济失调,昏睡、呼吸或循环衰竭。同时在肝内代谢异常,导致代谢性酸中毒及糖异生受阻,引起低血糖症。

【护理评估】

1. 健康史　有饮用大量酒史。应详细询问病人饮酒种类、量、时间,有无伴糖尿病、心脑血管疾病、肝脏疾病等。

2. 身体状况　中毒症状与饮酒量及个人耐受性有关,分三期:

(1)兴奋期:血酒精浓度>500mg/L,出现颜面潮红或苍白,有欣快感,语言增多、举止轻浮;呼出气带酒味。

(2)共济失调期:血酒精浓度>1500mg/L,表现为明显共济失调,言语含糊不清、眼球震颤、出现恶心、呕吐。

(3)昏迷期:血酒精浓度>2500mg/L,病人昏睡状态、瞳孔散大、皮肤湿冷、发绀,两便失禁。当血酒精浓度>4000mg/L,可出现呼吸、循环衰竭而危及生命。

3. 心理－社会状况　病人因饮酒入院,清醒后常感到有失面子;或者因让家人担心而后悔、愧疚;表现紧张、焦虑。

4. 辅助检查

(1)血清酒精浓度:呼气浓度与血清酒精浓度基本相当。

(2)血生化检查:可见低钾血症、低血糖等,血气呈代谢性酸中毒,有肝功能异常时,警惕并发胰腺炎。

5. 治疗要点

①轻症病人无需治疗,卧床休息。重症者催吐或洗胃,呕吐者应防止误吸窒息。兴奋躁动者予以保护性约束,防止外伤。②维持脏器功能:昏迷病人注意有无呼吸中枢抑制。保持气道通畅,必要时气管插管、机械通气。维持正常心率、血压,水、电解质、酸碱平衡。③催醒、保护大脑功能:常用纳洛酮0.4~0.8mg缓慢静注,每1~2h/次,解除呼吸抑制和催醒。④促进酒精转化:无糖尿病史者可予葡萄糖加胰岛素疗法,积极补充B族维生素,加速酒精氧化代谢。⑤血液或腹膜透析:急性中毒血酒精含量>5000mg/L;伴严重酸中毒或肝、肾功能不全时。

【护理诊断/问题】

1. 意识障碍　与酒精作用于中枢神经系统有关。
2. 低效型呼吸型态　与酒精抑制呼吸中枢有关。
3. 组织灌注量改变　与药物作用于血管运动中枢有关。
4. 知识缺乏:缺乏酒精对人体危害的相关知识。
5. 潜在并发症:休克。

【护理措施】

1. 迅速清除毒物　急性中毒病人,轻者给予糖水、浓茶促进排泄。重者采用催吐、洗胃。必要时血液透析。躁动病人,酌情应用地西泮,禁用吗啡、氯丙嗪等镇静药。

2. 维持重要脏器功能　保持气道通畅,及时清除呼吸道分泌物,防止窒息,必要时气管插管;维持循环功能,保证正常血压;纠正低血糖,维持水、电解质、酸碱平衡。

3. 观察病情　严密监察意识、瞳孔及生命体征的变化,准确记录24h出入液量,若出现昏睡、发绀、大小便失禁,立即通知医生,配合抢救。

4. 应用纳洛酮　判断中毒程度,遵医嘱尽快使用纳洛酮。大剂量时可能出现恶心、呕吐,对呼吸、循环轻度影响,注意观察药物的不良反应。

5. 心理护理　根据不同病人的心理情况及时进行沟通。做好健康教育,预防酒精中毒。

【护理评价】

1. 病人未发生意识障碍。
2. 病人呼吸困难状况得到改善。
3. 病人未出现窒息症状。
4. 病人能够说出预防酒精中毒的方法。

第七节　食物中毒

一、亚硝酸盐中毒

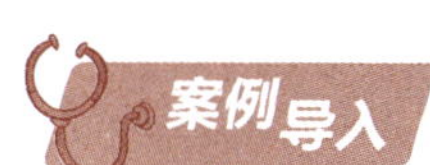

病人,女,50岁,以"头晕伴恶心、呕吐30min"被"120"送入急诊。查体:HR 110次/min,BP 90/50mmHg,R 26次/min,SpO_2 88%;神志清楚,面色苍白,口唇甲床发绀,上腹部压痛明显,病人自诉中午进食霉苋菜梗。

问题:

1. 如何对病人进行评估?
2. 应配合医生采取哪些紧急救护措施?

【概述】

亚硝酸盐(nitrites)常见的是亚硝酸钠、钾,类似食盐和白糖,常因误用、误食中毒。亚硝酸盐中毒是食用加入过量硝酸盐或亚硝酸盐的腌肉制品、新腌渍的咸菜、误将亚硝酸盐当作食盐应用等。亚硝酸盐是氧化剂,经消化道吸收后血中亚硝酸离子能迅速使血红蛋白氧化为高铁血红蛋白,引起组织缺氧,还可抑制心血管运动中枢,引起低血压,口服亚硝酸盐1~2g即可致死。

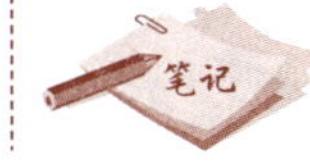

【护理评估】

1. 健康史 有接触、误食亚硝酸盐及进食大量新腌制的咸菜或腐败变质的蔬菜史。

2. 身体状况 亚硝酸盐急性中毒的典型症状为高铁血红蛋白血症，皮肤黏膜发绀。早期表现为头痛、呕吐、腹痛等。口唇、指甲、舌尖呈紫蓝色。重度中毒病人，皮肤黏膜发绀明显，血中高铁血红蛋白含量>50%，出现呼吸困难、烦躁、抽搐、昏迷，甚至死亡。

3. 心理和社会状况 急性发病者可有焦虑、恐惧心理，如被人蓄意伤害可能会情绪激动、并担心留有后遗症。

4. 辅助检查 血高铁血红蛋白含量增高。

5. 治疗要点 ①急救处理：误服者立即催吐、洗胃、导泻，保持呼吸道通畅、吸氧；②亚甲蓝的应用：亚甲蓝是亚硝酸盐中毒的特效解毒剂；③高压氧治疗：严重中毒者给予高压氧治疗。

【护理诊断/问题】

1. 低效型呼吸型态：发绀 与亚硝酸盐抑制呼吸有关。
2. 知识缺乏：缺乏亚硝酸盐对人体危害的相关知识。
3. 潜在并发症：昏迷、抽搐、休克。

【护理措施】

1. 促进毒物排泄 神志清者给予温水催吐，洗胃。昏迷病人采用1∶5000高锰酸钾溶液洗胃。严密观察病人有无面色苍白、四肢厥冷等情况。洗出液的性状，如为血性，应考虑胃黏膜损伤的可能，给予牛奶250ml灌入。

2. 病情观察 观察病人的意识、生命体征、皮肤黏膜颜色、尿量等。

3. 保持呼吸道通畅 昏迷病人取平卧头侧位，及时清除口鼻分泌物，防止舌后坠，避免在洗胃、呕吐过程中造成误吸。

4. 氧气吸入 对危重病人给予氧气吸入，一般以6~8L/min面罩吸氧，必要时可行高压氧治疗。

5. 建立静脉通路 立即静脉通路，给予亚甲蓝解毒剂及抢救药物，观察病人对药物的反应及药物的不良反应。呼吸衰竭者给予呼吸兴奋药，休克者酌情应用升压药。

6. 心理护理 亚硝酸盐中毒一般发病急，病情危重，病人及其家属表现为紧张、焦虑。因此，护理人员应积极安慰和疏导病人；使其配合抢救。

【护理评价】

1. 病人的发绀症状得到缓解。
2. 病人及家属能够说出预防亚硝酸盐中毒的方法。
3. 病人无并发症的发生。

二、毒蕈中毒

案例导入

病人，女，50岁。因“进食野蘑菇，12h后，恶心、呕吐、视物模糊、语无伦次、多汗”被“120”急送入院。查体：T 37.2℃、HR 86次/min、R 20次/min、BP 120/60mmHg；表情兴奋，答非所问，双手震颤，听诊两肺呼吸音清，心律齐，腹软，肝脾未触及。

问题：

1. 病人最可能的诊断是什么？
2. 应配合医生采取哪些紧急救护措施？

【概述】

毒蕈又称毒蘑菇,含多种毒素,所致临床表现亦不同,人误食毒蕈可引起中毒。①肝脏毒素:有毒肽,可引起急性肝炎、心肌变性和脑水肿等;②神经毒素:有毒蕈碱、蟾蜍素等。可引起幻视、幻觉;③胃肠毒素:表现为胃肠道炎;④溶血毒素:引起溶血。

【护理评估】

1. 健康史 有食用野蕈史,或者将毒蘑菇误认为无毒蘑菇食用。如果春末夏季一家人食用野蕈同时发病,应考虑毒蕈中毒。

2. 身体情况 ①胃肠炎型:出现恶心、呕吐、腹痛、腹泻,伴水、电解质失衡;②神经精神型:有副交感神经兴奋症状,如流涎、流泪、多汗、瞳孔缩小;③溶血型:为贫血、黄疸、血红蛋白尿及急性肾衰竭;④多脏器损伤:对肝脏有严重损害,重者出现黄疸、肝坏死、昏迷。

3. 心理－社会状况 急性发病者常表现紧张、焦虑,担心预后。

4. 实验室检查 有相应的心、肝、肾等损害的生化异常改变。

5. 治疗要点 ①一般治疗:立即用1:5000高锰酸钾溶液或浓茶水洗胃,然后进行硫酸镁20~30g导泻;②对症支持:对脱水者应积极补液,纠正酸中毒、电解质紊乱;大量补液,应用利尿剂加速毒物排泄;③血液净化:对多脏器损伤的危重病人给予CRRT;④阿托品应用:用于解除毒蕈碱样症状,0.5~3mg肌内注射或静脉注射,酌情重复直至阿托品化后减量;⑤巯基解毒剂:二巯丙磺钠0.25g肌内注射,维持5~7d;⑥保肝治疗。

【护理诊断/问题】

1. 急性意识障碍:昏迷 与有毒蕈中毒有关。
2. 体液不足:脱水 与毒蕈中毒致严重呕吐、腹泻有关。
3. 有误吸的危险 与意识障碍有关。
4. 低效型呼吸型态:呼吸困难 与毒蕈中毒呼吸肌麻痹、呼吸中枢受抑制有关。
5. 潜在并发症:呼吸、心搏骤停 与重度中毒呼吸、循环衰竭有关。

【护理措施】

1. 迅速清除毒物 采用洗胃、导泻方式来清除胃肠道内残留毒物。

2. 保持呼吸道通畅 及时清除呼吸道分泌物,酌情给予氧气吸入,必要时气管插管。如发生呼吸、心搏骤停须立即心肺复苏。

3. 病情观察 密切观察病人的神志、瞳孔、生命体征、面色、肺部啰音等。严重呕吐、腹泻者应详细记录呕吐物及排泄物的颜色和量,必要时留标本送检。

4. 心理护理 急性发病者常表现紧张、焦虑;护理人员要关心病人,积极沟通病情,使其配合治疗。

5. 健康指导 指导病人能识别毒蕈而避免采食,对于色彩鲜艳,有疣、斑、沟裂,有蕈环及奇形怪状的野蕈皆不能食用。

【护理评价】

1. 病人的意识障碍程度逐渐减轻。
2. 病人的脱水症状得到缓解。
3. 病人的呼吸困难程度逐渐减轻。
4. 病人能够说出毒蕈的识别方法。

(赵丽敏)

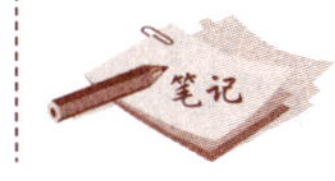

思考题

1. 简述有机磷杀虫药中毒的主要临床表现和救护措施。
2. 简述一氧化碳中毒的主要临床表现及中毒程度的判断。
3. 简述毒蕈中毒的主要临床表现及救护措施。

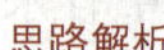

思路解析

扫一扫，测一测

笔记

第八章 灾害救护

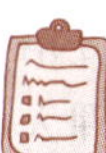

学习目标

1. 掌握地震、交通事故和火灾的救护方法。
2. 熟悉并应用突发公共卫生事件的处理方法。
3. 了解灾害的分类以及自然灾害的特点。
4. 能与病人及家属进行沟通，开展健康教育。
5. 具有灾害救援的基本技术，能进行基本的灾害急救护理操作。

第一节 灾害概述

灾害（catastrophe）是一种超出受影响地区现有资源承受能力的人类生态环境和形态的破坏。世界卫生组织把“灾害”拓展为：任何能引起设施破坏、经济严重损失、人员伤亡、人类的健康状况及社会卫生服务条件恶化的事件，当其破坏力超过了所发生地区所能承受的程度而不得不向该地区以外的地区求援时，就可以认为灾害（或灾难）发生了。

知识链接

灾难的概念

灾难是指各种灾害给予人类或自然环境的损害达到一定的程度，突破了局部或小区域范围。灾害可以是局限性的，而灾难却是规模化的。

由于全球气候变暖，以及地质资源在现代开发技术的大力破坏下，国际灾害频频发生，从海地地震到非洲的埃博拉病毒，从美国西海岸的飓风到澳大利亚的洪水灾害，人类生存的环境正面临着严峻的考验。联合国千年发展规划就明确提出，应对全球灾难频发，维持人类生存的稳态，是全人类发展目标。

我国幅员辽阔，地质形态非常复杂，是世界第一人口大国，决定了无论是生物灾害还是地质灾害，在我国特殊国情下，其管控和预防都将十分复杂。在日益全球化的今天，某些熟悉的灾难以不常见的形式出现，更有一些灾难不为大家所了解，在未来却有可能成为常见的灾难形式。

一、灾害的分类

形成灾害的因素是多方面的,但大多数将灾难分成自然灾害和人为灾害。但将自然灾害和人为灾害截然分开显然是不科学的,在自然灾害中,其很多起因往往有人为的破坏,以及次生灾害中的人为因素。而在人为灾害中,自然条件所提供的便利加大了灾害的破坏性。现在的分类是将主因提取出来,方便在控制灾难时去除诱发因素。自然灾害主要有洪水、冰雪、地震等;而人为灾害主要有骚乱、爆炸、核化生事故等。

二、灾害救护

灾害救护是研究在各种自然灾害和人为事故所造成的灾难性损害条件下实施的紧急医学救援护理、疾病防治和卫生保健。有效的灾害救护能根据各类灾害对人体的损伤规律,制订合理的卫生保障方案,动员必需的卫生力量,组成严密的救援网络,充分发挥医学科学技术的能力,拯救灾区人民生命,最大程度地降低死亡率和残疾率,尽早恢复伤病员的工作能力和生活能力,控制灾后疾病的发生和流行。

灾害护理作为灾害救护的一部分,在灾后的救治管理和疫情处理中发挥着重要作用。加强灾害护理的教育,培养并增强已经工作的护理人员的灾害意识,使他们熟悉各种减灾的急救常识,早日培养出适应"国际救援一体化"的人才,以便输送大批在国际社会上急需的善于救灾,防疫的专业护理人员,更好配合全球性防灾、抗灾、救灾的活动,减轻灾害带来的各方面损失。

灾害护理教育的主要内容应包括:①灾害的科学预测及预防;②自然灾害预警与应急管理;③如何预防安全事故、提高自护自救能力;④灾害中的急救沟通机制;⑤各种灾害(尤其是核、化、生)的处理原则;⑥各项急救的基本技术;⑦伤员检伤分类技术;⑧伤员转运技术;⑨灾区传染病的预防和处理方法;⑩灾害心理救援。

第二节　自然灾害

一、自然灾害概述

在诸多的自然灾害中,往往都掺杂了人为因素,这些人为因素包括但不局限于前期的自然环境的破坏、防灾减灾过程中的人为不当因素、次生灾害中的蓄意破坏等,因此,用"自然灾害相关灾难"更为合理些。

二、自然灾害特点和分类

大部分自然带来的灾难是非人力可抗拒的,只能通过预防和抗灾来减轻损失。自然灾害在发生时,往往具有突发性、破坏性大、地势复杂、救援难度大等特点,因此可将自然灾害分为气象灾害、地震灾害、洪水灾害、海洋灾害以及农作物灾害等。

1. 气象灾害　10余种,主要有以下种类:①雨涝:内涝、渍水;②暴雨:山洪暴发、河水泛滥、城市积水;③干旱:农业、林业、草原的旱灾,工业、城市、农村缺水;④干热风:干旱风、焚风;⑤高温、热浪:酷暑高温、人体疾病、灼伤、作物逼熟;⑥热带气旋:狂风、暴雨、洪水;⑦冷害:由于强降温和气温低造成作物、牲畜、果树受害;⑧冻害:霜冻,作物、牲畜冻害,水管、油管冻坏;⑨冻雨:电线、树枝、路面结冰;⑩结冰:河面、湖面、海面封冻,雨雪后路面结冰。

2. 地震灾害　①构造地震;②陷落地震;③矿山地震;④水库地震等。

3. 洪水灾害　①暴雨灾害;②山洪;③融雪洪水;④冰凌洪水;⑤溃坝洪水;⑥泥石流与水泥流洪水。

4. 海洋灾害有　①风暴潮:包括台风风暴潮、温带风暴潮;②海啸:分遥海啸与本地海啸2种;③海浪:包括风浪、涌浪和近岸浪3种,就其成因而言又分台风浪、气旋浪;④海水;⑤赤潮;⑥海岸带灾害:

如海岸侵蚀、滑坡、土地盐碱化、海水污染等;⑦厄尔尼诺的危害。

5. 农作物生物灾害 ①农作物病害:主要有水稻病害 240 多种,小麦病害 50 多种,玉米病害 40 多种,棉花病害、大豆、花生以及麻类等多种病害;②农作物虫害;主要有水稻虫害 252 种,水麦虫害 100 多种,玉米虫害 52 种,棉花虫害 300 多种,及其他各种作物的多种虫害;③农作物草害:约 8000 多种;④鼠害。

三、自然灾害救护

(一) 地震

在地震救援中,医护人员是救援队伍中的主力军,以“挽救生命,减轻伤残”为宗旨,与死神争分夺秒,为地震中受伤的人们赢取宝贵时间。在 2008 年 5 月 12 日中国汶川地震中,医护人员综合运用了检伤分类、现场评估、军用直升机转运、挤压综合征处理、气性坏疽综合处理等方法,有效的抢救现场灾民,同时适时的控制灾区疫情,尽量减少灾后心理创伤应激。

1. 地震灾害造成的主要伤害

(1) 机械性损伤:建筑物倒塌、室内家具、设备等直接砸、压、埋的机械性损伤为地震伤的主要原因。地震伤中近 1/2 为多部位复合伤,如骨折、软组织损伤、挤压综合征等。骨折伤中约有 25% 为脊柱骨折,其中的 30%~40% 可并发截瘫,有相当数量的脊柱损伤可由于搬运、运输不当产生或使症状加重。

(2) 挤压综合征:这是地震中常见的损伤,特别是在城市伤员中居多。当人体受挤压的肌肉因缺血坏死,坏死组织释放大量有害物质进入体内,可发生休克和急性肾功能衰竭。

(3) 感染性休克:地震现场环境严重污染,抢救伤员设施差,伤员伤口极易被各种致病菌感染。平时少见的破伤风杆菌和气性坏疽菌等厌氧菌对创口的威胁最大,病死率很高。

(4) 体力不足:被埋困于废墟中的人员,由于饮食来源完全断绝,加之长时间的消耗,体内储存物质枯竭,成为完全性饥饿状态,以至机体代谢紊乱、抵抗力下降、血压降低而濒临死亡。

(5) 烧伤:地震可使电器、炉火、煤气或其他易燃品发生事故而酿成火灾。随着我国城市建设进程加快,城镇数量增加,烧伤作为次生灾害愈益严重。化工企业、仓库、某些研究单位在地震时,可因设备损毁使毒剂大量外泄甚至爆炸,造成化学性中毒和化学性烧伤。

2. 现场救护原则 地震灾害的现场医疗救援应在现场地震灾害医疗救援领导小组的统一指挥下进行。医疗救援人员进入灾区后,在救灾部门救险人员支持帮助下,首先搜寻、集中伤员,然后检伤分类,先重后轻,现场抢救,及时转送。

(1) 检伤分类:面对大量伤员,必须对伤员的轻重缓急按照国际统一的标准进行检伤分类:分别用红、黄、绿、黑四种颜色,对危重、重、轻伤病员和死亡人员做出标志。以便后续救治辨认或采取相应的措施。以保证危害伤员及有抢救价值的伤员优先得到抢救,一般伤员得到及时治疗。

(2) 早期救治原则:呼吸道梗阻、窒息和心脏骤停,是地震伤员中最多见的危及生命的急症。早期处理原则是:清除伤员呼吸道异物、血块、黏痰和呕吐物,解开伤员衣领和腰带,保持呼吸通畅;舌后坠造成的阻塞,立即用口咽管通气,或将舌牵出固定;心跳、呼吸骤停需要立即实施 CPR;脑外伤昏迷或严重胸外伤造成呼吸困难及窒息的,要尽早气管插管及辅助呼吸。

(3) 创伤伤员的处理:对创伤性休克伤员,采取平卧位或头略低位,保持呼吸道通畅。有创伤、出血应立即采取止血等处理,同时建立静脉输液通道,快速补充血容量。如内脏出血要剖腹探查止血,颅脑损伤伴有脑疝的伤员,要对脑部创伤进行处理,并尽快脱水降低颅内压。

(4) 大出血的处理原则:出血是造成创伤性休克的主要原因,现场早期可根据不同情况采取加压、填塞或上止血带等法止血。上止血带后要做出明显标记,记录上止血带时间,如无敷料,可选用干净的毛巾、软质衣服、手绢将伤口扎紧。

(5) 伤口的处理:伤口的创面要及时包扎,以免再污染。重伤肢体要加强固定,以减少继发损伤和疼痛。

(6) 骨折伤员的处理:凡是骨折、关节损伤、大面积软组织损伤者均应予以临时固定。凡开放性骨折者,决不能在现场将断骨复位,以防止造成严重的血管和神经损伤以及感染,在现场只需做局部包

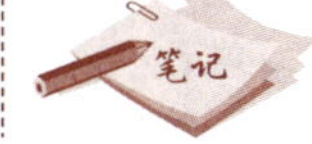

扎固定，然后运送。固定器材可以是制式，也可就地取材，如树枝、手杖、雨伞、木棍等。找不到固定物时，大腿骨折的固定，也可用健侧协助固定，如左大腿骨折时用右大腿做固定。

(7)挤压综合征的处理：应尽快解除压迫，伤肢不应抬高，避免活动，对能行走的伤员应限制活动，不应热敷、按摩伤肢，以防加重肢体缺氧。肢体禁用加压包扎或止血带，病人口渴者可给予碱性饮料并及时运送。

(8)搬动与转运原则：对于地震伤员，凡发现、怀疑有脊柱骨折时，搬运应十分小心，防止脊柱弯曲和扭转，以免加重伤情。对于怀疑脊柱或颈椎损伤的伤员，采用三人搬运或四人搬运法。成立转运小组，全面负责伤员的转运，并设立中转救援所，指定护送医疗队具体负责汽车、列车、飞机等不同交通工具的转运。长途转运中，要严密观察病情，安全护送到目的地。

(二) 泥石流

泥石流是自然灾害之一，往往是其他自然灾害的次生结果，又有可能是多种自然灾害的综合因素造成。典型的泥石流由悬浮着粗大固体碎屑物并富含粉沙及黏土的黏稠泥浆组成。在适当的地形下，大量的水体浸透山坡，使其稳定性降低，饱含水分的固体堆积物质在自身重力下发生运动，就形成了泥石流。泥石流中的泥沙、混合颗粒、巨石爆发突然，在运动过程中具有很大的破坏力，长的可维持数小时，短的只要几分钟。泥沙、巨石以及混合颗粒、空气混流对人体造成的危害有窒息、头面部创伤、肺爆震伤、四肢骨折等。

1. 泥石流的防护原则

(1)下雨天不要在沟谷中劳作。

(2)一旦听到连续不断雷鸣般的响声，应立即向两侧山坡上转移。

(3)在穿越沟谷时，应先观察，确定安全后方可穿越。

(4)准备充足的食品和饮用水。

(5)应事先在避灾场所搭建临时住所。

(6)根据实际情况，适当地准备交通工具、通信器材、常备药品及雨具等。

2. 现场救护原则

(1)立刻与泥石流成垂直方向两边的山坡上面爬。

(2)来不及奔跑时要就地抱住河岸上的树木。

(3)水源被污染，应立刻停止使用被污染的水，以免发生中毒现象。

(4)创伤处理

1)窒息时，应该转移到安全地方后，紧急做气管切开。

2)对于颅脑损伤者，现场处理应该以及时纠正头皮出血，并将开放性创伤转变成闭合性创伤，同时监测、控制颅内压。

3)胸腹部损伤的伤员，应该禁止饮食，同时监控呼吸运动，注意腹膜炎和腹腔内脏器出血的可能。

4)四肢骨折的伤员应该及时固定，并稳定在功能位，防止次生伤害。

(三) 洪水灾害

洪水灾害是暴雨、急剧融冰化雪、风暴潮等自然因素引起的江河湖泊水量迅速增加，或者水位迅猛上涨的一种自然现象，洪水超过了一定的限度，给人类正常的生活，生产活动带来损失和祸害。洪水灾害对人身安全造成的伤害主要有窒息、溺水、感染、头颅损伤以及四肢的损伤等；对财产的造成的伤害主要有房屋的毁损、家畜的损失和良田的毁坏，以及道路设备的损坏。为了减少洪水灾害对人类生命财产的威胁，预防和自救十分重要。

1. 洪水灾害防护原则　洪水即将来临时，要做必要的物资准备，这样可以大大提高避险的成功率。

(1)准备可以用作通信联络的物品，如手电筒、蜡烛、打火机等，准备颜色鲜艳的衣物及旗帜、哨子等，以防不测时做信号。

(2)准备一台无线电收音机，随时收听、了解各种相关信息。

(3)洪水高发期，要储备好饮用水、保暖衣物和烧火用具等，多备罐装果汁和保质期长的食品，并捆扎密封，以防发霉变质。

(4)准备保暖的衣物及治疗感冒、痢疾、皮肤感染的药品。

(5)汽车加满油,保证随时可以开动。

(6)偏僻山区一定要做好自力自救的准备,收集绳子或床单等东西,以备不时之用。

2. 洪水灾害现场救护原则

(1)遭遇洪水时首先要往地势高的地方跑,并避免接触洪水,即使只有15cm水深的洪水,它的流动也是非常快的,并且冲击力很强。

(2)避难者还要认清路标,在洪水多发地区,政府修筑有避难道路(一般来说,这种道路应是单行线,以减少交通混乱和阻塞)。在避难道路上,设有指示前进方向的路标,避难人群应很好地识别路标,避免盲目地走错路,再往回折返,与其他人群产生碰撞、拥挤等不必要的混乱。

(3)在造成了人体的器官和组织伤害时,应该遵循创伤处理原则,按照先排险后施救、先救命后治伤的原则对伤口进行处理,同时加大抗感染力度和抗疫情措施。

(4)尽可能及时转移至高地,并在救援力量帮助下远离灾区,并对洪水区域进行疫情监测和处理。

第三节 人为灾害

一、人为灾害概述

人为灾害主要是指由于人类自身的不合理行为对人类生命、财产所造成的危害和损失的现象及过程。根据不同分类标准,人为灾害可以划分为不同种类:如按照导致形成灾害的人员数目可以分为个体人为灾害与团体人为灾害;按照人为灾害发生时段的不同可以分为事前、事中与事后灾害;按照人们是否具有主观动机可以分为道德性灾害及过失性灾害;按照灾害对象不同可以分为自然灾害、管理灾害、技术灾害及社会灾害等。与自然灾害不同,人为灾害具有主观性,通过采取某些相应措施是可以提前预防或避免发生的。因此我们必须正视人为灾害,发挥主观能动性,逐步建立完善人为灾害防范体系,减少或避免人为灾害的产生。

二、交通事故救护

车辆、船舶、飞行器在运行中发生的造成人员伤亡和财产损失的事故,统称为交通事故。在陆、水、空三大交通事故中,车祸约占死亡总数的90%以上。交通事故主体因素离不开人、工具、道路(航线)、自然环境四个方面。人是主导,驾驶员的失误,行人的乱闯,调度不周,外人的破坏(劫持、射击、放置爆炸物等),这些人为因素占交通事故的一半到2/3。交通工具拙劣,机械故障,操作失灵,道路(航线)和港池欠佳,是发生事故的第二大原因。

交通事故所致的创伤一般属严重的创伤,且多为多发性、创伤重、范围广、病情复杂、失血量多、死亡率较高。提高伤者的存活率是救治交通伤的首要目标,其次为减少伤残率。

交通事故现场救护原则:发生交通事故时,首先要保持头脑冷静,控制情绪,切莫惊慌失措,乱喊乱跑,造成现场更加混乱,同时,应积极采取行动,抢救伤员。

1. 紧急处理　对于潜在休克的伤员及时抗休克处理;对于气道梗阻伤员要及时开放气道等。

2. 保护现场　确保环境安全,防止其他危险再度发生;维护秩序,并及时报警。

3. 心肺复苏　当发生突发的呼吸、心跳停止时,要及时对伤员进行心肺复苏抢救,以挽救伤员的生命,如能在4min内开始,成活率最高。

4. 控制严重出血　出血量超过20%时,可能引发休克,便会引起大脑供血不足,伤员出现模糊、口渴、头晕、甚至昏迷现象。应该及时采取压迫、填塞、止血带等方法迅速止血。

5. 搬运伤员　当意外伤害发生时,如果现场安全且伤情有效得到控制,宜在对重伤员就地检查伤势和初步处理后再搬运。搬运方法根据伤员的伤势情况、伤员的体质和搬运的远近及道路情况而定,主要搬运方法有:三人搬运法和四人搬运法。

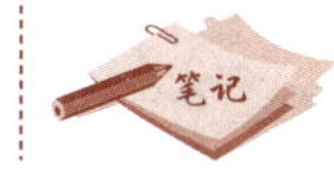

三、火灾救护

火灾是一种常见的灾害，它的形成既有自然因素的作用，也有人为因素的作用。随着工农业的机械化、自动化、电气化、化学化，交通运输的快速化、大型化，石油，天然气的大量开采利用，易燃易爆化学品的广泛应用，乡村生活的城市化，城市建筑的高层化，火灾的隐患极大得增加，给预防和扑灭火灾增加了难度。

（一）火灾现场的逃生和处理原则

1. 发现火情后，现场人员应保持冷静，明辨方向和火势大小，迅速使用起火现场的灭火器、消防栓、消防钩等各种消防器材在第一时间灭火，力争把火控制、扑灭在初期阶段。同时呼喊周围人员参与到灭火和报警，并将事故报告给应急指挥部。

2. 应急指挥部根据火情发生的位置、扩散情况及威胁的严重程度通知起火部位，以及安全疏散的路线、地点、方法等。

3. 事故发生部门电工接到火情通报后，迅速关闭相关电源开关迅速撤离失火现场，全面清理疏散人员。

4. 在逃离火场若遇浓烟时，警戒疏散人员应立即组织员工迅速选择与火源相反的通道脱离险地。还应尽量放低身体或是爬行，千万不要直立行走，以免被浓烟窒息。达到安全地带后，进行清点人员，确保人员全部撤离火灾现场。

5. 特大火灾现场逃生时，切忌慌乱盲目。如果逃生通道被火势封闭，应该紧闭门窗，并用湿毛巾或毛毯堵住缝隙，防止浓烟窜入室内。如果浓烟很大，可以考虑用湿毛巾捂住口鼻，但时间不宜过长，等待救援。

6. 如果楼房火灾现场不超过 10m（三层左右），可以考虑结绳自救，但绳结必须牢靠，绳结相隔距离不超过 30cm，最好采用国际逃生绳结。楼房如果通道畅通，可以考虑逃生到下一楼层，但不可乘用电梯。

7. 不可贪恋财务，条件允许，及时离开火灾现场。如果选择匍匐前进，则应遵循统一执行的原则，以免发生踩踏，听从指挥，有序撤离。

8. 火灾扑灭后，应留有人员观察现场情况，防止复燃（图 8-1）。

（二）火灾现场的现场救护原则

1. 救护组对火灾现场伤员进行护理，对重伤者要立即送往医院。

2. 对于口咽烧伤的伤员，要及时做气道管理，并准备好气管切开包。

3. 迅速脱离热源，去除身上着火的衣物，或滚烫的油迹。

4. 对于烧伤面积不大的伤员（10% 以下），在评估呼吸道没被灼伤的情况下，可以口服补液，或者口服烧伤饮料。

5. 创面的处理　烧伤创面不可盲目涂抹药物。去除杂物异物，医务人员应予以镇静镇痛，根据创面部位选择包扎或暴露的处理方法。

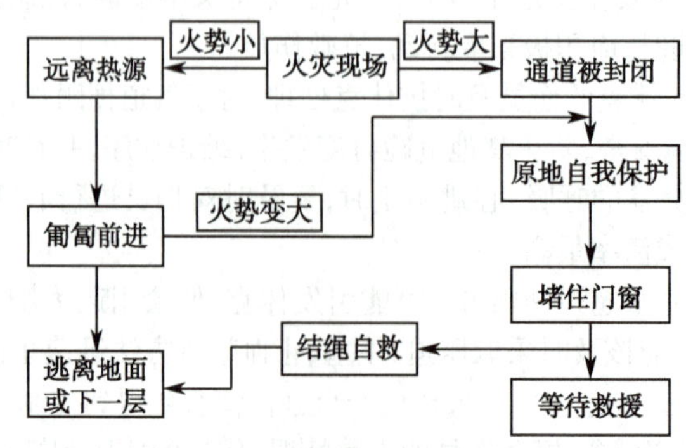

图 8-1　火灾现场逃生流程图

第四节　突发公共卫生事件

一、突发公共卫生事件概述

突发性公共卫生事件是指突然发生，造成或者可能造成社会公众健康严重损害的重大传染病疫情、群体性不明原因疾病、重大食物和职业中毒以及其他严重影响公众健康的事件。该定义不仅仅指重大传染病疫情，群体性不明原因疾病、重大食物和职业中毒以及其他严重影响公众健康的事件也属于突发性公共卫生事件的范畴。

突发性公共卫生事件的分类方法有多种，从发生原因上来分，通常可分为：

（一）生物病原体所致疾病

生物病原体所致疾病主要指传染病（包括人畜共患传染病）、寄生虫病、地方病区域性流行、暴发流行或出现死亡，预防接种或预防服药后出现群体性异常反应、群体性医院感染等。传染病肆虐人类历史数千年，曾造成世界性巨大灾难，尽管科技进步发明了抗生素及疫苗等药物和生物制剂，使传染病有所控制，但是目前传染病的发病率仍占全世界每年总发病率的第一位。

（二）食物中毒事件

食物中毒是指人摄入了含有生物性、化学性有毒有害物质后或把有毒有害物质当作食物摄入后所出现的非传染性的急性或亚急性疾病，属于食源性疾病的范畴。

（三）有毒有害因素污染造成的群体中毒、出现中毒死亡或危害

这类公共卫生事件由于是污染所致，如水体污染、大气污染、放射污染等，波及范围极广。并且由于是有毒有害物质所致的污染，常常会对下一代造成极大的危害。

二、重大食物中毒现场救护

（一）重大食物中毒事件分类

1. 特别重大食物中毒事件（Ⅰ级）　是指一次发生食物中毒 150 人及以上并发生死亡病例，或造成 15 人及以上死亡病例。

2. 重大食物中毒事件（Ⅱ级）　是指一次发生食物中毒 150 人以下，或造成 15 人以下死亡病例。

3. 一般食物中毒事件（Ⅲ级）　是指一次发生食物中毒 30 人以下，无死亡病例。

（二）封存与采样

1. 发生重大食物中毒后，应保护好事故现场，督促配合卫生监督部门做好临时封存控制工作。

2. 立即停止食品生产经营活动。

3. 对可疑中毒食物及相关工具、设备和现场采取临时控制措施，封存造成食物中毒或者可能导致食物中毒的食品及其原料；封存被污染的食品、容器及用具。

4. 为控制食物中毒事故的扩散，应全力追回已售出的造成食物中毒的食品或者有证据证明可能导致食物中毒的食品。

5. 对造成食物中毒或者可能导致食物中毒的食品及其原料、被污染的食品工具及用具，对病人的呕吐物、排泄物等，由疾病预防控制中心专业人员进行采样取证，事故单位应予积极配合，需要时卫生处予以协调。

（三）现场救护原则

1. 医疗救护组对现场中毒人员进行初步救治，迅速将中毒人员送往医疗救治单位进行救治。

2. 对于现场中毒人员，立即终止接触毒源。如果衣物粘有毒物，应该脱去衣物，采样送检。

3. 清除胃肠道内的毒物　6h 以内的食物中毒，可以采用催吐和洗胃的方法，清除上消化道毒物。6h 以上的食物中毒，可以考虑使用高位灌肠，清除下消化道毒物，同时注意电解质平衡。

4. 促使已吸收的毒素代谢降解　针对性的使用有效解毒剂中和血液中的毒素，比如解磷定等。

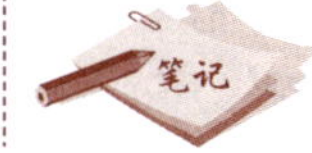

5. 器官支持处理，对于肝肾等器官，由于增加了代谢排泄负荷，需要保肝护肾等支持治疗。而对

于中枢神经系统,应该防止颅脑的迟发反应。

三、传染性疾病现场救护

突发性传染病,体现在短时间内迅速传播,严重危害了人民群众身体健康和生命安全,严重影响了经济发展和社会稳定。在传染性疾病现场严格控制传染源,应迅速切断传播途径,减少发病人数,积极救治病人,迅速控制疫情,防止疫情扩散。

(一)现场消毒处理

1. 室内空气(宿舍、办公室、食堂、会议室等)消毒

(1)在有人状况下:可采用安装循环紫外线空气消毒器或静电吸附式空气消毒机进行消毒。

(2)在无人状况下:可用紫外线灯消毒或采用化学消毒剂消毒。

2. 物体表面(办公桌椅、走廊)

(1)消毒对象:楼层走道、楼梯、墙壁、办公桌椅、餐桌椅、大会议桌等,可用0.2%~0.5%过氧乙酸溶液或含有效氯1000~1500mg/L的含氯消毒剂溶液喷雾或擦拭,作用时间不少于60min。

(2)通过公共场所的供风设备和通风管路,用含有效氯500~1000mg/L含氯消毒剂溶液擦拭。

3. 建筑物地面(宿舍、办公室、食堂、会议室) 地面用含有效氯1500mg/L消毒液喷洒或拖地。用量不得少于100ml/m^2。拖把专用,不得混用。使用后,用消毒液浸泡30min,再用清水洗干净,晾干后再用。

4. 卫生间 用1500~2000mg/L含氯消毒剂喷洒并拖地。

5. 餐、饮具首选 流通蒸汽消毒20min(温度为100℃);煮沸消毒15~30min;使用远红外线消毒碗柜,温度达到125℃,维持15min。

6. 勤洗手 手与皮肤:0.5%碘伏或0.5%洗必泰醇溶液擦拭,作用1~3min。

7. 饮水机尽量饮用开水 定期对出水口用75%的乙醇溶液作用5min。

(二)现场伤员处理

1. 密切观察伤员的生命体征,评估病情。
2. 对于意识昏迷的病人或出现脑损伤的伤员,立即送医院,加强保护治疗。
3. 频繁呕吐的病人应该防止呕吐物反流气道,造成窒息或吸入性肺炎。建议采用侧卧位。
4. 对于出现传染性皮肤疾病的病人,应该隔离,避免相互接触。
5. 对症处理,加强器官支持处理。

四、重大环境污染事件现场救护

突发性环境污染事件是指突然发生的,造成或可能造成重大环境污染、重大生态破坏,影响经济社会稳定和政治安定局面的,有重大社会影响的紧急事件。它不同于一般的环境污染,突然发生、来势凶猛,瞬间或短时间排出大量污染物,且没有固定的排放方式和排放途径,对环境造成严重污染和破坏,对生命财产造成重大损失。

(一)根据事故发生原因、主要污染物性质和事故表现形式

可以分为七类。

1. 有毒有害物质污染事故 指在生产、生活过程中因生产、使用、贮存、运输、排放不当导致有毒有害化学品泄漏或非正常排放所引发的污染事故。

2. 毒气污染事故 实际是上面事故的一种,由于毒气污染事故最常见,所以另列,主要有毒有害气体有:一氧化碳、硫化氢、氯气、氨气等。

3. 爆炸事故 易燃、易爆物质所引起的爆炸、火灾事故。例:煤矿瓦斯、烟花爆竹厂以及煤气、石油液化气、天然气、油漆硫磺使用不当造成爆炸事故。有些垃圾、固体废物堆放或处置不当,也会发生爆炸事故。

4. 农药污染事故 剧毒农药在生产、贮存、运输过程中,因意外、使用不当所引起的泄漏所导致的污染事故。

5. 放射性污染事故 生产、使用、贮存、运输放射性物质过程中不当而造成核辐射危害的污染

事故。

6. 油污染事故　原油、燃料油以及各种油制品在生产、贮存、运输和使用过程中因意外或不当而造成泄漏的污染事故。

7. 废水非正常排放污染事故　因不当或事故使大量高浓度水突然排入地表水体，致使水质突然恶化。

（二）现场救护原则

1. 事故处理

（1）事故现场人员应该清点、及时有序撤离，并集中监护。

（2）现场的控制和维持：查找污染源，并控制污染的扩散，并上报。

（3）环境的评估和保护：迅速查明污染性质，防止环境的进一步破坏。

（4）周边人员的疏散和保护　如为放射性污染事故或毒气事故，则应该立即有效疏散周边群众，并提出可行的身体评估方案。

（5）现场处理后的二次评估和环境状况的确认。

2. 现场人员救护原则

（1）立即对污染环境疫区内的人员进行评估，如果现场危急的，现场处理病情稳定后立即转移；现场无明显症状的也应该送医院综合监测。

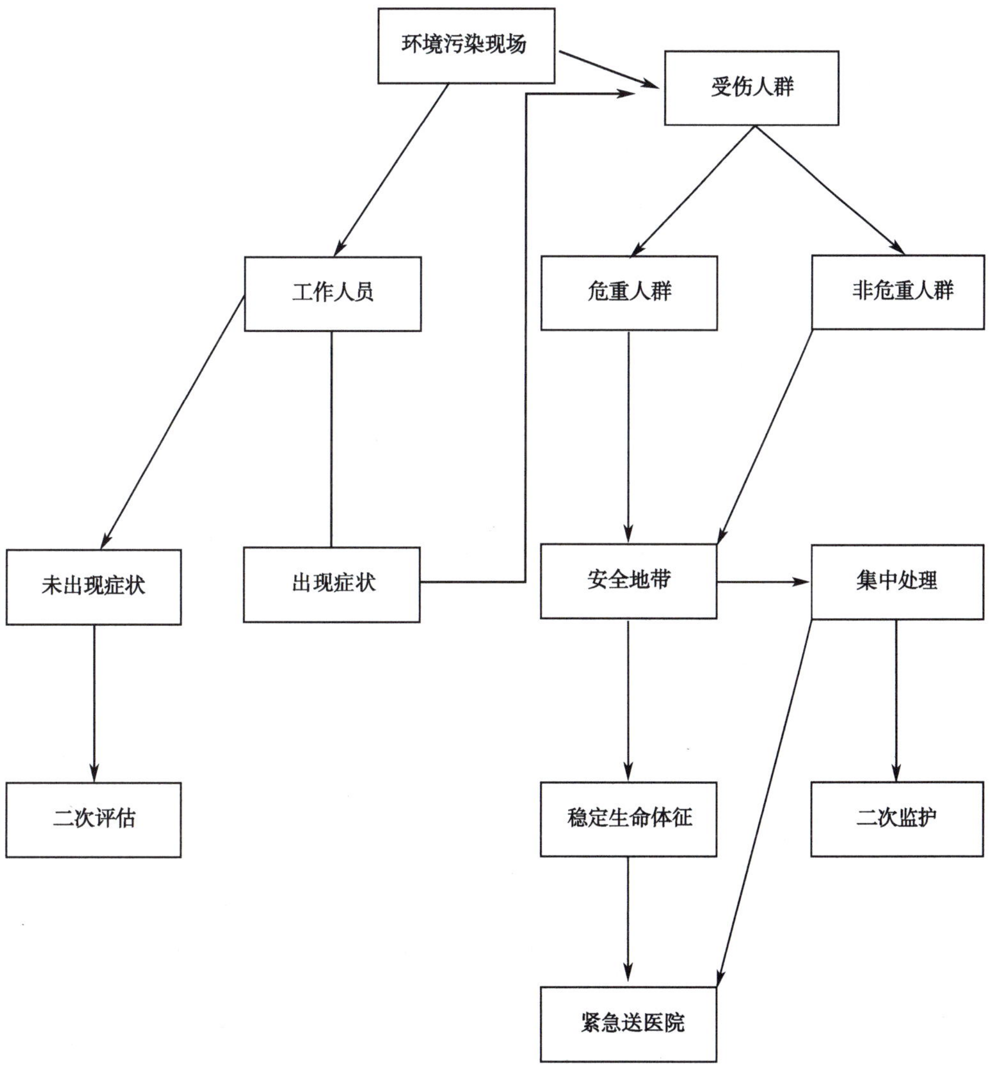

环境污染现场
受伤人群
工作人员
危重人群
非危重人群
未出现症状
出现症状
安全地带
集中处理
二次评估
稳定生命体征
二次监护
紧急送医院

图 8-2　环境污染现场处理流程图

(2)如为扩散性污染事故,周边人群也应该集中做阶段性身体状况评估。

(3)遵循先排险后施救的原则,现场伤员的救治应该远离危险区域。

(4)遵循先重伤后轻伤的原则,及时处理如爆炸引起的脑损伤、大出血等;及时处理毒气引起的喉肌痉挛等。其次处理骨折。

(5)稳定情绪,做好心理援救工作(图 8-2)。

(袁荣华)

扫一扫,测一测

笔记

第九章 环境及理化因素损伤病人的护理

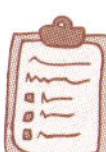

学习目标

1. 掌握中暑、淹溺、电击伤、犬咬伤、呼吸道异物梗阻、烧烫伤与冻伤、毒蛇咬伤病人的护理评估,救治要点及护理措施。
2. 熟悉中暑、淹溺、电击伤、犬咬伤、呼吸道异物梗阻、烧烫伤与冻伤、毒蛇咬伤、病人概念和临床表现。
3. 了解中暑、淹溺、电击伤、犬咬伤、呼吸道异物梗阻、烧烫伤与冻伤、毒蛇咬伤、病人病因和健康指导。
4. 具有环境及理化因素损伤的现场救护能力,关心爱护病人。

第一节 中 暑

案例导入

病人,男,43 岁,农民。烈日下在田地里连续劳动 5h 后突然昏倒在地,神志不清。被家人急送入院。体格检查:T 39.5℃,P 122 次 /min,R 28 次 /min,BP 90/60mmHg,神志不清,大小便失禁,体表无汗。

问题:

1. 请考虑该病人最可能患了什么病?
2. 请考虑该病人首要的护理措施是什么?

【概述】

中暑(heat illness)是指人体在高温环境或热辐射等因素影响下,由于水、电解质丢失过多、散热功能障碍,进而导致的以中枢神经系统、心血管系统功能障碍为主要表现的热损伤性疾病。中暑是夏季常见病,多发生在高温、高湿环境下,重症中暑属于危重病之一,可并发多脏器功能障碍死亡率高。临床上根据症状轻重,通常将中暑分为先兆中暑、轻症中暑和重症中暑三种类型。重症中暑又分为热痉挛、热衰竭、热射病三种类型,三种类型表现常不同程度地混合

存在。

正常人体在下丘脑体温调节中枢地控制下，体内产热和散热处于动态平衡，正常成人体温维持在腋窝温度37℃左右。当环境温度在35℃以下时，通过辐射、传导与对流途径散发的热量约占人体总散热量的70%。当空气干燥，气温超过35℃时，蒸发散热几乎成为机体最重要也是唯一地散热方式。当机体产热大于散热或散热受阻时，体内就会有过量的热蓄积产生高热，引起组织损害和器官功能障碍而发生中暑。对高温环境适应能力不足是发病的主要原因。气温高（高于32℃）、湿度大（大于60%）、工作时间长、剧烈运动又无充分防暑降温措施时极易发生中暑；年老体弱、营养不良、产妇、糖尿病、长期卧床等病人更容易发生中暑。中暑的原因包括：

1. 环境因素

（1）环境温度过高，达到或超过皮肤温度。

（2）虽然环境温度不高，但湿度过大高于70%。

（3）人体在此环境中从事一定时间的劳动或活动并无足够的防暑措施。

（4）人体对高温、高湿的环境适应能力差。

2. 产热增加

（1）高温环境中进行长时间的劳动或者剧烈运动。

（2）病理状态下的发热、甲状腺功能亢进和应用某些药物（如苯丙胺）等。

（3）孕妇及肥胖者产热增加。

3. 散热障碍

（1）出汗减少：出汗散热功能障碍或丧失，如先天性汗腺缺乏症、帕金森病综合征、大面积皮肤烧伤瘢痕形成硬皮病等；应用影响出汗的药物，如抗组胺药物。

（2）中枢神经系统反应性降低，如服用镇静催眠药、老年人及婴幼儿、大量饮酒、长期服用氯丙嗪等；下丘脑体温调节中枢受抑制或不完善导致体温调节中枢功能减退。

（3）衣物透气不良、环境湿度大阻碍散热。

【护理评估】

1. 健康史 了解发病的现场情况，重点询问病人有无引起机体产热增加、散热减少和热适应不良的原因存在。例如，有无在高温环境下长时间工作或剧烈活动并且未能补充充足的水分等。

2. 身体状况

（1）症状评估

1）先兆中暑：病人在高温环境下劳动或工作一定时间后，出现口渴、多汗、头晕、耳鸣、头痛、乏力、胸闷、心悸、注意力不集中等症状，体温正常或略升高，一般不超过38℃。如及时将病人脱离高温环境，转移到阴凉通风处安静休息，及时补充盐和水分，短时间即可恢复。

2）轻症中暑：除表现先兆中暑的症状外，体温升至38.5℃以上，出现面色潮红、大量出汗或有早期循环衰竭的表现，如恶心、呕吐、脉搏增快、血压下降等。如及时有效处理，可于数小时内恢复正常。

3）重症中暑：重症中暑可分为热痉挛、热衰竭、热射病三种类型。①热痉挛：是一种短暂、间歇发作的肌肉痉挛，可能与钠盐丢失相关。常发生在高温环境下强体力活动后，大量出汗并且仅补充水分者。病人出现阵发性肌肉痉挛，多发生于四肢肌肉、咀嚼肌、腹直肌最常见于腓肠肌，也可发生于肠道平滑肌。病人多见于健康青壮年人。②热衰竭：此型最常见，是指病人热应激后以血容量不足为特征的一组临床综合征。常发生于老年人、儿童，慢性疾病病人以及热适应能力差者。病人表现为多汗、头痛、头晕、无力、恶心、呕吐、面色苍白、胸闷、皮肤湿冷、脉搏细弱或缓慢、血压下降、晕厥等。此型病人口渴表现明显，体温可轻度升高，如救治不及时可发展为热射病。③热射病：又称中暑高热，是一种致命性急症。典型的表现为高热（直肠温度≥41℃）、无汗和意识障碍。根据发病时所处状态和发病机制分为劳力性热射病和非劳力性热射病两种类型。劳力性热射病是在高温环境下内源性产热过多所致，多见于青壮年人群，从事剧烈运动或体力劳动，常伴有大量出汗，头痛头

晕，伴恶心、呕吐，呼吸急促等。继而体温迅速升高达40℃以上，出现谵妄、嗜睡、昏迷、心动过速、休克等。劳力性热射病在热射病基础上伴有严重的横纹肌溶解，故急性肾衰竭，急性肝损害，DIC出现早，在发病后十几小时甚至几小时即可出现，病情恶化快，死亡率极高。非劳力性热射病是在高温环境下，体温调节功能障碍引起散热减少，常见于年老、体弱与慢性病病人。前驱症状不易发现，1~2d后症状加重，出现意识障碍、谵妄、昏迷等或有大小便失禁，体温高可达40~42℃，可有心衰、肾衰等表现。

(2)体征评估：呈急性病容，面色苍白或潮红，体温升高，脉搏加快，血压下降。

3. 辅助检查

(1)实验室检查：外周血白细胞增高；血尿素氮、血肌酐可升高；可有高钾、低氯、低钠血症；可有不同程度的蛋白尿、血尿、管型尿改变。

(2)心电图检查：可出现心律失常、心肌缺血表现。

4. 治疗要点　救治原则为尽快使病人脱离高温环境，迅速降温、纠正水电解质紊乱、保护重要脏器功能、防止休克和脑水肿等。应迅速将病人撤离高温环境，安置到通风良好的阴凉处休息，有条件者调节室温在20~25℃最佳。取平卧位，解开或脱去病人外衣。可饮用含盐的冰水或饮料。体温高者给予物理降温法降温，如冷敷、冷水擦浴，轻者可反复用冷水擦拭全身，直至体温低于38℃。必要时可静脉滴注4%葡萄糖生理盐水溶液，但滴注速度不能太快并加强观察。一般先兆中暑和轻症中暑的病人经现场救护数小时后症状均可缓解或消失。对于重症中暑病人还应注意保持呼吸道通畅，立即拨打“120”急救电话，有条件时应迅速送往就近医院抢救治疗。

(1)热痉挛：主要为补充氯化钠，轻者可口服补液盐，重者静脉滴注生理盐水溶液。

(2)热衰竭：及时补充血容量，防止血压下降。可静脉滴注4%葡萄糖生理盐水溶液。必要时补充血浆，监测中心静脉压指导补液。

(3)热射病：迅速降温是抢救重症中暑的关键，降温速度决定病人预后，通常应在1h内使直肠温度降至38℃左右。降温措施包括物理降温和药物降温。

1)物理降温：①环境降温：将病人安置在通风阴凉处或室温20~25℃的房间；②体表降温：可采用冰袋或戴冰帽进行头部降温，颈，腋下、腹股沟等大血管行走处放置冰袋，全身降温可采用冰毯、冰(冷)水或酒精擦拭、冰(冷)水浴等方法；③体内降温：体外降温无效者，用4℃葡萄糖生理盐水溶液1000~2000ml静脉滴注，开始滴速30~40次/min，待病人适应后增快滴速，也可用冰盐水进行洗胃或灌肠。

2)药物降温：可使病人体温情况酌情应用氯丙嗪、地塞米松或人工冬眠合剂等。药物降温应与物理降温同时进行。

3)对症治疗：保持呼吸道通畅，给予氧气吸入，昏迷或呼吸衰竭病人可行气管插管术，用人工呼吸机辅助通气；适当应用抗生素预防感染；控制心律失常；出现躁动、抽搐者，给予镇静药，如丙泊酚等；纠正凝血功能障碍，由于热射病病人早期常合并有凝血功能紊乱，容易发生DIC。因此，除非一些必要操作，如血液净化置管、中心静脉置管等，应尽可能减少手术操作。

【护理诊断/问题】

1. 体温过高　与机体产热增、散热不足和热适应能力下降，出现热蓄积有关。
2. 体液不足　与中暑引起水、电解质大量丢失有关。
3. 意识障碍　与高热抑制中枢神经系统，引起脑组织充血、水肿有关。
4. 潜在并发症：水电解质平衡失调、脑水肿、休克、肾功能不全等。

【护理措施】

1. 即刻护理　心力衰竭病人要给予半卧位；血压过低病人取平卧位；昏迷病人要保持气道通畅，及时清除口、咽分泌物充分供氧，必要时准备机械通气治疗。

2. 保持有效降温

(1)现场救护:①环境降温:迅速脱离高温高湿环境,转移至通风阴凉处,将病人平卧并去除全身衣物;②用凉水喷洒或用湿毛巾擦拭全身;③扇风加快蒸发,对流散热;④持续监测体温。

(2)转运救护:①打开救护车内空调或开窗;②用凉水擦拭全身;③输液;④持续监测体温。

(3)院内救护:①室温调节在20~24℃;②快速静脉输液;③降温毯;④冰块置于散热较快的区域(双侧颈部、腹股沟和腋下);⑤用生理盐水200~500ml进行洗胃或直肠灌肠;⑥血液净化;⑦联合使用冬眠合剂等;⑧有条件可用血管内降温仪或将病人浸入冷水浴中。

3. 病情观察

(1)降温效果的观察:①降温过程中应密切监测肛温,每15~30min测量一次,根据肛温变化调整降温措施;②观察末梢循环情况,以确定降温效果,如病人高热而四肢末梢厥冷、发绀,则提示病情加重;经治疗后体温下降、四肢末梢转暖、发绀减轻或消失,则提示治疗有效。无论何种降温方法,只要体温降至肛温38℃左右即可考虑终止降温。

(2)密切监测:①监测尿量、尿色、尿比重以观察肾功能状况,深茶色尿和肌肉触痛,则往往提示横纹肌溶解。②监测血压、心率有条件者可监测中心静脉压、肺动脉压、心排血量以及体外循环阻力指数等,防止休克。适当补液,以防止补液过量而引起肺水肿。降温时血压应维持收缩压在90mmHg以上,注意有无心律失常表现并及时处理。③监测动脉血气、意识、瞳孔、脉搏、呼吸的变化。④监测凝血酶原时间、血小板计数和纤维蛋白原,以防止DIC发生。⑤监测有无水、电解质失衡,及时发现由于补液过量引起的低钠血症。

(3)观察与高热同时存在的其他症状:是否伴有寒战、大汗、咳嗽、呕吐、腹泻、出血等,以协助明确诊断。

4. 对症护理

(1)口腔护理:高热病人应加强口腔护理,以防感染与溃疡。

(2)皮肤护理:高热大汗病人,应及时更换衣裤及被褥,注意皮肤清洁卫生、定时翻身,防止压疮。

(3)高热惊厥护理:安置病人于保护床内,防止坠床和碰伤,惊厥时注意防止舌咬伤。

5. 心理护理　病人及家属对突然中暑会异常恐惧,此时应耐心的加以安慰,把中暑的原因、抢救措施及预后告知病人及家属。使其解除焦虑和恐惧,稳定情绪,积极配合各项治疗和护理。

6. 健康教育

(1)及时饮水,注意补充盐分和矿物质,在高温天气里不应等到口渴时才饮水,如果需要在高温的环境里进行体力劳动或剧烈运动,至少每小时喝2~4杯水。不饮用含酒精或大量糖分的饮料,避免饮用过凉的冰冷饮料。

(2)注意饮食及休息,少食高油、高脂食物,饮食尽量清淡,多吃水果蔬菜。保证充足的睡眠,睡觉时避免电风扇或空调直吹。

(3)高温天气里应尽量在室内活动,室外活动时穿着合适的衣服并涂抹防晒霜,活动时间最好避开正午时段,尽量将时间安排在早晨或者傍晚。

(4)锻炼自己的耐热能力,学会适应热环境。

【护理评价】

1. 病人的体温降至正常。
2. 病人的补液量充足。
3. 病人无心力衰竭、心律失常、脑水肿等潜在并发症的发生。
4. 病人及其家属掌握中暑的预防措施及正确的降温方法。

（牛鸿爽）

第二节 淹 溺

病人，男，15岁，在江里游泳时意外淹溺，被他人发现后救起。当时病人剧烈咳嗽，呼吸急促，咳出粉红色泡沫痰，全身皮肤发绀，腹部膨隆。体格检查：T 35℃，P 78次/min，R 21次/min，BP 90/60mmHg，神志不清。

问题：

1. 如何对该病人进行救护？
2. 救护时应采取哪些主要措施？
3. 针对该病人的护理要点有哪些？

【概述】

淹溺（drowning）又称溺水，是人体淹没于水或其他液体中，由于液体、污泥、杂草等物堵塞呼吸道和肺泡或因咽喉、气管发生反射性痉挛，引起窒息和缺氧，肺泡失去通气、换气功能，使机体处于的一种危急状态。淹溺多发生在青少年、儿童及老年人。常因不慎落水且无游泳自救能力；也可发生于企图自杀者；意外事故如洪水灾害、轮船沉没、水下作业、突发心脑血管疾病、癫痫、体育运动时防护运动设备故障或违反操作规程等，严重者如抢救不及时，可导致呼吸、心跳停止而死亡。

人体淹没于水中后，本能的出现反射性屏气和挣扎，避免水进入呼吸道。但由于缺氧，被迫深呼吸，从而使大量水进入呼吸道和肺泡，阻滞气体交换，加重缺氧和二氧化碳潴留，造成严重缺氧、高碳酸血症和代谢性酸中毒。根据淹溺的介质不同，分为淡水淹溺和海水淹溺两种类型。

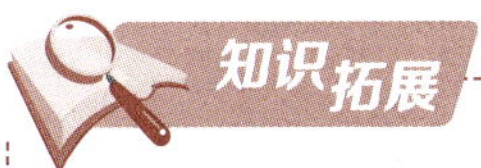

淡水淹溺和海水淹溺

1. 淡水淹溺　江、河、湖、泊、池中的水一般属于低渗，统称淡水。淡水淹溺可导致肺不张。大量淡水迅速进入血液，使血液稀释及溶血，导致低钠、低氯、低钙、低氧、低蛋白血症，溶血者血钾升高，一般死于心室颤动、心力衰竭、脑水肿。

2. 海水淹溺　海水俗称碱水，约含3.5%氯化钠及大量钙盐和镁盐。海水淹溺时，由于海水为高渗液，使大量液体从血管腔渗出到肺泡将体液吸出，产生严重低血容量及血液浓缩。可引起高钠、高氯、高镁血症，病人一般死于急性肺水肿，心力衰竭。

【护理评估】

1. 健康史　应向淹溺者的陪同人员详细了解淹溺发生的时间、地点和水源性质以及现场施救情况并指导急救。

2. 身体状况

（1）症状评估　淹溺病人常表现为窒息、意识丧失、呼吸、心跳微弱或停止。在复苏过程中可出现各种心律失常、肺水肿表现，甚至出现心室颤动、心力衰竭、ARDS、脑水肿、溶血性贫血、急性肾衰竭或DIC等临床表现。肺部感染较为常见，如淹溺在冰冷的水中，病人可发生低温综合征。

（2）体征评估　皮肤发绀、颜面肿胀、球结膜充血、口鼻充满泡沫或泥污；常出现精神状态改变，如烦躁不安、抽搐、昏迷、肌张力增加；呼吸表浅、急促或停止；肺部可闻及干、湿性啰音，偶尔有喘鸣音；心律失常、心音微弱或消失；腹部膨隆，四肢厥冷；有时可伴头颈部损伤。

3. 辅助检查

(1)动脉血气分析:约75%的病例有明显混合型酸中毒,几乎所有病人都有不同程度低氧血症。

(2)血、尿检查:淹溺者常有白细胞轻度增高。淡水淹溺者可出现血液稀释或红细胞溶解,出现低钠、低氯血症,血钾升高,血和尿中出现游离血红蛋白;海水淹溺者出现血液浓缩,轻度高钠血症或高氯血症,可伴有血钙、血镁增高。重者出现DIC的实验室检测指标。

(3)心电图检查:常有窦性心动过速,非特异性ST段和T波改变,病情严重时出现室性心律失常、完全性心脏传导阻滞。

(4)X线检查:X线常显示斑片状浸润,有时出现典型肺水肿征象。肺门阴影扩大并加深、肺间质纹理增粗、肺野中有大小不等的絮状渗出或炎症改变。

4. 治疗要点 救治原则为迅速将淹溺者救出水面,立即恢复有效通气,实施心肺复苏,根据病情对症处理。

(1)现场救护

1)迅速将淹溺者救出水面:如果淹溺者离岸边不远,扔绳索或漂浮救援设施也是可行的。如果不得不下水营救,可借助浮力救援设备或船靠近淹溺者。切忌一头扎进水里救人,因为这样可能会影响施救者的视野并且可能增加脊柱损伤的风险。施救者应保持镇静,尽可能脱去衣裤、鞋靴,迅速游到淹溺者附近并从背后接近淹溺者,一手托着他的头颈将其面部托出水面或抓住腋窝仰游将淹溺者救上岸,救护时应防止被淹溺者紧紧抱住(图9-1)。

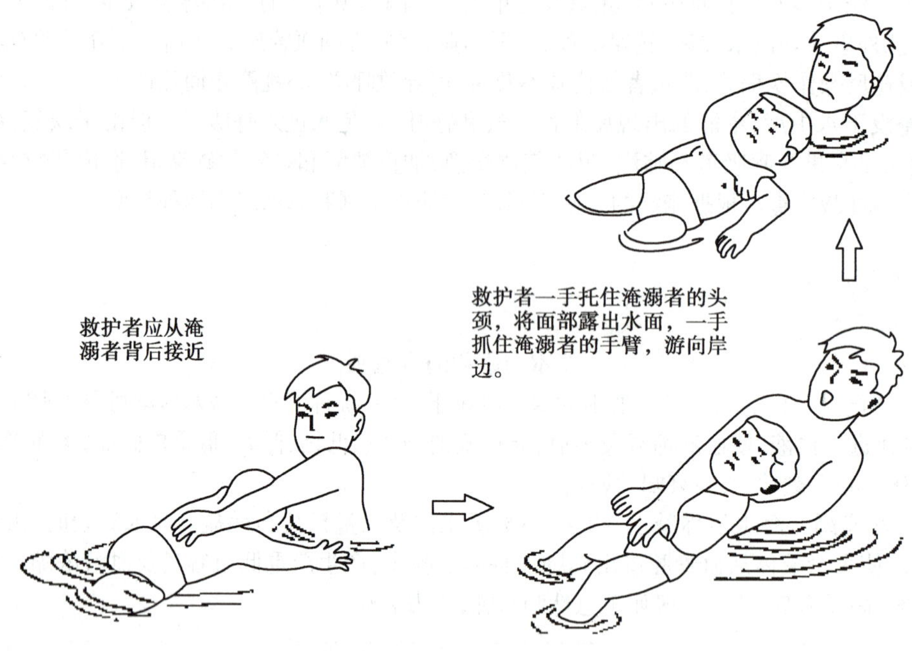

图9-1 淹溺者的他救方法

2)人工通气:是淹溺复苏的重要措施,如淹溺者未发生心脏骤停,应迅速人工通气可增加淹溺者的存活概率。大多数淹溺者在溺水过程中只会吸入少量液体并不会造成气道梗阻,人工呼吸前只需适当清除淹溺者口中的可视异物,如口鼻腔内淤泥、杂草及呕吐物等,无需常规倒空淹溺者呼吸道中液体。当淹溺者有明显呼吸道梗阻时,可先实施倒水处理。

3)倒水处理:倒水处理可选用3种方法迅速倒出呼吸道、胃内积水。①膝顶法:施救者取半蹲位,一腿跪地另一腿屈膝,将淹溺者腹部横置于施救者屈膝的大腿上,使头部下垂并用手按压其背部,使呼吸道及胃内的水倒出;②肩顶法:施救者抱住淹溺者的双腿,将其腹部放置在施救者的肩部,使淹溺者头胸下垂,施救者快步奔跑使积水倒出;③抱腹法:施救者从淹溺者背后双手抱住其腰腹部,使淹溺者背部在上,胸腹部下垂,摇晃淹溺者,以利于积水倒出。倒水处理注意事项有,应尽量避免因

倒水时间过长而延误心肺复苏等措施的进行。倒水时注意使淹溺者头胸部保持下垂位置，以利积水流出（图 9-2）。

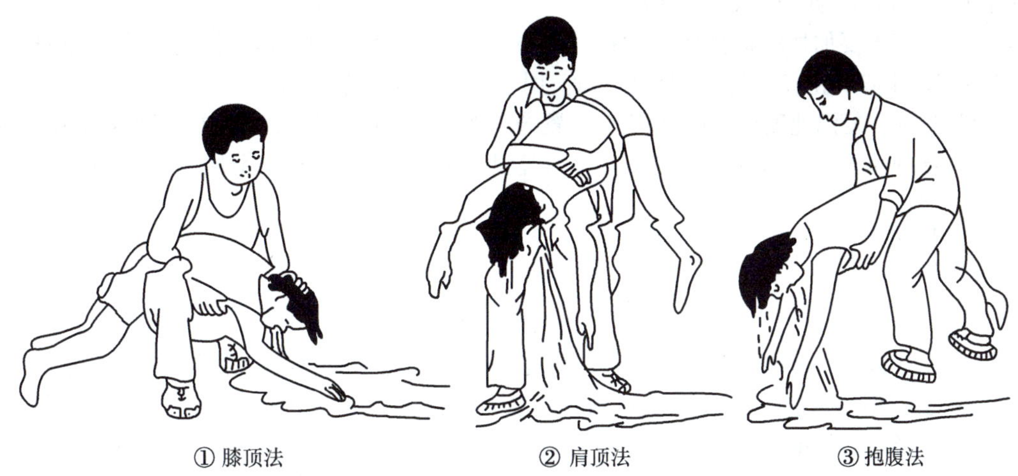

图 9-2　淹溺者倒水处理

4）心肺复苏：是淹溺抢救工作中最重要的措施，具体方法详见第四章心肺脑复苏。

5）保暖：对于淹溺者而言，水温越低，人体的代谢需要越小，存活概率越大。某些淹溺者在冷水中心脏骤停 30min 后仍可复苏成功。但是低温也是淹溺者死亡的常见原因，在冷水中超过 1h 复苏就很难成功，特别是海水淹溺者。对呼吸、心跳恢复者，应注意身体保温，脱下湿衣裤，加盖棉被、毛毯等。四肢可做向心性按摩，促进血液循环，清醒者给予热饮料；对意识未恢复者，应设法给予头部降温。

6）迅速转运：迅速转送医院，途中不可中断救护。搬运淹溺者过程中应注意淹溺者有无头、颈部损伤和其他严重创伤，怀疑有颈部损伤者要给予颈托保护。

（2）院内救护

1）维持呼吸功能：给予高流量吸氧，根据情况行气管插管并给予人工机械通气，必要时气管切开。

2）维持循环功能：淹溺者心跳恢复后常有血压不稳定或低血压状态，应注意监测有无低血容量，掌握输液的量和速度。

3）防治低体温：如果淹溺者是浸在冰水中（<5℃），淹溺者可发生低体温导致冻伤。目前尚无充分证据支持低体温的淹溺者需要立即给予复温，国际救生联盟建议体温过低的淹溺者需要复温，但开始时只需复温到 32~34℃。

4）纠正低血容量，水电解质和酸碱失衡：海水淹溺者，由于大量液体渗入肺组织，血容量偏低需及时补充液体。如葡萄糖溶液、低分子右旋糖酐、血浆；严格控制氯化钠溶液，注意纠正高钾血症及酸中毒；淡水淹溺者，应适当限制入水量及时应用脱水剂防治脑水肿，适量补充氯化钠溶液，浓缩血浆和白蛋白。

5）对症处理：积极防治脑水肿、感染、溶血、急性肾功能不全以及多器官功能衰竭等并发症的发生。

【护理诊断 / 问题】

1. 清理呼吸道无效　与呼吸道内残留液体或异物有关。
2. 意识障碍　与低氧血症，脑组织缺氧，肺水肿、脑水肿有关。
3. 体液量过多　与淹溺者吸入的液体迅速经肺泡进入血液循环，使血容量增加有关。
4. 潜在并发症：心律失常、肺水肿、脑水肿、急性肾衰竭、溶血反应等。

【护理措施】

1. 一般护理

（1）迅速将淹溺者安置于抢救室内，换下湿衣裤，注意保暖。

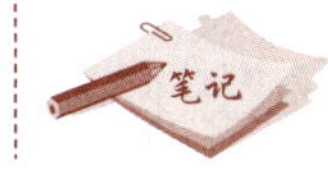

(2)保持呼吸道通畅,给予高流量吸氧;根据情况配合气管插管并做好人工机械通气准备。

(3)迅速建立静脉通道。对于淡水淹溺者,应严格控制输液速度,从小剂量、低速度开始,防止短时间内进入大量液体加重血液稀释和肺水肿;对于海水淹溺者,出现血液浓缩症状时,应按医嘱输入5%葡萄糖和血浆溶液等,切记输入生理盐水。

(4)对昏迷病人要加强皮肤护理,定时翻身预防压疮;呼吸道分泌物较多者,应予吸痰、翻身、拍背;做好口腔护理,保持口腔清洁卫生,可留置胃管,用于胃肠减压和防止呕吐。

2. 复温护理　复温速度要求稳定、安全。置淹溺者于温暖环境中,换下湿衣裤,覆盖被毯保暖,同时应用热水袋、加温静脉输液(43℃)等方法进行复温。重度低体温者应酌情加快复温速度。

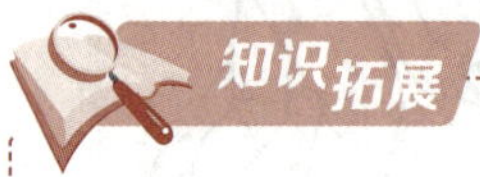

复温的方法

1. 体表复温法　迅速将低体温者移入温暖环境,脱掉湿衣裤、鞋袜,采取全身保暖措施。加盖棉被或毛毯,用热水袋(注意不要直接放在皮肤上,用垫子、衣物或毯子隔开,以防烫伤)放腋下及腹股沟,有条件者用电毯包裹躯体,用电辐射(红外线和短波透热)进行复温等;也可将冻伤淹溺者浸入40~42℃温浴盆中,水温从34~35℃开始,5~10min后提高水温到42℃,待肛温升到34℃病人呼吸和心跳规则时,停止加温;如病人意识存在,可给予温热饮料或小量酒,静脉滴注加温10%葡萄糖溶液,有助于改善循环。

2. 中心复温法　低体温严重者除体表复温外,也可采用中心复温法。如采用加温、加湿给氧,加温静脉输液(43℃)溶液等方法。有条件可采用体外循环血液加温和腹膜透析。

3. 病情观察　密切观察淹溺者血压、心率(律)、脉搏、呼吸、意识和尿量的变化;观察有无咳痰以及痰的颜色、性质和量;听诊肺部啰音及心率(律)情况。有条件者行中心静脉压监测,将中心静脉压、动脉压和尿量三者结合起来分析并指导输液治疗。

4. 心理护理　病人清醒后,心理可能受到极大刺激和创伤,甚至留下遗忘症、惊恐等心理问题。因此,要耐心、细致的做好心理疏导工作,消除病人焦虑和恐惧心理,争取病人能积极配合治疗。对于自杀淹溺的病人应尊重其隐私,耐心的做好劝说和疏导工作,提高其心理承受能力。

5. 健康教育

(1)生活指导:在公共泳场,必须设置深、潜水域的醒目标志;天然泳场应清除杂草、淤泥,填平泥坑等,以消除隐患;设立救生员、救生设备,危险场所应设置明显警示牌,提醒路人谨防落入;水下作业人员严格遵守水下操作规程;老人、儿童、残疾人在海边、泳池、水池区域游泳或玩耍,须有成年人陪伴;熟悉水性者要避免酒后下水游泳。

(2)疾病知识指导:加强宣传游泳安全知识;游泳前做好准备活动;利用多种途径宣传水中自救方法,提高自救率;向公众普及水中救援知识,避免因救助他人发生意外;向公众普及、培训心肺复苏等急救技能。

【护理评价】

1. 病人的呼吸、心跳、体温等生命体征恢复正常。
2. 病人的补液量合理。
3. 病人有无潜在并发症的发生。
4. 病人及家属掌握淹溺的倒水处理及淹溺的他救方法。

(牛鸿爽)

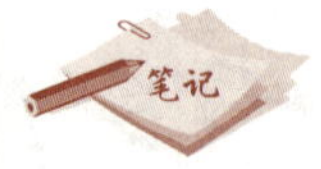

第三节 电 击 伤

李女士，30 岁，双手、双足电击伤后 1h 门诊收入院。病人工作中误触 220V 电线，被电击伤双手和双足，当即昏迷。呼吸、心跳停止，随后被送入医院急救。体格检查：T 36.7℃，BP 96/65mmHg，大小便失禁。

问题：

1. 电击伤后，该病人可能发生哪些并发症？
2. 电击伤后应如何实施现场救护？
3. 应采取哪些院内救护措施，护理上应如何配合？

【概述】

电击伤（electrical injury）俗称触电，是指一定量的电流通过人体引起全身或局部的组织损伤和功能障碍，甚至发生呼吸、心跳骤停。电击伤可以分为超高压电击伤或雷击、高压电击伤和低压电击伤三种类型。

电击伤常见的原因是人体直接接触电源或在高压电和超高压电场中，电流和静电电荷经空气或其他介质电击人体。人体作为导电体，在接触电流时，即成为电路中的一部分。电击通过产热和电化学作用引起人体器官生理功能障碍（如抽搐、心室颤动、呼吸中枢麻痹或呼吸停止等）和组织损伤。电击伤对人体的危害与接触电压高低、电流强弱、电流类型、频率高低、通电时间、接触部位、电流方向和所在环境的气象条件都有密切关系。

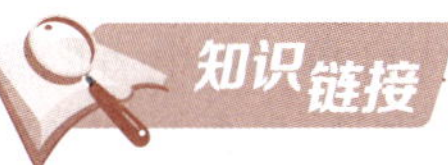

触 电 方 式

1. 单相触电　这是最常见的一种触电方式。人体接触一根电线后，电流通过人体与大地或其他接触物体形成电流环形通路。

2. 两相触电　人体不同的两个部位，同时接触同一电路上的两根电线。电流由电位高的一端导线，通过人体流至电位低的一根导线而贯通全身。这种触电方式最危险，因为施加于人体的电压为全部工作电压，即线电压。

3. 跨步电压触电　由不可预测原因致高压电线断落，电流在距离接地点 20cm 以内的地面形成电压差，当人体接近落地点时，两足间形成电压差，称为跨步电压。此时，电流从靠近接地点的一脚流向远离接地点的一脚，使人触电，若电流流经心脏可造成伤亡。

4. 弧光触电　人体过于接近高压电网，虽然未直接接触，但高压电可击穿电体与人体间的绝缘空气产生电弧将人体烧伤，严重时可致死。

【护理评估】

1. 健康史　评估是否具有直接或间接接触带电物体的病史。

2. 身体状况　电击对人体的损伤主要是通过电流影响人体组织细胞的电活动和电能转化的热损伤实现的。主要表现为全身的电休克和局部的热损伤。

1）全身症状：电击伤是多系统损伤处，除皮肤受损外，心、肺、血管、中枢神经系统、肌肉及骨骼亦常受累。①轻型：病人触电后常有惊慌、面色苍白、表情呆滞、一过性麻木感并可伴有头痛、头晕、心

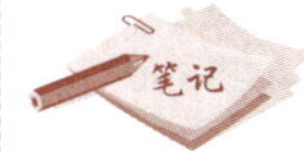

跳呼吸加快、四肢软弱无力甚至昏倒等；②中型：呼吸浅快、心跳加速或期前收缩、可有短暂昏迷，瞳孔、对光反射可无变化，血压正常；③重型：可发生昏迷、呼吸节律改变，心室纤颤或心跳呼吸骤停，病人处于“假死”状态，如不及时脱离电源可立即死亡。此外，还可引起多种脏器损伤，如电流直接损伤肾脏和肌肉时，可产生大量肌红蛋白释放，继发严重酸中毒、高钾血症，损伤肾小管而导致急性肾衰竭。

2）局部症状：电击伤导致的局部症状与电压高低有关。

①低压电引起的损伤：常见于电流进入点与流出点，伤面小，直径0.5~2cm，呈椭圆形或圆形，皮肤烧伤较轻，创面呈焦黄或灰白色，较干燥，边缘规则整齐与周围正常皮肤分界清楚，一般不损伤内脏，致残率低。②高电压引起的损伤：常有一处进口和多处出口，伤面不大，但可深达肌肉、神经、血管，甚至骨骼。随着病情发展，可在一周或数周后出现坏死、感染、出血等。血管内膜受损，可有血栓形成，继发组织坏死出血，甚至肢体广泛坏死，后果严重，致残率高达35%~60%。③并发症：可有短期精神异常、心律失常、肢体瘫痪、继发性出血或血供障碍、局部组织坏死并继发感染、弥散性血管内凝血、急性肾功能障碍、内脏破裂或穿孔、永久性失明或耳聋等。孕妇电击后常发生死胎、流产。

3）辅助检查：①实验室检查：早期可有血清肌酸磷酸激酶（CPK）、心肌型肌酸激酶同功酶（CK-MB）、乳酸脱氢酶（LDH）、丙氨酸转氨酶（ACT）的活性增高。低氧血症和代谢性酸中毒；尿检可呈血红蛋白尿或肌红蛋白尿。②心电图检查：可有多种改变，如心律失常、传导阻滞甚至出现心室纤颤及心脏骤停。③脑电图检查：意识障碍者可行脑电图检查，但对于早期治疗方案的制定并不起决定性作用。

3. 治疗要点 救治原则为立即使病人脱离电源，出现呼吸、心跳骤停者，应立即给予心肺复苏；检查伤情并对症治疗，处理外伤和预防并发症，拯救生命优于保全肢体，维持功能优于恢复结构。

（1）现场救护

1）根据触电现场情况，采用最安全、最迅速的办法脱离电源。在使触电者脱离电源的抢救过程中应注意：避免给触电者造成其他伤害，如人在高处触电时，应采取适当的安全措施，防止脱离电源后，从高处坠下骨折或死亡。强调确保现场施救者自身的安全，施救者必须严格保持自身与触电者的绝缘，未断离电源前绝不能用手牵拉触电者，脚下垫放干燥的木块、厚塑料块等绝缘物品，使自身与地面绝缘。①切断电源：拔除电源插头或拉开电源闸刀；②挑开电线：应用绝缘物或干燥的木棒、竹竿、扁担等将电线挑开；③拉开触电者：施救者可穿胶鞋站在木凳上，用干燥的绳子、围巾或干衣服等拧成条状套在触电者身上拉开触电者；④切断电线：如在野外或远离电源闸以及存在电磁场效应的触电现场，施救者不能接近触电者，不便将电线挑开时，可用干燥绝缘的木柄刀、斧或锄头等物品将电线斩断，中断电流并妥善处理残端。

2）防止感染：保护好烧伤创面，防止感染。

3）轻型触电者：就地观察及休息1~2h，以减轻心脏负荷，促进恢复。

4）重型触电者：对呼吸、心脏骤停者，应立即实施心肺复苏术，不能轻易终止复苏。

（2）院内救护

1）维持有效呼吸：呼吸停止者应立即气管插管，给予呼吸机辅助通气。

2）纠正心律失常：电击伤常引起心肌损害和发生心律失常，最严重的心律失常就是心室颤动，心室颤动者应尽早给予除颤。

3）创面处理：局部的电击伤与烧伤创面的处理相同，积极清除电击伤创面的坏死组织，有助于预防感染和创面污染。由于深部组织的损伤、坏死，伤口常需要开放治疗。

4）补液：低血容量休克和组织严重电击伤的病人，应迅速给予静脉补液，补液量较同等面积烧伤者要多。

5）筋膜松解术和截肢：肢体因受高压电热灼伤，大块软组织灼伤引起的局部水肿和小血管内血栓形成，可使电热灼伤远端肢体发生缺血性坏死。因而，有时需要进行筋膜松解术，减轻灼伤部位周围压力，改善肢体远端血液循环，严重时可能需要截肢处理。

6）对症处理：抗休克，预防感染，纠正水电解质紊乱，防治脑水肿、急性肾衰竭、应激性溃疡等。

【护理诊断/问题】

1. 皮肤完整性受损　与电击引起的皮肤烧伤有关。
2. 意识障碍　与电击引起的神经系统病变有关。
3. 低效性呼吸形态　与电击引起呼吸停止有关。
4. 潜在并发症：心律失常、休克。

【护理措施】

1. 一般护理

(1)休息和体位：警惕意外情况发生。部分电击伤病人清醒后，出现性格和精神异常，此时应加强保护，按医嘱给予镇静剂；若已昏迷，则应头偏向一侧或头后仰，颈部过伸体位。

(2)保持呼吸道通畅：及时吸出呼吸道分泌物，给予氧气吸入。行气管插管或气管切开者，按气管插管及气管切开常规护理；对于使用呼吸机辅助呼吸者，要根据病情实时调整好各项参数。

(3)补液治疗：迅速建立静脉通道并保持输液通畅。

(4)基础护理：病情严重者注意口腔护理、皮肤护理，预防口腔炎和压疮的发生；保持病人局部伤口敷料的清洁、干燥，防止脱落；定时拍背、吸痰防止发生坠积性肺炎。

2. 病情观察

(1)密切观察病人的意识、瞳孔、呼吸、脉搏、血压等变化。对于血压下降者，应立即抢救并做好护理记录。

(2)重型电击伤者应持续心电监护，密切观察心律(率)的变化，对于轻、中型电击伤者，也应该在心电监护下观察 1~2d，部分电击病人在两周内可能发生不同程度的心脏传导阻滞，需加强观察并注意心电监测变化。

(3)观察尿量(尿量应维持在 40ml/h 以上)、颜色、尿比重的变化。对严重肾功能损害或脑水肿时，应用利尿剂和脱水剂的电击者，应准确记录 24h 尿量。

(4)注意电击者有无其他颅脑损伤、血气胸、内脏破裂、骨折等合并伤存在，及时发现并积极配合医生做好抢救。

3. 对症处理

(1)用药护理：按时、准确的使用强心药、升压药、利尿药、抗生素，注意药物配伍禁忌和协同作用。根据病人的全身情况来调节补液的性质、数量和速度。

(2)专科护理：做好电击伤创面护理，电击伤病人具有开放性伤口，无论伤口大小、深浅，只要病情允许均应尽早施行清创术，修复组织、加强换药、保持伤口干燥，同时应用抗生素预防感染；注射破伤风抗毒素预防破伤风发生。

(3)合并伤的护理：

1)癫痫发作：密切监测发作过程中体温、脉搏、呼吸、血压的变化，观察意识状态和癫痫发作的形态，加强发作过程中的防护，避免外伤同时保持呼吸道通畅。

2)心律失常：遵医嘱服用抗心律失常药物，服药过程中严密观察药物疗效和不良反应，出现异常情况及时就诊，生活规律，劳逸结合。

3)休克：严密进行意识、瞳孔、皮肤颜色、肢体温度、血压、脉搏、呼吸及尿量的监测，详细记录病情变化和液体出入量，随时发现异常，以便及时处理。

(4)疼痛护理：对于疼痛严重者根据医嘱给予止痛药并注意评估镇痛效果。

4. 心理护理　病人清醒后，可因受到极大刺激而留下遗忘症、惊恐等精神症状并可出现白内障或视神经萎缩，甚至可能致残。针对病人的具体情况，应给予病人精心的心理护理，培养病人的自理能力，同时做好营养支持。不仅使受到严重损伤的机体得以康复而且应保持良好的心理状态。

5. 健康指导

(1)生活指导：遵守用电操作规程，经常检查用电线路和各种常用用电设备，保持其性能完好；加强安全用电教育，特别是对于儿童的教育，如禁止在供电线路周围放风筝；在家中禁止玩弄电源插座；不要在高压设备周围玩耍等；遇到火灾等意外事故，先切断电源，安装避雷针或防雷设施并定期检测；雷雨天气，避免外出并切断电源和外接电线；若在室外，不可在大树、高压线下躲雨或使用金属伞在旷野中行走。

(2)疾病知识指导：对公众开展预防触电知识讲座；触电的急救知识和初级心肺复苏基本技术的普及、培训。

【护理评价】

1. 病人的皮肤恢复完整。
2. 病人疼痛缓解。
3. 病人无并发症的发生。
4. 病人及家属掌握电击伤的预防措施。
5. 病人及家属掌握脱离电源的方法。

（牛鸿爽）

第四节　动 物 咬 伤

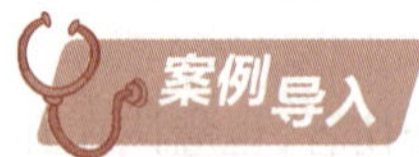

患儿，女，4岁，因"被狗咬伤致头面部疼痛、流血3h"为代主诉急诊入院。查体：T 37℃，P 98次/min，R 20次/min，患儿神清，右面部、后枕部有较大的撕咬伤。

问题：

1. 患儿被动物咬伤的程度如何？
2. 应配合医生采取哪些紧急救护措施？

【概述】

自然界中多种动物能够利用其牙、爪、刺等袭击人类造成组织损伤，包括咬伤、螫伤和其他损伤。咬伤时，不仅会造成被咬伤部位组织撕裂伤，还可能因动物体内的细菌或病毒造成继发感染。

【护理评估】

1. 健康史　询问被咬伤时间、部位及咬伤后的处理，检查伤口，局部是否有红、肿、痛、出血等。询问咬伤史，有无药物过敏史，及动物接触史。是否已接种狂犬疫苗。

2. 身体状况　机体被咬伤后在创口处可见动物利牙撕咬形成的牙痕和与牙痕相对应的伤口，出现局部疼痛、出血和组织水肿，8~24h后有部分病人会有伤口感染的表现。无严重感染及其他特殊情况下，全身症状一般比局部症状轻。"恐水、怕风、兴奋、咽肌痉挛、进行性瘫痪，以及呼吸困难"等是狂犬病特征性表现；潜伏期数天至数年，一旦发病，目前病死率几乎为100%。

3. 心理－社会状况　病人受伤后心理反应强烈，常表现为惊慌、恐惧、不知所措。常因慌张乱跑而加重病情。

4. 辅助检查　多数情况下无需特殊检查。

5. 治疗要点　狂犬病暴露的预防处置见表9-1。动物咬伤、抓伤、破损皮肤被舔吮，开放性伤口以及被唾液污染的伤口黏膜，均需按狂犬咬伤处理。

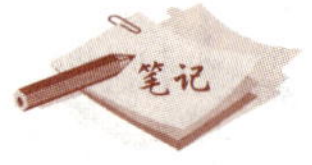

(1)从近心端向伤口处挤压出血，促进毒唾液排出。

(2)彻底冲洗伤口。

(3)冲洗后清除坏死和失活组织。

表 9-1　狂犬病暴露预防处置

分级	与宿主动物的接触符合以下情况之一者	处置原则
Ⅰ级	①接触或喂养动物 ②完好的皮肤被舔	确认病史可靠则无需处置
Ⅱ级	①裸露的皮肤被轻咬 ②无出血的轻微抓伤或擦伤	立即处理伤口并接种狂犬病疫苗；如免疫力低下的病人或暴露位于头面部且致伤动物不能确定健康时按Ⅲ级暴露处置
Ⅲ级	①单处或多处贯穿性皮肤咬伤或抓伤 ②破损皮肤被舔 ③开放性伤口、黏膜被污染	立即处理伤口并注射狂犬病被动免疫制剂(动物源性抗血清或人源免疫球蛋白)之后注射狂犬病疫苗

【护理诊断/问题】

1. 恐惧　与咬伤后病情迅速加重及担忧预后有关。
2. 局部组织完整性受损　与动物咬伤、组织被破坏有关。
3. 有全身感染的危险　与带毒唾液扩散有关。
4. 潜在并发症：有呼吸、循环衰竭的危险。

【护理措施】

1. 现场救护　安慰病人，嘱勿惊慌奔跑，以免加速带毒唾液的吸收和扩散。立即从近心端向伤口处挤压出血，促进带毒唾液排出。

2. 伤口护理　彻底冲洗伤口，破损皮肤被舔，开放性伤口、黏膜被污染则需立即处理伤口并注射狂犬病被动免疫制剂，再注射狂犬病疫苗。用 20% 的肥皂水、和一定压力的流动清水交替彻底冲洗咬伤和抓伤的部位，不少于 15min。较深伤口冲洗时，可进入伤口深部进行彻底的灌注清洗。用酒精或碘伏涂抹伤口，尽量避免缝合伤口；确实需要缝合，先用抗狂犬病血清或狂犬病人免疫球蛋白做伤口周围的浸润注射，2h 后再给予缝合和包扎。创口较深、污染严重的病人应注射破伤风抗毒素。

3. 病情观察　密切监测生命体征、意识、呼吸循环功能、尿量等；注意肢体肿胀、伤口冲洗情况等。

4. 对症及支持疗法护理　鼓励病人多饮水，不能进食者给予静脉补液以利排毒和纠正水、电解质和酸碱平衡紊乱。

5. 心理护理　及时与病人进行沟通，稳定情绪，消除其焦虑、恐惧心理。

【护理评价】

1. 病人焦虑、恐惧心理逐渐减轻。
2. 病人局部伤口未发生感染。
3. 病人未发生呼吸、循环功能衰竭。

(赵丽敏)

第五节　呼吸道异物梗阻

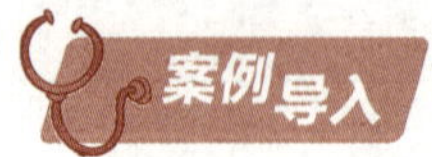

患儿，女，5岁。进食时哭闹突然用手呈“V”字形挤捏自己的颈部。伴有咳嗽、明显的呼吸困难和鸡鸣样的喘鸣音。口唇和面色出现发绀，病人意识尚清楚。体格检查：T 36.3℃，P 100次/min，R 13次/min，BP 95/70Hg，无大小便失禁。

问题：

1. 病人可能发生了什么情况？
2. 护士应立即采取何种抢救措施。

【概述】

呼吸道异物梗阻（foreign body airway obstruction，FBAO）是指异物不慎被吸入喉、气管、支气管所产生的一系列呼吸道症状，多发生于小儿和老年人。病情严重程度取决于异物的性质和气道阻塞的程度，重者可造成窒息甚至死亡。因发病突然，病情危急，现场抢救以徒手抢救法为主，抢救的时间、方法正确与否是挽救病人生命的关键。造成呼吸道异物梗阻的主要原因有三点，其中最主要的原因是误吸。

1. 各种原因造成的误吸　儿童含物玩耍或进食时运动、受惊、欢笑或哭闹；幼儿磨牙未萌出，咀嚼功能不完善，喉保护功能欠健全；患有哮喘、肺炎等呼吸道疾病的小儿进食时因咳喘后紧接的反射性深吸气；老年人咽反射迟钝；成人通常在进食时发生。肉类食物是造成FBAO最常见的原因。

2. 医源性异物　如口腔、咽喉部手术时脱落的牙齿、切落的组织、折断的医疗器械，鼻腔异物后滑等。

3. 其他　全麻或昏迷病人吞咽功能不全，咳嗽反射减弱；异物由气管切开病人的气管套管处落入等。

【护理评估】

1. 健康史　多数人有明确的异物吸入史。

2. 身体状况　呼吸道异物梗阻最常见的临床表现是急性吸气性呼吸困难、咳嗽和喉喘鸣。吸入不同种类异物可出现不同症状，金属异物对局部刺激较小，若不发生梗阻，可存留于支气管中数月并可能无症状；植物性异物（如花生、豆类）对黏膜刺激较大，常出现高热、咳嗽，咳脓痰等急性支气管炎症状。

（1）按呼吸道阻塞的进程时间分类

1）异物吸入期：病人表现为突然出现剧烈咳嗽、憋气，如较大异物或卡在声门处可引起窒息。

2）阻塞期：当异物进入支气管后，病人的表现以咳嗽为主并可出现哮鸣音。

3）炎症期：当发生阻塞性肺炎时，可出现发热、白细胞计数增多等感染表现，听诊可闻及一侧呼吸音降低甚至消失；X线显示可出现一侧肺不张或阻塞性肺气肿。

（2）按呼吸道阻塞程度分类

1）呼吸道不完全阻塞：病人张口瞪目，有咳嗽、喘气或咳嗽微弱无力、呼吸困难、烦躁不安；面色、皮肤、指甲和口腔黏膜呈青紫。

2）呼吸道完全阻塞：病人面色灰暗、青紫，不能说话及呼吸，很快意识丧失，呼吸停止，如不紧急解除窒息，将迅速导致死亡。

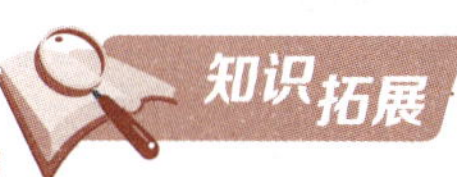

呼吸道阻塞引起窒息的严重程度分级

Ⅰ度：安静时无呼吸困难，当活动时出现轻度的呼吸困难，可有轻度的吸气性喉喘鸣及胸廓周围软组织凹陷。

Ⅱ度：安静时有轻度呼吸困难，吸气性喉喘鸣及胸廓周围软组织凹陷，活动时加重但不影响睡眠和进食，无烦躁不安等缺氧症状，脉搏尚正常。

Ⅲ度：呼吸困难明显，吸气性喉喘鸣声较响亮，胸廓周围软组织凹陷显著并出现缺氧症状。如烦躁不安、难以入睡、不愿进食、脉搏加快等。

Ⅳ度：呼吸极度困难，病人坐立不安、手足乱动出冷汗、面色苍白或发绀、心律不齐、脉搏细速、昏迷、大小便失禁等，若不及时抢救，则可因窒息导致呼吸、心跳停止而死亡。

3. 辅助检查 喉部X线侧位片、喉部CT、纤维喉镜或直接喉镜检查，具有诊断和治疗的双重作用。

4. 治疗要点 救护原则为迅速清除呼吸道异物，保持呼吸道通畅是关键。其次是采取病因治疗，对于呼吸道不完全阻塞的病人，应查明原因采取病因治疗和对症治疗，尽早解除呼吸道阻塞；对于呼吸道完全阻塞的病人，应立即解除窒息，做好气管插管、气管切开或紧急情况下环甲膜穿刺的准备。具体急救手法可分为：

（1）自救法：适用于意识上清楚的成人，呼吸道异物梗塞自救法操作步骤见表9-2。

表9-2 呼吸道异物梗塞自救法操作步骤

自救法操作步骤	要点与说明
①咳嗽法：鼓励病人尽力呼吸和自行低头咳嗽，做促进异物排出的任何动作，重复进行，直至异物排出	适用于异物仅造成部分呼吸道梗阻，气体交换尚充足，病人尚能发音、说话、有呼吸和咳嗽
②腹部手拳冲击法：病人一手握拳，拇指侧置于胸廓下和脐上的腹部，另一手紧握该拳，用力向内、向上做4~6次快速、连续冲击，重复进行直至异物排出	远离剑突，避免骨折
③上腹部轻压椅背法：病人将上腹部迅速轻压于椅背、桌子边缘，扶手栏杆等，快速向前冲击，重复进行直至异物排出（图9-3）	造成人工咳嗽，驱出呼吸道异物

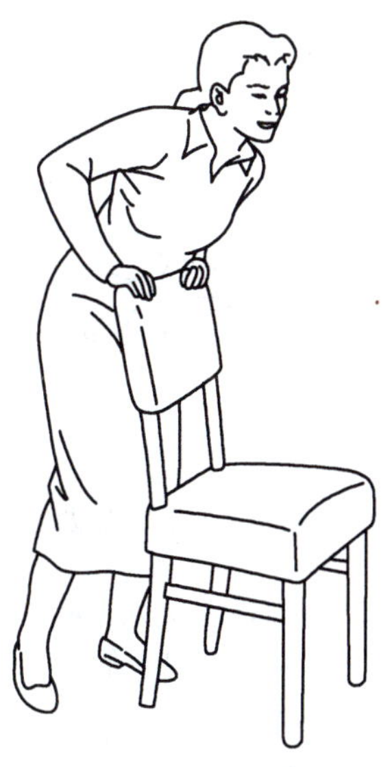

图9-3 腹部倾压椅背法

(2)手拳冲击法(图 9-4):又称海姆利希手法(Heimlich maneuver),是全球抢救异物吸入气管的标准方法,救护操作步骤见表 9-3。

表 9-3 呼吸道异物手拳冲击法救护操作步骤

Heimlich 手法救护操作步骤	要点与说明
①腹部冲击法	
意识清楚的病人:使病人呈站立或坐位,施救者站于其身后,双手臂环绕病人腰部,一手握拳将拇指一侧放在病人剑突下和脐上的腹部,另一手握住拳头,快速向内、向上冲击病人的腹部 6~8 次,重复进行直至异物排出 昏迷病人:病人平卧位,头后仰,开放气道,施救者面对病人,骑跨在病人的髋部,双膝跪地,上身前倾,一手掌根放在病人剑突下和脐上的腹部,另一手放在此手背上,快速向上、向下冲击病人的腹部 6~8 次,重复进行直至异物排出	用力的方向和位置一定要正确,否则有可能造成肝、脾损伤和剑突骨折。 饱食后的病人可能出现胃内容物反流,应及时清除,保持口腔清洁 施行手法时要突然用力才有效。 如病人意识丧失,立即开始 CPR
②胸部冲击法	
意识清楚的病人:使病人呈站立或坐位,施救者站于其身后,双臂经病人腋下环抱其胸部,一手握拳拇指侧顶住病人胸骨中下 1/3 交界处,另一手握住拳头,快速向下冲击 6~8 次,重复进行直至异物排出 昏迷病人:病人平卧位,头后仰,开放气道,施救者跪于病人一侧,相当于病人的肩胛水平,一手掌根置于病人胸骨中、下段 1/3 交界处,另一手放在此手背上,快速向下冲击 6~8 次,重复进行直至异物排出	适用于腹围过大、肥胖和妊娠后期的病人,施救者无法环抱病人腰部。 避开剑突和肋骨下缘。

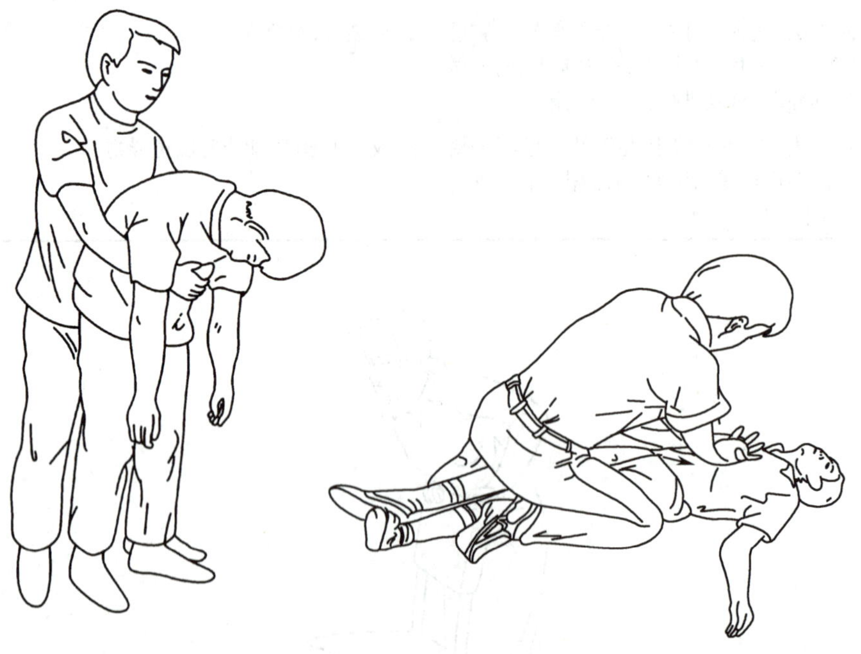

图 9-4 手拳冲击法

(3)手指清除法:适用于异物在咽部以上的昏迷病人。将病人放置侧卧位或平卧头偏向一侧。施救者一手握住病人的舌和下颌,使病人张开口并上提下颌,另一手示指沿病人口角内插入,用钩取动作抠出异物。操作时注意:

1)清除时应小心,以免异物落进气管或更深部位。

2）必要时与 Heimlich 手法配合应用。

3）施救人员应尽可能做好职业防护措施，如戴手套等。

呼吸道异物梗阻发生，突然病情危重复杂，在紧急情况下可灵活应用各种方法和程序，以上三种方法清除异物无效且呼吸困难严重者，应行环甲膜穿刺或气管切开术。

（4）注意事项：在抢救过程中，要密切观察病人的意识、面色、瞳孔等变化。如病人由意识清转为昏迷、面色发绀并呈进行性加重或颈动脉搏动消失、呼吸停止应立即停止排除异物，迅速进行心肺复苏。

【护理诊断/问题】

1. 有窒息的危险　与呼吸道梗阻有关。
2. 低效型呼吸形态　与吸气性呼吸困难有关。
3. 语言沟通障碍　与喉部疾病致声音嘶哑或失声有关。
4. 焦虑和恐惧　与呼吸困难及缺氧威胁生命，害怕气管切开等有关。
5. 知识缺乏　与缺乏气管切开术后自我护理和呼吸道异物梗阻的预防知识有关。
6. 潜在并发症：低氧血症，出血、感染、气胸、窒息等。

【护理措施】

1. 护士在接诊病人后，应迅速通知医生，同时对病人病情做出判断。若病人呼吸困难已达Ⅲ～Ⅳ级，应立即进行抢救，配合医生行气管切开术。呼吸困难为Ⅰ～Ⅱ度者，指导病人取半坐卧位，并根据医嘱给予氧气吸入，以维持有效氧浓度，提高动脉血氧分压，改善呼吸困难，依据梗阻病因给予对症处理。

2. 根据医嘱立即为病人建立静脉通路　给予足量抗生素及激素类药物抗炎、抗水肿治疗。

3. 严密观察病情变化　病人咽喉部充血、肿胀、黏膜水肿极易引起呼吸困难并随时有窒息的危险，故应随时注意病人呼吸、咳嗽和各项生命体征，如病人呼吸急促、口唇发绀、烦躁不安等症状不能改善或逐渐加重，应及时报告医生进行抢救。

4. 尽量减少病人的一切活动，使其安静休息，减少耗氧量，儿童由父母陪伴减少哭闹，防止增加心脏负担加重呼吸困难。

5. 备齐抢救用物及药品　如气管切开包、吸引装置及急救药品等。

6. 做好心理护理　由于起病急、病情进展快并且严重，病人往往有濒死感，恐惧心理十分明显。因此，向病人及家属耐心解释本病的原因、发展及预后，消除病人的紧张、恐惧心理十分必要，以期望得到病人的配合和家属的支持，实施有效救护。

7. 健康指导

（1）指导病人注意安全，避免呼吸道异物。

（2）向病人介绍发生呼吸道异物梗塞的原因及危险性，一旦发生及时诊治。

（3）指导病人及家属发生呼吸道异物梗塞时的急救方法。

（4）指导病人及家属对于呼吸道异物梗阻的预防措施。

1）将食物切成细小块，进食前勿过量饮酒，进食时应细嚼慢咽。

2）避免咀嚼、吞咽时嬉笑、打闹、说话、行走或跑步。

3）防止儿童将玩具放入口中，食用果冻时尤其应注意。

4）有义齿者进食时，应防止义齿脱落吞入。

【护理评价】

1. 病人呼吸道异物清除。
2. 病人呼吸型态恢复正常。
3. 病人及家属正确掌握呼吸道异物梗阻的急救方法。
4. 病人及家属掌握呼吸道异物梗阻的预防措施。

（牛鸿爽）

笔记

第六节　烧　烫　伤

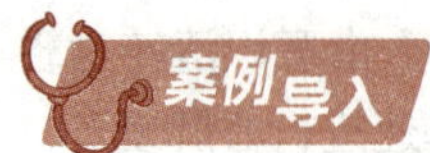

病人，男，42岁，60kg，因“全身多处烧伤1h余”入院。1h前病人睡眠中因室内着火大声呼救，被烧伤头、面、颈、背部及臀部。查体：P 115次/min，R 28次/min，BP 86/60mmHg；神志恍惚，头、面、颈、背部有大量水泡，臀部呈皮革样。

问题：

1. 初步判断该病人烧伤面积、深度及严重程度分别是多少？
2. 应配合医生采取哪些紧急救护措施？

【概述】

由热力所造成的人体组织损伤称为烧烫伤(burn)，是急诊常见的意外损伤。热力包括火焰、热液、热蒸汽、热金属等。

烧伤不仅损伤皮肤，还可累及肌肉、骨骼。轻度烧伤时，局部毛细血管扩张、充血，少量血浆渗入细胞间隙，引起局部红肿。严重烧伤时，损害深达皮肤全层，引起组织蛋白凝固或炭化，并可形成焦痂。大量血浆成分渗出到组织间隙或经创面丢失，导致有效循环血量减少，引起低血容量性休克。血容量不足、组织缺氧、组织坏死产物和感染毒素作用，可引起肺、肾、胃肠多系统器官功能障碍，甚至导致多器官功能障碍综合征(multiple organ dysfunction syndrome，MODS)。

【护理评估】

1. 健康史　询问病人或家属接触火焰、热蒸汽等烧伤时间；检查烧伤局部皮肤痛觉改变，有无水疱、有无焦痂。

2. 身体状况　评估烧伤严重程度。

(1)Ⅰ度烧伤(红斑)：伤及表皮层。局部红、肿、热、痛，无水疱。症状数日后消退，表皮脱落，不留瘢痕。

(2)浅Ⅱ度烧伤(水疱)：伤及真皮浅层。局部组织水肿、形成大水疱、创底肿胀、发红。2周左右愈合，瘢痕形成，伴色素沉着。

(3)深Ⅱ度烧伤(水疱)：伤及真皮深层。创面浅红或红、白相间，或可见网状栓塞血管，有小水疱形成或无水疱，感觉迟钝。若无感染，坏死组织3~4周后结痂脱落，有瘢痕。

(4)Ⅲ度烧伤(焦痂)：损伤全程皮肤，有时深达皮下组织，甚至是肌肉、骨骼，肢体坏死，表面呈焦黄或蜡白，呈皮革状，无水疱，甚至碳化，感觉消失，或可见树枝状栓塞血管。2~4周后，焦痂自然分离，形成肉芽组织，难愈合，常需要植皮。

冻　伤

冻伤(frostbite)，又称冷损伤(cold injury)，是低温寒冷侵袭作用于人体所引起的局部或全身损伤。浅表冻伤最常见，面部(鼻、耳)为最常见的受累部位。

根据范围可分为局部性冻伤(包括冻伤，冻疮等)与全身性冻伤(包括冻僵与冻亡)，其临床表现：

Ⅰ度冻伤：伤及表皮层。局部红肿、充血；有热、痒、刺痛的感觉。症状数日后消退，表皮脱落，不留瘢痕。

Ⅱ度冻伤：伤及真皮。局部组织充血、水肿，12~24h 内形成水疱，水疱在 2~3 周内干燥结痂，以后脱痂愈合，可有轻度瘢痕。

Ⅲ度冻伤：伤及全层皮肤或皮下组织。创面由苍白变为黑褐色，感觉消失，创面周围红、肿、痛并有水疱形成。若无感染，坏死组织 4~6 周后结痂脱落，愈合慢且留有瘢痕。

Ⅳ度冻伤：损伤深达肌肉、骨骼，甚至肢体坏死，表面呈死灰色、无水疱。多留有功能障碍或致残。

3. 心理 – 社会状况　意外烧伤，病人往往缺乏心理准备，早期表现紧张、焦虑；后期可因面容受损、功能障碍或致残而精神消沉。

4. 辅助检查　病人血红细胞、血红蛋白减少。白细胞总数及中性粒细胞比例增多。

5. 急救要点

①尽快脱离热源，消除致伤因素；②保护创面，防治并发症；③解除窒息，保持呼吸道通畅；④就近转运。

【护理诊断 / 问题】

1. 舒适性改变：疼痛　与组织损伤、感染、体位改变等因素有关。

2. 有窒息的危险　与呼吸道烧伤、呼吸道水肿有关。

3. 组织完整性受损　与烧伤所致组织破坏及烧伤深度有关。

4. 营养失调：低于机体需要量与烧伤后病人处于高代谢状态、大量蛋白质经创面丢失等因素有关。

5. 创伤后反应　与意外灾害的刺激、担心毁容或致残等预后有关。

6. 潜在并发症：低血容量性休克、全身性感染、肢体畸形等。

【护理措施】

1. 现场救护　帮助病人尽快脱离火源，脱去着火衣物，就地翻滚或跳入水中使火焰熄灭。忌奔跑呼叫，以免吸入性损伤。尽量用干净敷料或布类简单包扎创面，致伤原因去除后，配合医生优先处理窒息、心搏骤停、开放性气胸等危及生命的病情，烧烫伤院前急救流程见图 9–5。

2. 保持呼吸道通畅　对头颈部烧伤或怀疑有呼吸道烧伤时，迅速吸氧，立即备好气管切开包等抢救用品。必要时协助医生行气管切开术。

3. 建立静脉通道　快速建立静脉通道，遵医嘱给予镇痛药，减轻或缓解疼痛。合并呼吸道烧伤或颅脑损伤者忌用吗啡。伤后尽快补充液体，忌饮用白开水。对中度以上烧伤需要远途转送者，快速静滴平衡盐溶液 1000~1500ml，转运途中不得中断液体。

4. 快速转送　对休克病人应先抗休克治疗，待病情平稳后再转送，转送途中须维持呼吸道通畅；转送前和转送中避免使用抑制呼吸药和冬眠药。抬送病人上下楼时，头朝

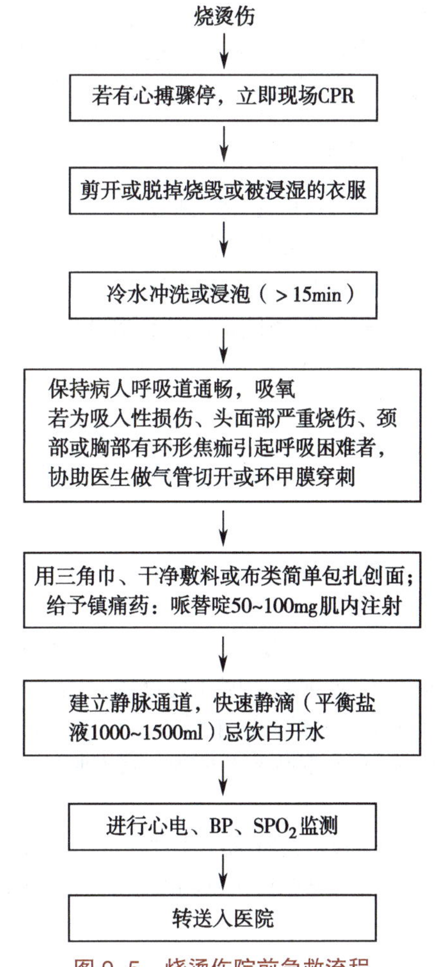

图 9–5　烧烫伤院前急救流程

下方；用汽车、飞机转送时，病人应横卧或取头后足前位，以防脑缺血。

5. 用药及静脉补液护理　烧伤后2d内，因创面大量渗出而致体液丢失，可引起低血容量性休克。此阶段的护理重点是根据医嘱补充血容量，安排和调节好补液的量和速度，详细观察病情变化。

6. 创面护理

(1)初期创面清创：对大水疱应于底部剪破引流。对于深Ⅱ度、Ⅲ度创面的坏死表皮也须去除，以利创面清洁与干燥。清创后注射破伤风抗毒素(tetanus antitoxin，TAT)，必要时尽早应用抗生素。

(2)包扎疗法：适用于四肢浅度、小面积烧伤。观察肢端末梢感觉、运动和循环情况，若末端皮肤发凉、麻木，颜色青紫，须立即放松绷带；抬高患肢；注意保持肢体功能位置；保持敷料清洁干燥；注意创面有无感染，若发现敷料浸湿、伤处疼痛加剧，有臭味，伴高热，均表明创面有感染，应报告医生，及时检查创面；如脓液呈绿色、有霉腥味，表明是铜绿假单胞菌感染，可改为暴露疗法，同时避免出现交互感染。

(3)暴露疗法：清创处理后，伤口不盖任何物品，使创面完全暴露在清洁、干燥、温暖的环境中。护理要点：①床单要清洁干燥；②保持创面干燥；③保护创面，可用支架将伤肢悬吊使创面悬空，防止创面持续受压再致损伤。

(4)去痂和植皮：深度烧伤创面自然愈合慢或难以愈合，而自然愈合所形成的瘢痕可导致各种畸形并引起功能障碍。因此Ⅲ度烧伤常需要采取切痂、削痂和植皮，应做好植皮手术前、后的护理工作。

7. 生活护理　烧伤后病人消耗增加，蛋白质丢失过多，应鼓励病人加强营养，补充高热量、高蛋白、多种维生素。大面积烧伤病人应遵医嘱每日或隔日输入适量血浆或全血或人体清蛋白，以增强抵抗力。

8. 心理护理　对伤残或面容受损病人，注意沟通技巧，使病人放松精神，避免无意中对病人自尊心的伤害；鼓励病人正确对待伤残，鼓起生活的勇气。

【护理评价】

1. 病人疼痛逐渐得到缓解。
2. 病人未发生窒息。
3. 病人的营养状况得到逐步改善。
4. 病人未发生休克、感染等并发症。

(赵丽敏)

第七节　毒蛇咬伤

病人，男，42岁，因“右足背被不明动物咬伤、呼吸困难、神志不清1h”为代主诉入院。家属回忆病人5h前被不明动物咬伤，未治疗。4h前病人感头晕、乏力，精神不振，遂到当地医院就诊，给予吸氧，静脉输液，未缓解，后出现呼吸困难、神志不清；急送入院。查体：右足背有2个宽约1.5cm的牙痕，右下肢及右足背肿胀不明显。

问题：

1. 初步判断病人被何种动物咬伤？
2. 应配合医生对病人采取哪些紧急救护措施？

【概述】

毒蛇咬伤(venomous snakebite)是由具有毒牙的毒蛇咬破人体皮肤,毒液侵入引起局部和全身中毒的一类急症。毒蛇咬伤常留有两排深而粗的牙痕。

【护理评估】

1. 健康史　有毒蛇咬伤史。

2. 身体状况

(1)局部症状:神经毒损伤伤口反应较轻,红肿不明显;血液毒损伤后局部迅速肿胀,并向肢体近端蔓延,伤口剧痛,伴水疱,严重时引起淋巴管炎或淋巴结炎,甚至局部组织坏死。

(2)全身症状:神经毒损伤后 1~3h 出现头昏、恶心、呕吐及四肢无力,重者声音嘶哑、失语,呼吸困难血压下降甚至休克;血液毒损伤 2~3h 出现头昏、恶心、胸闷,严重者全身广泛出血,甚至颅内出血,死亡。

蜂　螫　伤

毒蜂具有毒刺,其尾部的螫针与毒腺相连,螫人后常断留在人体内,继续注入毒液,引起局部和全身症状。蜂螫伤可引起溶血、出血、肝损害或急性肾损伤等,也可引起过敏反应,甚至过敏性休克。

1. 局部症状　伤口多位于皮肤裸露部位,局部可见中心有瘀点的红斑或肿块,可有水疱,严重时可出现皮肤坏死。如螫伤舌、咽喉部可致言语不清、吞咽困难、喉头水肿、窒息等。如螫伤眼部可致视网膜炎,出现视力障碍、失明。

2. 全身症状　伤情严重时,可有头痛、烦躁、晕厥、呼吸困难、四肢麻木等。毒素吸收可致发热、昏迷、溶血、周围循环衰竭、休克、多器官功能障碍。

3. 急救处理

(1)防止毒液扩散。

(2)彻底清洗伤口。

(3)局部敷药。

(4)对症支持治疗。

3. 心理 - 社会状况　蛇咬伤常有“一朝被蛇咬、十年怕井绳”之说,病人受伤后常表现为惊慌、恐惧、焦虑、不知所措。

4. 辅助检查　多数情况下无需特殊检查。

5. 急救要点

(1)现场急救:嘱病人保持安静和镇定,坐下或卧于地面,呼救,切忌奔跑走动,防止毒素扩散。

(2)环形包扎:用止血带或布带在伤口的近心端包扎,减少静脉及淋巴液的回流,尽快应用特效解毒剂。

(3)患肢制动、冰敷:将患肢临时制动后置于低位,同时冰敷,使淋巴管及血管收缩,以减缓蛇毒吸收。防治并发症,保护重要脏器功能,尽早转送医院。

(4)对症处理:患肢下垂,在伤口局部皮肤切开排毒,即以牙痕为中心做“+”或纵形切口,创口冲洗并用负压吸引排出毒液,应用抗毒血清排毒(图 9-6)。

【护理诊断 / 问题】

1. 恐惧　与毒蛇咬伤、生命受到威胁有关。

2. 潜在并发症:休克、弥散性血管内凝血、呼吸衰竭,肾衰竭。

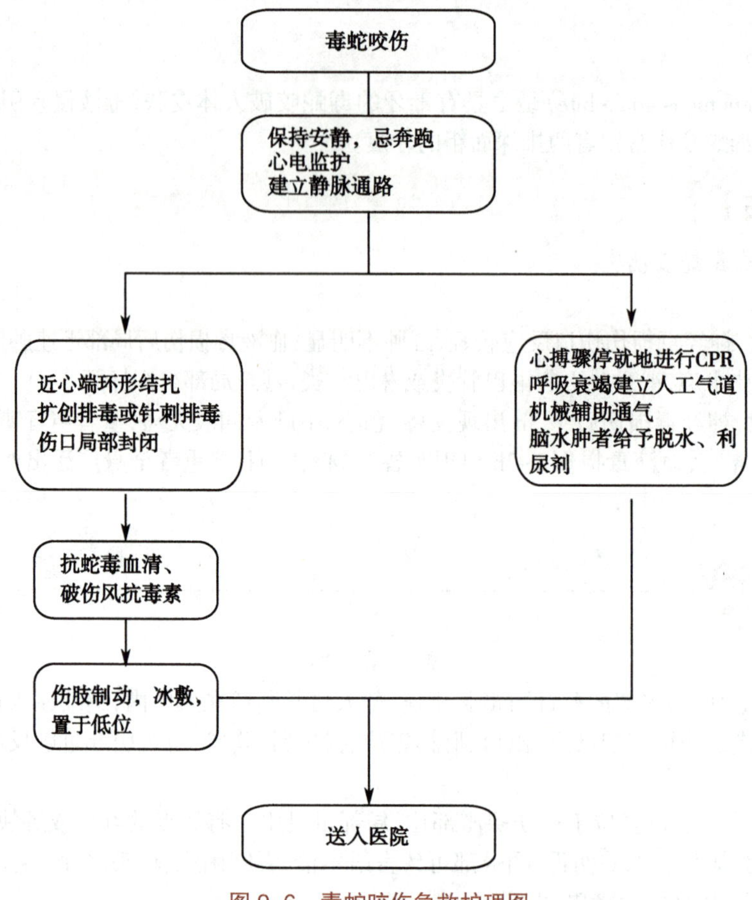

图 9-6　毒蛇咬伤急救护理图

【护理措施】

1. 现场护理　嘱病人安静休息，低置伤肢，忌奔跑，以减轻毒素吸收。伤肢绑扎时，宜用弹力绷带，注意松紧度，以能阻断浅静脉和淋巴回流，不影响动脉血供为宜。每隔 15~30min 放松 1~2 min，防止静脉过度淤血导致肢体坏死。

2. 用药护理　抗蛇毒血清 1 安瓿溶入生理盐水 20~40ml 缓慢静脉注射。用药前须做皮肤过敏试验。如皮试阴性，可全量注射抗毒血清。小儿与成人剂量相同。如呈阳性，应采用脱敏注射法。

3. 伤口排毒护理：大量冷水冲洗伤口，用手自上而下向伤口挤压，排出伤口内蛇毒。伤口湿敷时，纱布要保持一定湿度。出血较多时及时更换敷料。

4. 病情观察及支持疗法护理　对重症病人要密切监测生命体征、意识、呼吸循环功能、尿量等；如有呼吸衰竭，行气管插管或气管切开，呼吸机辅助呼吸；常规注射破伤风抗毒素，酌情应用抗生素防治感染。

5. 心理护理　病人入院后，及时与病人进行沟通，稳定病人情绪，消除其焦虑、恐惧心理。

【护理评价】

1. 病人情绪稳定、恐惧心理逐渐减轻。
2. 病人局部伤口逐渐愈合，无感染或感染得到有效控制。
3. 病人未发生休克、DIC、呼吸衰竭，肾衰竭等并发症。

（赵丽敏）

思考题

1. 简述烧伤深度的分度及其特点。

2. 简述烧伤的主要临床表现及现场救护措施。

3. 简述毒蛇咬伤的现场救护措施。

4. 病人，男，39岁，被电击伤后1h门诊收入院。病人高空作业时在距35kV高压电线约1m时，被电击伤下颌、右前臂、双手、右足、右小腿，当即昏迷。呼吸、心跳停止，大小便失禁、随后被送入医院急救。体格检查：T 36.5℃，BP 80/40mmHg，呼吸、心跳停止、大小便失禁。请思考：

（1）电击伤后应如何实施现场救护？

（2）应采取哪些院内救护措施，护理上应如何配合？

5. 病人，女，15岁。进食时突然用手呈"V"字形挤捏自己的颈部。表现出窒息的痛苦表情，伴有剧烈、有力的咳嗽，有明显的呼吸困难、气急、有鸡鸣样的喘鸣音。口唇和面色出现发绀，病人意识尚清楚。体格检查：T 36.6℃，P 102次/min，R 14次/min，BP 100/70mmHg，无大小便失禁。请思考：

（1）病人可能发生了什么情况？

（2）护士应立即采取何种救护措施。

思路解析

扫一扫，测一测

第十章 常见急危重症救护

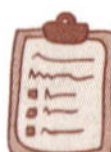

学习目标

1. 掌握常见急危重症病人的病情评估、救治原则及主要护理措施。
2. 熟悉常见急危重症的概念、常见类型。
3. 了解常见急危重症的疾病原理。
4. 能对常见急危重症病人进行救护。
5. 具有关心爱护病人的职业素养。

第一节 急性胸痛

一、急性冠状动脉综合征

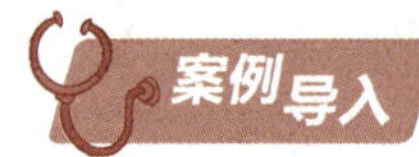

病人，男，58岁。于2h前睡眠中突发胸骨后压榨性疼痛，伴咽部烧灼感，伴出汗、头晕，持续不缓解来诊。既往有心绞痛病史。

问题：

1. 该病人所患疾病是什么？
2. 该病人目前主要护理措施包括哪些？

【概述】

急性冠状动脉综合征（acute coronary syndromes，ACS）是一种常见的严重的心血管疾病，以冠状动脉粥样硬化斑块破裂或侵蚀，继发完全或不完全闭塞性血栓形成为病理基础的一组临床综合征，临床上包括不稳定型心绞痛（UA）、非ST段抬高性心肌梗死（NSTEMI）和ST段抬高性心肌梗死（STEMI）。是冠心病的一种严重类型。

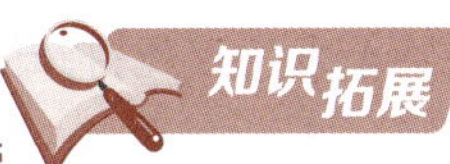

急性冠状动脉综合征常见的诱因

1. 需氧增加的因素　重体力劳动、情绪过分激动、血压突然升高、用力排便，使左心室负荷明显加重，需氧量明显增加。

2. 血黏度增加的因素　饱餐特别是进食高脂食物后，血脂增高，血黏度增加。

3. 供氧减少的因素　脱水、出血、外科手术、严重心律失常、休克致心排血量骤降，冠脉灌流量锐减。

4. 交感神经因素　晨6时至12时交感神经活性增加，机体应激反应性增强，心肌收缩力增强、心率增快、血压升高。

【病情评估】

1. 前驱症状　约半数病人在发病前有乏力，胸部不适，活动时心悸、气急、烦躁、心绞痛等症状。

2. 典型表现　为发作性胸骨后闷痛、紧缩压榨感或压迫感、烧灼感，可向左上臂、下颌、颈、背、肩部或左前臂尺侧放射，呈间断性或持续性，伴有出汗、恶心、呼吸困难、窒息感，甚至晕厥，持续时间超过10~20min，含硝酸甘油不能完全缓解时常提示急性心肌梗死。不稳定型心绞痛与典型稳定型心绞痛症状相似，通常程度更重，持续时间更长，可达数十分钟，胸痛在休息时也可发生。

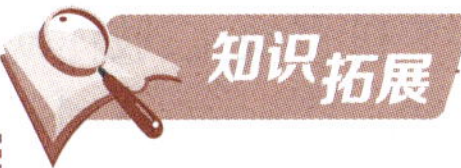

急性冠脉综合征心电图表现

症状发作时的心电图（electrocardiogram，ECG）有重要诊断意义，如有以往ECG作比较，可提高诊断准确率。应在症状出现10min内，记录ECG。大部分急性心肌梗死病人做系列ECG检查时，都能记录到典型的ECG动态变化。在面向透壁心肌坏死区的导连上出现以下特征性改变：①宽而深的Q波（病理性Q波）；②ST段抬高呈弓背向上型；③T波倒置，宽而深，两肢对称。在背向心肌梗死区的导连上则出现相反的改变，即R波增高、ST段压低、T波直立并增高。

【救治原则】

严格按照急性心肌梗死救治流程的时限要求实施各项治疗措施，降低心肌氧耗量、增加心肌氧供、保护心肌细胞、纠正心律失常。

图片：急性心肌梗死的救治流程

【护理措施】

1. 紧急救护　立即评估病人生命体征、判断病人呼吸及神志、完成18导联心电图、迅速建立静脉通路，根据病人情况，配合医生进行心肺复苏抢救、急诊溶栓或介入治疗。

2. 对症护理　针对胸痛症状的护理措施包括

（1）遵照医嘱应用吗啡镇静止痛，用药后观察有无呼吸抑制表现。

（2）舌下含服、静脉滴注或微量泵注射硝酸异山梨酯时，严格控制输液速度，并注意观察血压变化。

（3）一般情况下，可采取鼻导管或面罩吸氧，氧流量2~4L/min，维持血氧饱和度在95%及以上；对于严重低氧血症病人需气管插管、呼吸机辅助呼吸。

3. 病情观察

（1）严密监测：持续心电监测，密切观察病人心率、心律、呼吸、血压、神志变化；尿量监测，记录24h出入量；动态监测心肌酶谱的变化，为及时准确评估病情提供依据。

(2)胸痛观察:记录胸痛的部位、性质、持续时间;注意观察药物疗效和不良反应。

(3)排便情况:便秘可诱发病人发生心律失常、心绞痛、心源性休克、心力衰竭、甚至发生猝死;指导病人进食富含纤维食物,必要时遵医嘱给予缓泻剂。

4. 心理护理 ACS病人在急性发病期会产生焦虑恐惧心理、甚至濒死感,护士做好安慰和解释工作,帮助病人树立战胜疾病的信心。

二、急性主动脉夹层

病人,男,49岁。于入院前5h无明显诱因出现胸骨后疼痛,性质剧烈,呈撕裂样。病人既往有高血压病史3年,未系统治疗。

问题:

1. 该病人最可能患了什么病?
2. 该病人的观察护理要点有哪些?

【概述】

主动脉夹层的临床分型

主动脉夹层(aortic dissection,AD)是一种病情凶险、进展快、死亡率高的急性主动脉疾病。始发于主动脉壁内膜和中层撕裂形成内膜撕裂口,使中层直接暴露于管腔,主动脉腔内血液在脉压的驱动下,经内膜撕裂口直接穿透病变中层,将中层分离形成夹层。急性主动脉夹层是指发病在2周以内的夹层,病人的主要死亡原因是主动脉破裂、急性心脏压塞、急性心肌梗死、卒中、腹腔脏器缺血、肢体缺血等。根据原发破口位置及夹层累及范围,应用比较广泛的主动脉夹层分型有DeBakey、Stanford国际分型以及根据我国主动脉夹层的发病特征在Stanford分型基础上的孙氏细化分型。

【病情评估】

1. 疼痛 胸背部剧烈疼痛是急性主动脉夹层最常见的症状,一般位于胸部的正前后方,呈刺痛、撕裂痛、刀割样痛。

2. 休克表现 部分病人可出现呼吸急促、颜面苍白、皮肤湿冷、脉搏快速等类似休克的表现。

主动脉夹层的临床表现

1. 血流动力学变化 在急性期,主动脉夹层死亡率或猝死率极高,其血流动力学变化非常复杂。部分病人可表现为低血压症状。

2. 疼痛 胸背部剧烈疼痛是急性主动脉夹层最常见的临床症状,无心电图ST-T改变的胸部和(或)背部等处剧烈不缓解的疼痛是急性主动脉夹层最常见的首发症状。

3. 脏器缺血 主要分支血管受累导致脏器缺血是主动脉夹层最主要的病理生理改变之一。

(1)夹层累及冠状动脉开口可导致急性心肌梗死和左心衰竭。

(2)夹层累及无名动脉或左颈总动脉可导致中枢神经症状。

(3)夹层累及一侧或双侧肾动脉可有血尿、无尿和严重高血压,甚至急性肾衰竭。

(4)夹层累及腹腔动脉、肠系膜上及肠系膜下动脉可表现为急腹症及肠坏死等。

(5)累及下肢动脉可出现急性下肢缺血症状。

【救治原则】

内科保守治疗、外科手术治疗和介入治疗是急性主动脉夹层的主要治疗方法。紧急救治原则为有效缓解疼痛、控制心率和血压，降低主动脉夹层破裂的风险。

【护理措施】

1. 紧急救护　病人绝对卧床休息、密切观察生命体征和病情进展，迅速建立静脉通路。

2. 对症护理

(1)遵照医嘱给予病人镇静镇痛药物，以控制和有效缓解病人的疼痛。

(2)将收缩压控制在 100~120mmHg，心率降至 60~80 次 /min，以降低主动脉壁所受到的压力，同时保持重要脏器(心、脑、肾)灌注。

3. 病情观察

(1)严密监测神志、生命体征变化，监测并记录四肢血压，记录 24h 出入量、每小时尿量及尿色，以判断重要脏器灌注情况，及时发现缺血表现。

(2)定时评估桡动脉和足背动脉搏动、肢体温度和颜色情况，判断有无组织灌注不良和下肢缺血。

4. 心理护理　急性主动脉夹层严重威胁病人生命，剧烈胸背部疼痛给病人及家属带来巨大心理压力和恐惧情绪，护士在及时采取护理措施的基础上，尽量减少病人体位的改变、给予安抚，病人主诉不适及时报告医生处理。

第二节　心　　悸

案例导入

病人，女性，60 岁。间断性头晕、心悸 5 年，加重 1 个月入院。病人 5 年前无明显诱因出现头晕、心悸，偶有黑矇，持续时间较短可自行缓解，未予正规治疗。一个月前再次出现上述症状，程度较前加重，持续时间长，可达 1h，自测脉搏最慢 30 次 /min，并晕厥一次，伴面部摔伤，就诊于当地医院。行心电图、心脏彩色超声等检查，诊断为“三度房室传导阻滞”。

问题：

1. 该病人首要的护理措施是什么？
2. 病人病情观察要点有哪些？

【概述】

心悸(palpitation)是一种自觉心脏跳动的不适感或心慌感。当心脏收缩过强、心动过速、心动过缓或其他心律失常时，病人均可感觉心悸。一般认为心脏活动过度是心悸发生的基础，常与心率及心搏出量改变有关，心悸可以是生理性或是病理性的，也可以由功能性疾病引起。致命性心律失常是引起心悸症状的最为严重的疾患。

【病情评估】

1. 症状评估　询问病人心悸的发作时间，频繁程度，起止方式，有无情绪激动、吸烟、饮酒等诱因，以及既往病史、服药史等。针对性进行体格检查，重点检查有无器质性心脏病的体征，并注意检查全身情况，如发热、贫血、突眼、甲状腺肿大等。

2. 心电图评估　心电图检查是判断有否心律失常存在和类型的重要方法，是决定临床抢救、治疗

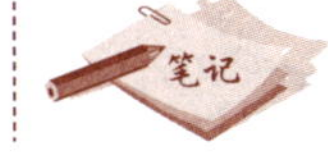

致命性心律失常类型及心电图表现

用药的基本依据，对临床诊断起决定性作用。

【救治原则】

心悸与心律失常无关时一般无需特殊治疗，对于心律失常伴随严重血流动力学障碍的病人，终止心律失常是急诊处理的首要原则，需根据心律失常的类型进行急救处置。快速心律失常可选择抗心律失常药和电除颤治疗；缓慢性心律失常可使用药物或安装心脏起搏器。

【护理措施】

1. 紧急救护　针对致命性心律失常病人。

(1)严密监测心率、心律的变化。

(2)伴有缺氧症状时，应给予低流量氧气吸入。

(3)迅速建立静脉通路，备好纠正心律失常药物及除颤器、呼吸机等抢救设备。

2. 对症护理

(1)发热引起的心率增快，应给予物理降温措施或遵照医嘱药物降温。

(2)室上性心动过速引起的心悸，可用刺激迷走神经的方法终止发作。

3. 病情观察

(1)密切观察病人的脉搏、心率、心律的变化，必要时做心电图或进行心电、血压监护，同时观察是否有呼吸困难、心前区疼痛、晕厥、抽搐等严重症状。

(2)发现致命性心律失常立即通知医师，配合抢救。

4. 心理护理　病人出现心悸、黑矇、晕厥症状时易出现紧张焦虑情绪，护士应做好心悸相关知识的健康教育，指导病人进行自我调节，分散注意力，以放松心情。

第三节　支气管哮喘急性发作病人的救护

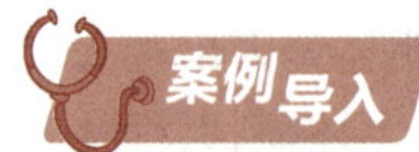

病人，男，21 岁，哮喘急性发作。因“突发呼吸困难约 10 余 min”呼叫“120”。现场查体：血压 90/60mmHg，神志不清，口唇发绀，叹息样呼吸。听诊：双肺呼吸音减弱，心音弱，心率增快。问及病人的病史，现场室友答有哮喘病史，且经常发作。平时经常自己应用气道吸入药物治疗(具体不详)。

问题：

1. 该病人首要的护理措施是什么？
2. 病人病情观察要点有哪些？

急性重症哮喘的临床表现及严重程度分级

【概述】

支气管哮喘(bronchial asthma)简称哮喘，是气道的一种慢性过敏反应炎症性疾病。它是有嗜酸性粒细胞、肥大细胞、T 淋巴细胞等炎症细胞，气道上皮细胞和细胞组分参与的气道慢性过敏反应炎症性疾病。这种气道炎症导致气道高反应性的增加和广泛、易变的可逆性气流受限，表现为反复发作性喘息、气促、胸闷和咳嗽症状。常于夜间或清晨发作或加重，多数病人可自行或用药治疗后缓解症状。

【病情评估】

1. 病史评估　询问病人或家属，病人哮喘发作的时间、地点、诱因，呼吸困难的程度，以及既往病史、服药史等。

2. 症状评估　包括病人呼吸方式、呼吸频率和深度、呼吸节律，伴随症状和体征。

3. 其他评估　进行生命体征监测、肺部 X 线检查；完善血液常规、血气分析等实验室检测。

【救治原则】

以解除气管痉挛、抗感染、保持呼吸道通畅，防止继发感染为主。

【护理措施】

1. 紧急救护

(1) 迅速判断病人急性发作时哮喘严重程度。

(2) 病人取半卧位。

(3) 经鼻导管氧气吸入，氧流量 2~4L/min。严重缺氧应给予面罩吸氧。

(4) 使用速效支气管舒张剂缓解哮喘症状。

(5) 建立静脉通路。

(6) 重症哮喘病人出现严重发绀、神志不清时，做好气管插管或气管切开的准备。

2. 对症护理

(1) 卧床休息，取半坐位或坐位，减少体力消耗。

(2) 吸氧时应注意呼吸道的湿化，伴有高碳酸血症时应低流量吸氧。

(3) 鼓励病人多饮水，成人每日饮水 2500~3000ml，防止脱水造成痰液黏稠不易咳出，必要时根据医嘱给予补液。

(4) 协助病人漱口，保持口腔清洁；定时翻身，防止压疮发生。

3. 病情观察

(1) 重症哮喘病人可出现各种心律失常，甚至出现室性心动过速、室扑及室颤等致命性心律失常，应给予心电监护，密切观察病人的脉搏、心率、心律变化。

(2) 肺部哮鸣音是哮喘病人的典型体征，当呼吸肌疲劳、呼吸动力减弱时，哮鸣音不明显甚至消失，病人出现“寂静胸”，出现意识障碍，提示病情危重。急性哮喘病人可并发自发性气胸、纵隔气肿等并发症。护士应严密观察病人的呼吸型态，观察咳嗽、咳痰情况，及时发现异常情况并报告医生积极处理。

4. 心理护理　哮喘发作时病人可有濒死感，常伴有精神紧张、烦躁、恐惧等心理反应，而不良情绪常会诱发或加重哮喘发作。哮喘发作时，可采用背部按摩的方法使病人感觉通气轻松，情绪渐趋稳定，有利于症状缓解。同时向病人解释病情，消除顾虑，有利于缓解发作。

第四节　脑　卒　中

一、脑梗死

病人，男，60 岁。起床时发现口齿不清，明显的口舌歪斜，左侧肢体力弱，嗜睡，吞咽困难，偶伴心慌、气短、乏力等症状。病人既往有高血压病史，平时口服硝苯地平每次 10mg，每日 3 次。现 BP 195/95mmHg，HR 103 次 /min，R 23 次 /min，左侧上下肢肌力为Ⅲ级。

问题：

1. 考虑该病人最可能患了什么病？

2. 考虑该病人首要的护理措施是什么？

【概述】

脑梗死(cerebral infarction)又称缺血性脑卒中,是指因脑部血液循环障碍,缺血、缺氧所致的局限性脑组织缺血性坏死或软化。

【病情评估】

1. 症状评估

(1)颈内动脉血栓形成:对侧偏瘫、偏身感觉障碍、对侧同向偏盲等,优势半球受累可出现失语。

(2)椎基底动脉血栓形成:多见眩晕,伴有恶心、呕吐、眼球震颤、复视、构音障碍、共济失调、吞咽困难等。椎基底动脉主干闭塞时,可出现延髓性麻痹、交叉瘫痪、四肢瘫、昏迷等。

2. 辅助检查 颅脑CT/MRA、心电图、超声心动图、颈动脉超声。

【救治原则】

1. 早期溶栓 从症状发作到治疗的时间对病人预后的影响重大,对于缺血性卒中症状发作或最后已知正常时间在3h内的病人,应采取积极治疗措施;对于存在出血风险或超过溶栓时间窗的病人,应评估合理性。

2. 其他治疗

(1)抗血小板治疗:未行溶栓的急性脑梗死病人可在48h之内应用抗血小板聚集剂。

(2)抗凝治疗:主要包括肝素、低分子肝素、华法林。

(3)机械取栓术。

(4)神经保护治疗:脑保护剂包括自由基清除剂、阿片受体阻断剂、钙通道阻断剂等;早期应用头部或全身亚低温治疗可降低脑代谢和脑耗氧量。

【护理措施】

1. 紧急救护

(1)立即卧床休息,床头抬高15°~30°。

(2)保持呼吸道通畅,遵照医嘱给予吸氧。

(3)密切监测生命体征、意识、瞳孔、肌力等。

(4)建立静脉通路。

(5)遵照医嘱留取血标本。

2. 对症护理

(1)符合溶栓标准的病人配合医生完成溶栓。

(2)瘫痪病人加强皮肤护理、预防下肢静脉血栓的形成。

(3)吞咽障碍病人给予鼻饲。

(4)留置尿管病人,做好尿管和会阴部护理。

(5)躁动病人给予保护措施,必要时给予约束。

3. 病情观察

(1)监测生命体征、意识、瞳孔、肌力情况。

(2)密切观察心电、血压情况,发现异常及时报告医生。

(3)观察病人排便颜色,黑色或暗红色便时,警惕发生消化道出血。

4. 心理护理 关心尊重病人,避免言语刺激;鼓励病人及家属主动参与治疗、护理活动。

二、脑出血

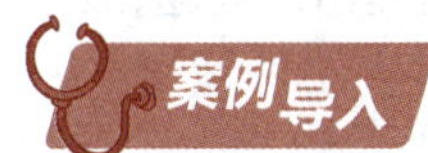

病人，男，62 岁。2 年前出现头痛、头晕、健忘等症状，BP 160/95mmHg，服用降压药后自觉上述症状缓解。2d 前出现剧烈头痛、视物模糊、呕吐及右侧面神经麻痹、左侧上下肢瘫痪，急性病容，昏迷，呼吸深大，BP 210/110mmHg，上下肢水肿，颈静脉充盈。

问题：

1. 该病人最可能患了什么病？
2. 该病人首要的护理措施是什么？

【概述】

脑出血（intracerebral hemorrhage，ICH）是指原发性非外伤性脑实质内出血，是急性脑血管病中病死率最高的疾病。绝大多数脑出血由高血压合并动脉粥样硬化导致，通常在活动、用力或精神受刺激时发病，起病突然而急骤，可在数分钟至数小时内达到高峰。

【病情评估】

1. 症状评估

(1) 突出的全脑损害症状，如头痛、呕吐、意识障碍。

(2) 明确的局灶性神经功能缺损表现，失语症、病变对侧偏瘫，双眼同向偏斜，眼底可有视网膜出血和视盘水肿。

(3) 迅速的脑外器官系统功能损伤，如高血压、心律失常、呼吸节律紊乱、呃逆、消化道出血、体温升高、心电图异常等。

2. 辅助检查　头部 CT 是确诊脑出血的首选。

【救治原则】

评估脑出血的部位、出血量及病人综合情况，血肿小且无明显颅内压增高的病人，以内科治疗为主，保持呼吸道通畅、控制血压、维持生命体征稳定、减轻脑水肿、预防和治疗各种并发症。血肿大颅内压高的危重病人，内科治疗效果不佳，须及时外科手术干预。

【护理措施】

1. 紧急救护

(1) 绝对卧床，给予床头抬高 15°~30°。

(2) 保持呼吸道通畅，遵照医嘱给予吸氧。

(3) 密切监测生命体征、意识、瞳孔、肌力等。

(4) 建立静脉通路。

(5) 遵照医嘱应用降压及脱水降颅压药物。

(6) 备好抢救物品。

2. 对症护理

(1) 观察用药效果：应用降压药物时，血压降低速度和幅度不宜过快；使用脱水降颅压药物，监测并记录颅内压水平，观察病人神志变化。

(2) 加强基础护理：瘫痪病人加强皮肤护理、预防下肢静脉血栓的形成；吞咽障碍病人给予鼻饲；留置尿管病人，做好尿管和会阴部护理。保持大便通畅，必要时给予缓泻剂或灌肠。

3. 病情观察

格拉斯哥昏迷评估量表

(1)监测生命体征、意识状态、瞳孔变化,评估肌力情况及颅内压水平。

(2)观察发生上消化道出血情况,关注病人是否排黑色或红色便,及时报告医生。

4. 心理护理　鼓励病人表达自己的感受,避免言语刺激;耐心解答病人及家属提出的问题;鼓励病人及家属主动参与治疗、护理活动。

三、蛛网膜下腔出血

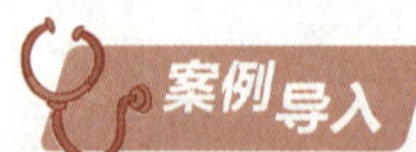

病人,男性,30岁。因突发头痛、呕吐1h入院,查体:血压230/100mmHg,嗜睡、语利、脑神经无异常所见,颈抵抗,脑膜刺激征(+),四肢活动如常,未引出病理征,心肺腹无明显异常。

问题:

1. 考虑该病人最可能患了什么病?

2. 考虑该病人首要的护理措施是什么?

【概述】

蛛网膜下腔出血(subarachnoid hemorrhage,SAH)是指脑底部或脑表面血管破裂后,血液流入蛛网膜下腔引起相应临床症状的一种脑卒中,又称原发性蛛网膜下腔出血。

【病情评估】

1. 症状评估

(1)突发剧烈头痛,呈胀痛或爆裂样疼痛;多伴有恶心、呕吐;可有意识障碍或精神症状。

(2)发病数小时后可见脑膜刺激征阳性;

(3)少数病人可出现局灶性神经功能缺损体征,如动眼神经麻痹、轻偏瘫、失语或感觉障碍等。

2. 辅助检查　头部CT是确诊蛛网膜下腔出血的首选;脑血管造影对颅内动脉瘤诊断最有价值;必要时进行脑脊液检测。

【救治原则】

1. 防治再次出血　安静休息、调控血压、应用抗纤维溶解药物。

2. 防治脑血管痉挛　维持血容量和血压、应用钙通道阻滞剂。

3. 防治脑积水　可给予药物治疗,无效者外科干预。

【护理措施】

1. 紧急救护

(1)绝对卧床,床头抬高15°~30°。

(2)评估病人头痛症状。

(3)密切监测生命体征、意识状态、瞳孔变化,评估肌力情况及颅内压水平等。

(4)建立静脉通路。

(5)遵照医嘱应用降压药物、脱水降颅压药物。

(6)备好抢救物品。

2. 对症护理

(1)绝对卧床4~6周,床头抬高15°~30°,保持环境安静。

(2)颅内压增高病人遵照医嘱使用脱水药物。

(3)血压升高病人遵照医嘱给予降压药。

(4)头痛病人遵照医嘱给予镇静药。

(5)肢体功能障碍病人加强皮肤护理、防止下肢静脉血栓形成。

(6)吞咽障碍病人给予鼻饲。

(7)留置尿管病人，做好尿管和会阴部护理。

(8)保持大便通畅，必要时给予缓泻剂或灌肠，避免引起血压、颅内压升高的诱因。

3. 病情观察

(1)监测生命体征、意识状态及瞳孔变化。

(2)观察肢体运动、感觉变化。

(3)观察有无再出血征象，如剧烈头痛、意识障碍出现或加深。

4. 心理护理　告知病人及家属疾病相关知识，解释头痛原因、可能持续时间，告知检查可明确病因，消除紧张、焦虑、恐惧心理。

第五节　急性腹痛

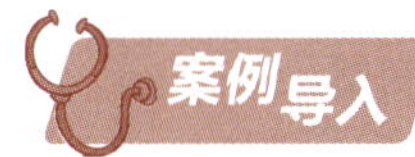

病人，男，28岁。3d前无明显诱因出现上腹部疼痛，伴腹胀、恶心、呕吐，呕吐物为胃内容物，T 38.9℃，P 84次/min，R 21次/min，BP 120/80mmhg。无明显寒战、腹泻等症状，后腹痛转移并固定右下腹，呈持续性胀痛，1d前行补液抗炎治疗效果欠佳。实验室检查：血红蛋白115g/L，红细胞 5×10^{12}/L，白细胞 12×10^{9}/L。入院诊断：急性阑尾炎。病人入院后疼痛加重，强烈要求注射哌替啶。

问题：

1. 该病人是否可以应用止痛药？
2. 应观察病人哪些方面？

【概述】

急性腹痛（acute abdominal pain）是指发生在1周之内，由各种原因引起的腹腔内外脏器急性病变而表现为腹部不适的症状，是急诊科最常见的临床症状之一，也是促使病人就诊的重要原因之一。

【病情评估】

1. 腹痛的部位常为病变所在，要注意有无腹痛的放射或转移。

2. 腹痛的性质程度反映病情的轻重，但要注意病人对疼痛的耐受差异，特别是老年人，对疼痛感觉不敏感。

疼痛程度评估

3. 病史评估

1）询问病人是否进食油腻、大量进食及饮酒。

2）了解病人既往史，如消化性溃疡、胆囊炎、胆石症、有腹部手术史、有毒物接触史等。

3）女性病人了解月经史，有助于鉴别妇产科急性腹痛。育龄期妇女的末次月经时间有助于判断异位妊娠。

急性腹痛的主要伴随症状与鉴别诊断

1. 伴黄疸　提示胆道系统疾病。
2. 伴发热　见于腹腔脏器感染性疾病、大叶性肺炎等。
3. 伴血尿　多见于泌尿系统结石。
4. 伴休克　见于腹腔内脏器穿孔、破裂或扭转，急性梗阻性化脓性胆管炎，急性胰腺炎等。

5. 伴呕吐　见于急性胃炎、胆绞痛、肾绞痛、肠梗阻等。
6. 伴腹泻　见于急性肠炎、痢疾等。
7. 伴血便　见于肠系膜动脉栓塞、急性出血坏死性肠炎、缺血性肠病等。
8. 伴排气排便停止　多见于各种原因导致的肠梗阻。

【救治原则】

急性腹痛是一种常见的症状，病人腹痛的部位和性质各不相同，但都具有发病急、变化快、病情重的特点。因此当病人因急性腹痛来就诊时，应充分评估、快速判断、针对病因、及时处理。

【护理措施】

1. 紧急救护　迅速测量呼吸、脉搏、血压和体温情况并记录；建立静脉通路。
2. 对症护理
(1)预防休克：遵照医嘱给予静脉输液治疗，纠正水、电解质紊乱和酸碱平衡失调。
(2)抗感染：对伴有发热、白细胞计数升高的炎症性急性腹痛，应用抗生素有效控制感染。
(3)腹胀：禁食水，持续有效胃肠减压，必要时遵医嘱行灌肠治疗。
3. 病情观察　评估腹痛和腹胀情况，听诊肠鸣音，观察是否发生肠坏死及肠穿孔等情况发生。
4. 心理护理　由于突发疾病和疼痛等原因，病人往往有恐惧心理和急躁情绪。护士应耐心倾听病人主诉，并耐心解释和安抚病人，以取得其信任，积极配合治疗。

第六节　急性上消化道出血

病人，女，48岁。3h前饭后突发呕吐鲜红色血2次，量约600ml，并出现头晕、面色苍白、呼吸急促、烦躁不安、四肢无力、皮肤湿冷。急忙送医院进行抢救。入院后，心电血压监测示：T37.8℃，P 115次/分，R 28次/分，BP 80/50mmHg，患者既往有慢性周期性、节律性上腹痛史，呕血前疼痛加剧，呕血后疼痛减缓。

问题：
1. 该病人可能的诊断是什么？
2. 应该立即采取的护理措施有哪些？

【概述】

消化道出血(gastrointestinal bleeding)是指从食管到肛门之间消化道的出血，是消化系统常见的病症。通常将消化道出血分为上消化道出血、中消化道出血、下消化道出血3种类型。急性上消化道大出血是指在数小时内其出血量超过1000ml或达到循环血容量的20%。

出血量的评估

大便潜血试验阳性，提示出血量5~10ml；出现黑便，提示出血量在50~100 ml，甚至更多；胃内积血量达250~300ml，可引起呕血；一次出血量 <400ml，不会引起全身症状；出现头晕、心悸、乏力提示出血量 >400~500ml；如出血量超过1000ml，临床即出现急性周围循环衰竭的表现，严重者引起失血性休克。

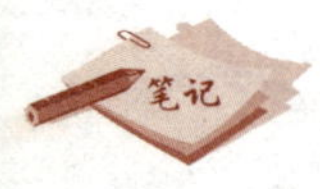

上消化道出血程度分级

【病情评估】

1. 呕血与黑便　是上消化道出血的特征性表现。

2. 失血性周围循环衰竭　急性大量出血时，循环血容量迅速减少、导致周围循环衰竭。

3. 发热　多数病人在24h内出现低热、一般不超过38.5℃，持续3~5d。

【救治原则】

以迅速补充血容量、纠正水电解质失衡、抗休克、止血治疗为主。

【护理措施】

1. 紧急救护

(1)采取休克卧位：病人取平卧位，将下肢抬高，保持脑部供血。保持呼吸道通畅，给予氧气吸入。呕吐时头偏向一侧，防止窒息或误吸，必要时准备负压吸引器。

(2)积极补充血容量：迅速建立静脉通道(2条以上静脉通道)，选用流速大于54ml / min的留置针，查血型及交叉配血，原则上先输生理盐水或葡萄糖盐水、林格液、右旋糖酐溶液；必要时及早输血，一般输浓缩红细胞；若为严重活动性大出血，则输注全血，尽早恢复血容量；肝硬化病人应输新鲜血液，以避免因库存血内氨过多，诱发肝性脑病。

2. 对症护理

(1)发热护理：遵照医嘱给予输液及抗炎药物，定时观察体温变化情况。

(2)饮食护理：大量出血期禁食，少量出血、无呕吐者，给予温凉流质饮食，食管胃底静脉曲张破裂出血者，止血后限制钠和蛋白食物，以免加重腹水及诱发肝性脑病。

3. 基础护理

(1)出血期卧床休息，必要时加床档，做好跌倒坠床等安全护理。

(2)做好口腔护理，保持口腔清洁。

(3)便血护理：做好排便后清洁、保持肛门周围干燥。

(4)经常更换体位，避免局部长期受压；保持床位平整清洁干燥，预防压疮。

(5)及时清理一切血迹和胃肠引流物，避免恶性刺激。

4. 病情观察

(1)生命体征观察：严密观察病人的血压、心率、神志、尿量、皮肤色泽及末梢循环情况，准确记录24h出入量。

(2)判断有无继续或再次出血：如反复呕血、黑便次数增加等。

(3)并发症观察：观察消化性溃疡病人腹部疼痛情况，以及肝硬化并发上消化道出血病人有无出现肝性脑病。

5. 心理护理　经常巡视病房，安抚病人，解释各种症状和不适的原因，使其有安全感。

第七节　血 糖 异 常

一、糖尿病酮症酸中毒

案例导入

病人，男，23岁，在校大学生。既往1型糖尿病8年。昨日晚上与同学聚餐，饮用大量碳水化合物饮料。今日晨4时出现恶心、呕吐，并伴有头痛、嗜睡、烦躁，呼吸深快、烂苹果味，同学送其急诊入院。体格检查：T 37℃，P 105次/min，R 28次/min，BP 110/60mmHg，烦躁，皮肤湿冷。

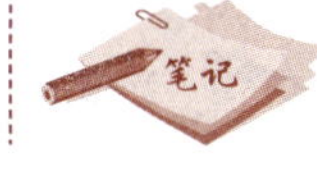

问题：

1. 该病人最可能患了什么病？
2. 该病人首要的护理措施是什么？

【概述】

糖尿病酮症酸中毒（diabetic ketoacidosis，DKA）是由于胰岛素活性重度缺乏及升糖激素不适当升高，引起糖、脂肪和蛋白质紊乱，以致水、电解质和酸碱平衡失调，出现高血糖、酮症、代谢性酸中毒和脱水为主要表现的临床综合征。

【病情评估】

1. 症状评估

(1)高血糖伴随症状：主要表现为多尿、烦渴多饮和乏力症状加重。可伴外阴局部皮肤瘙痒、四肢酸痛、麻木、月经失调、便秘、视力障碍等症状。

(2)酮症酸中毒症状：出现食欲减退、恶心、呕吐，常伴头痛、烦躁、嗜睡等症状，呼吸深快，呼气中有烂苹果味（丙酮气味）；病情进一步发展，出现严重失水现象，尿量减少、脉快而弱，血压下降、四肢厥冷；到晚期，各种反射迟钝甚至消失，终至昏迷。

2. 实验室检查 尿糖、尿酮体多呈阳性或强阳性。血酮体增高，血糖升高。

【救治原则】

以快速补液，降糖纠酮，纠正电解质紊乱和酸中毒为主。

【护理措施】

1. 紧急救护

(1)迅速开放两条静脉通路，遵照医嘱给予补液及胰岛素降糖治疗。

(2)吸氧 4~6L/min，维持 PaO_2>60mmHg。

(3)重症病人立即给予心率、呼吸及血氧、血压监测，以判断病人病情变化。

(4)遵照医嘱立即采集血、尿标本，及时送检并查看结果回报。

2. 对症护理

(1)补液：补液总量一般按病人体重（kg）的 10% 估算。先补充生理盐水，当血糖降至 13.9mmol/L 时改用 5% 葡萄糖溶液加胰岛素继续输注。补液速度先快后慢，补液速度应根据病人心功能及脱水情况而定，必要时进行中心静脉压监护。准确记录 24h 出入量。

(2)胰岛素使用：准确进行小剂量胰岛素输注。在治疗过程中，警惕低血糖出现。

(3)补钾：严密观察病人心率及心律，警惕有无心律失常发生。

(4)基础护理

1)昏迷者按昏迷常规进行护理，保持呼吸道通畅，同时做好口腔、皮肤清洁，预防感染和压疮。

2)饮食护理：鼓励病人多饮水，进食糖尿病饮食。如昏迷病人不能禁食，可留置胃管，进行胃肠道补液，鼻饲流质饮食。

3. 病情观察

(1)严密监测：观察病人的神志、瞳孔、生命体征变化并记录。

(2)观察纠酮补液效果：每 1~2h 测定血糖，按医嘱要求测定（血、尿）酮体、电解质、血气数值，观察病人烦渴、呕吐、呼气中的烂苹果味等症状有无减轻，脱水征象有无减轻或消失。

(3)观察并发症：记录 24h 尿量，以判断肾功能。病人出现严重头痛、大小便失禁、意识或行为改变、癫痫发作、昏迷加深，应高度警惕脑水肿发生。

4. 心理护理 应耐心给病人讲解酮症酸中毒的有关知识，解释各种症状和不适的原因，说明配合治疗的重要性。

二、高渗性高血糖状态

案例导入

病人，女，69岁，退休在家。2型糖尿病病史20年，昨日因不洁饮食后出现腹泻症状，排8~10次水样便，今日在家出现头晕、四肢无力、嗜睡、烦躁，被家人急送入院。体格检查：T 37.5℃，P 105次/min，R 24次/min，BP 90/60mmHg，眼眶凹陷，面色苍白，皮肤湿冷。

问题：

1. 该病人最可能患了什么病？
2. 该病人首要的护理措施是什么？

【概述】

高渗性高血糖状态（hyperosmolar hyperglycemic state，HHS）多发生于已有数周多尿、体重减轻和饮食减少病史的老年2型糖尿病病人，指上述病人最终出现的精神错乱、昏睡或昏迷的状态。临床上多表现为严重高血糖而基本上无酮症酸中毒、血浆渗透压升高、失水和意识障碍等精神神经系统症状。

【病情评估】

症状评估

1. 高血糖伴随症状　主要表现为多尿、烦渴多饮和乏力症状加重。同时可伴有恶心、呕吐、食欲减退等症状。

2. 中枢神经系统表现　意识水平主要决定于血浆渗透压升高的程度。可表现为淡漠、嗜睡；定向力障碍、幻觉、上肢拍击样粗震颤、癫痫样抽搐、失语、偏盲、肢体瘫痪、昏迷及锥体束征阳性等。

【救治原则】

以快速补液，恢复血容量，降低血浆渗透压，积极寻找并消除诱因为主。

【护理措施】

1. 紧急救护

（1）迅速开放两条静脉通路，遵照医嘱给予补液及胰岛素降糖治疗。

（2）鼻导管氧气吸入，氧流量4~6L/min，维持PaO_2>60mmHg。

（3）重症病人立即给予心率、呼吸及血氧、血压监测，以判断病人病情变化。有意识改变者，保护其安全。

（4）及时采集血、尿标本送检并查看结果回报。

2. 对症护理

（1）补液：补液总量一般按病人体重（kg）的10~20%估算。首选生理盐水，如有休克，可先补充生理盐水和适量胶体溶液。补液速度先快后慢，补液速度应根据病人心功能及脱水情况而定，准确记录24h出入量。

（2）胰岛素使用：准确进行小剂量胰岛素输注，严密观察血糖变化及病人症状，避免血糖急剧下降，警惕发生低血糖。

（3）补钾：积极补钾，鼓励病人同时口服补钾。如病人肾功能不全，补钾时尤应注意。严密观察病人心率及心律，警惕有无心律失常发生。

3. 基础护理

（1）昏迷病人：保持呼吸道通畅，同时做好口腔、皮肤清洁，预防感染和压疮。

（2）留置胃管病人：抬高床头15°~30°，避免反流，每小时经胃管注入温开水200ml。

4. 病情观察

(1)严密监测:观察病人的神志、瞳孔、生命体征变化并记录。

(2)观察补液降糖效果:每1~2h测定血糖,观察病人烦渴、呕吐等症状有无减轻,脱水征象有无减轻或消失。

5. 心理护理　应耐心给病人讲解发生高渗性高血糖状态的有关知识,解释各种症状和不适的原因,说明配合治疗的重要性。

三、低血糖症

病人,男,55岁,客户经理。既往2型糖尿病10年,今日在与客户聚餐饮酒交谈后出现头晕、恶心、四肢无力、大汗。经休息症状无缓解,被同事急送入院。体格检查:T 36.5℃,P 105次/min,R 22次/min,BP 100/60mmHg,神志欠清,面色苍白,皮肤湿冷。

问题:

1. 该病人最可能患了什么病?
2. 该病人首要的护理措施是什么?

【概述】

低血糖症(hypoglycemia)是一组由多种病因引起的血中葡萄糖浓度过低(通常 <2.8mmol/L)、临床以交感神经兴奋和(或)神经缺糖症状为主要表现的综合征。持续性严重低血糖将导致不可逆性脑损害,甚至昏迷、死亡。对于接受药物治疗的糖尿病病人只要血糖水平≤3.9mmol/L就属于低血糖范畴。

【病情评估】

1. 症状评估

(1)交感神经兴奋症状:心悸、出汗、饥饿感、震颤、焦虑、感觉异常等。

(2)中枢神经系统症状:精神行为异常、抽搐、意识改变,嗜睡、意识模糊,重者昏迷。

2. 体格检查　脉搏加快,面色苍白或出汗,意识改变。

3. 血糖测定　判断低血糖程度,指导治疗。

【救治原则】

以快速补糖,避免不可逆的脑损害,积极寻找并消除诱因为主。

【护理措施】

1. 紧急救护

(1)立即配合抢救治疗,迅速提高血糖水平。

(2)鼻导管氧气吸入,氧流量2~4L/min。

(3)重症病人立即给予心率、呼吸及血氧、血压监测,以判断病人病情变化。发生意识改变者,保护病人安全。

2. 对症护理　采取正确方式补充葡萄糖。口服葡萄糖苷酶抑制剂的糖尿病病人,应进食单糖类食物以纠正低血糖。50%葡萄糖溶液为高渗溶液,首选中心静脉通路注射,如无中心静脉通路,应选较粗的静脉注射,如肘正中静脉等,以保护血管避免静脉炎发生。

3. 病情观察

(1)生命体征监测:观察病人的血压、心率、心律变化并记录,异常情况及时报告医生。

(2)血糖监测:每15min检测血糖1次。如病人乏力、大汗、心慌症状好转或缓解,昏迷病人意识恢

复，提示治疗有效。病人发生神经系统症状，意识恢复后至少监测血糖 24~48h。老年人、反复出现低血糖者，低血糖初始症状不明显，应重点关注。

(3) 评估意识状态：观察神志、瞳孔变化，病人有无不可逆脑组织损伤等。

4. 心理护理 低血糖症状给病人造成不适及恐惧心理，护士应耐心解释并安抚病人，讲解相关知识和预防措施，增加病人的治疗信心。

血糖异常的临床表现及鉴别诊断

（秦彦荣）

思考题

1. 病人，男，62 岁，饱餐后不久突然感到胸骨后持续性压榨样闷痛 2h，向颈部放射，伴大汗、心悸、恐惧。测量血压 80 / 50mmHg，面色苍白，烦躁不安。考虑该病人的诊断是什么？应采取哪些紧急救治措施？

2. 病人，男，50 岁。既往有哮喘病史，1d 前受凉后出现咳嗽痰多、气促，夜间喘憋加重。因“支气管哮喘急性发作、肺部感染”收入院。体格检查：T 36.6℃，P 110 次 /min，R 32 次 /min，BP 128/78mmHg。双侧呼吸运动度一致，双肺听诊呼吸音粗，可闻及呼吸末哮鸣音。辅助检查：肺功能示支气管舒张试验阳性。动脉血气示 pH 7.38，PaO_2 66.4mmHg，$PaCO_2$ 40mmHg，HCO_3^- 25mmol；血常规示 WBC 10.7×10^9/L。

(1) 该病人的护理要点是什么？

(2) 如何进行避免支气管哮喘发作诱因的健康指导？

3. 病人，男，70 岁，起床时发现口角歪斜，右侧肢体无力，嗜睡，饮水呛咳。既往有高血压病史，未规律服药。现 BP 180/95mmHg，HR 85 次 /min，R 20 次 /min，右侧上下肢肌力为Ⅲ级。应考虑病人患的疾病是什么？

4. 病人，男，29 岁，突发头痛、呕吐 2h 入院。查体：BP 220/110mmHg，嗜睡、脑神经无异常所见，颈抵抗，脑膜刺激征（+），四肢活动如常，病理征未引出，心肺腹无明显异常。考虑病人的疾病诊断是什么？

5. 病人，男，52 岁，4h 前，饭后突发呕鲜红色血 3 次，量约 1000ml，并出现头晕、面色苍白、呼吸急促、烦躁不安、四肢无力、皮肤湿冷。急忙送医院进行抢救。入院后心电血压监测示 T 37.8℃，P 115 次 /min，R 28 次 /min，BP 80/50mmHg，病人既往患有消化性溃疡病史 3 年。如果你是接诊护士：

(1) 针对目前情况，应该立即采取的护理措施是什么？

(2) 病情稳定后，观察或判断病人有无继续及再次出血的征象是什么？

思路解析

扫一扫，测一测

第十一章　常用急救技术

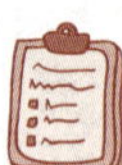
学习目标

1. 掌握常用急救技术的适应证及禁忌证、操作方法及主要护理措施。
2. 熟悉常用急救技术的概念和健康指导。
3. 了解常见的急救技术在临床上的应用。
4. 能完成各种常用急救技术的操作前准备并能熟练操作。
5. 具有关心爱护病人的职业素养。

第一节　人工气道的建立及管理

患儿,男,6岁,一日在家中食用花生米时突然出现呛咳、继而呼吸困难,被"120"急送入院,查体:面色苍白,口唇青紫。

问题:

1. 你考虑该病儿最可能患了什么病?
2. 该病儿首要的救护措施是什么?
3. 若未能用海姆利希手法取出花生,又该做什么护理?

一、口咽通气管置入术

口咽通气管置入术是将口咽通气管插入咽喉部使气道畅通的一种简单方法。

【适应证】

口咽通气管适用于无咳嗽或咽反射的无意识病人使用,常用于以下几种情况:
1. 手法开放气道无效者。
2. 同时有气管插管时,替代牙垫作用。
3. 较长时间解除舌后坠或上呼吸道肌肉松弛而致气道梗阻者。
4. 癫痫发作或抽搐时保护舌齿免受损伤者。

【禁忌证】

口咽通气管(图 11-1)不宜用于意识清楚的病人,因其可能会引起恶心、呕吐,严重者引起喉痉挛。有下列情况时也应慎用:

1. 频繁呕吐、咽反射亢进者。
2. 牙齿松动、上下颌骨损伤严重者。
3. 咽部占位性病变、喉头水肿、气管异物、哮喘等病人。

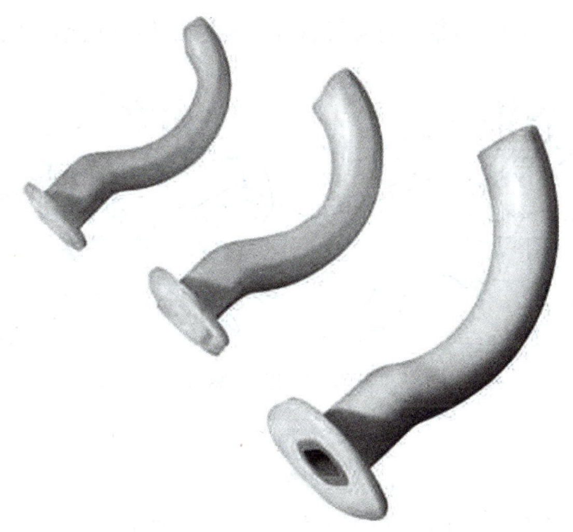

图 11-1　口咽通气管

【操作方法】

1. 用物准备　取合适的口咽通气管(成人一般用 8~11 号),长度相当于从口角至耳垂或下颌角的距离(或门齿至耳垂)。选择的原则是宁长勿短,宁大勿小。因口咽管太短不能经过舌根,起不到开放气道的作用,口咽管太小易误入气管。

2. 操作步骤

(1) 体位:协助病人取平卧位或侧卧位,头后仰,使口、咽、喉三轴线尽量重叠。清除口腔和咽部分泌物,保持呼吸道通畅。

(2) 置入口咽通气管:方法有直接放置法与反向插入法。直接放置法时,可用压舌板或舌拉钩协助,将口咽通气管的弯曲部沿舌面顺势送至上咽部,将舌根与口咽后壁分开。反向插入法时,把口咽管的咽弯曲部分(凹面面向头部)向腭部插入口腔,当其内口接近口咽后壁时(即已通过悬雍垂),即将其旋转 180°,借助病人吸气时顺势向下推送,弯曲部分下面压住舌根,弯曲部分上面抵住口咽后壁。此法较直接放置法操作难度大,但在开放气道及改善通气方面更为可靠。对于意识不清者,操作者用一手的拇指与示指将病人的上唇齿与下唇齿分开,另一手将口咽通气管从后臼齿处插入。

(3) 检测人工气道是否通畅:以手掌放于通气管外口,感觉是否有气流呼出,或以少许棉絮放于通气管外口,观察其随呼吸的运动情况。此外,还应观察胸壁运动幅度和听诊双肺呼吸音。检查口腔,以防舌或口唇夹置于齿与口咽通气管之间。

(4) 固定方法:传统的固定方法是用胶布交叉固定于面颊两侧;改良法是在口咽管翼缘两侧各打一个小孔,寸带穿过两个小孔,后绕至病人颈后固定。

【注意事项】

1. 置入口咽通气管后应立即检查自主呼吸,若自主呼吸不存在或不充分,应使用适当装置给予正

压通气。

2. 如病人吞咽反射比较强，可适当固定口咽通气管，但不可堵住出口，以免影响通气。

3. 选择的口咽通气管不宜过长，避免通气管抵达会厌，引起完全性梗阻。加强口腔护理，保持清洁，及时清除口腔分泌物。

4. 口咽通气管植入术不可完全替代气管插管或气管切开。若口咽管放置失败或无效，应选择气管插管或气管切开。

二、鼻咽通气管置入术

鼻咽通气管置入术（图 11-2）是将鼻咽通气管插入咽喉部使气道通畅的一种简便方法。

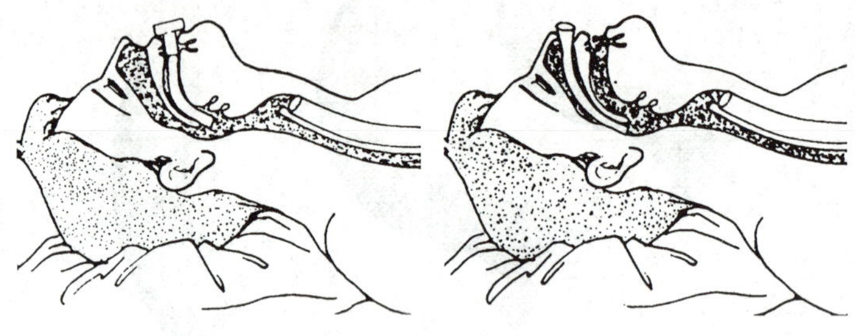

图 11-2　口咽、鼻咽通气管置管示意图

【适应证】

1. 各种原因导致上呼吸不完全梗阻，口咽通气管置入困难或无法耐受口咽通气管者。
2. 牙关紧闭，不能经口吸痰，为防止反复吸引致鼻黏膜损伤者。

【禁忌证】

1. 有颅底骨折的病人。
2. 患有各种鼻腔疾患，如下鼻大、鼻腔肿物、鼻出血等。

【操作方法】

1. 用物准备　选择合适的鼻咽通气管，长度为鼻尖到耳垂的距离，外径尽可能大且易通过病人鼻腔。

2. 操作步骤

（1）体位：病人取仰卧位，评估其神志、呼吸、鼻腔情况，选择合适一侧鼻腔，清洁并润滑，必要时喷洒血管收缩药和局部麻醉药。

（2）置入通气管：润滑鼻咽通气道外壁，将其弯曲面面对着硬腭送入鼻腔，缓慢沿鼻咽底向内送入，直至通气管尾部达鼻腔外口。如置入遇到阻力，应尝试在鼻道与鼻咽的转角处轻微转通气管置入或通过另一侧鼻腔置入，也可尝试更换另一根较细的鼻咽通气管。

（3）检查人工气道：置管后立即检查人工气道是否通畅，以鼾声消失、呼吸顺畅和解除舌后坠为标准。

（4）成功后，用胶布妥善固定于鼻侧部，防止滑脱。

【注意事项】

1. 置入时动作轻柔以免损伤鼻黏膜，置入后，立即检查病人自主呼吸情况。

2. 术后每日做鼻腔护理，定时湿化气道，及时吸痰，加强口腔护理，每 1~2d 更换鼻咽通气管一次，且从另一侧鼻孔插入。

3. 导管不可插入过深，以免进入食管，出现胃胀气，或刺激咽喉部引起喉痉挛。

三、喉罩气管导管置入术

喉罩（LMA）是一种特殊型的通气管，在其前端衔接一个用硅胶制成的扁长形套，大小恰好盖住喉

头，故有“喉罩通气管”之称。喉罩通气管起源于英国，已被广泛应用于全身麻醉呼吸管理。喉罩设有1、2、2.5、3和4号五种型号，分别适用于新生儿、婴儿、儿童和成年人。

【适应证】

1. 现场急救复苏需紧急通气者。

2. 处理呼吸困难气道时，代替气管内插管或插入气管导管。

3. 无呕吐反流危险的手术，尤其是气管插管困难病例，如头面部烧伤换药、支气管镜检查、头颈部手术等。

【禁忌证】

1. 饱食、腹内压过高、有胃内容物反流误吸危险者。

2. 肺顺应性降低或气道阻力高需正压通气者。

3. 咽喉部病变致呼吸道梗阻或张口度小而难以置入者。

【操作方法】

1. 用物准备　根据年龄与体重选择合适的喉罩，检查是否漏气并润滑，另备注射器、胶布、吸引装置等。

2. 操作步骤

(1) 病人仰卧位，清除口腔分泌物，头、颈部轻度后仰。

(2) 置入喉罩：有明视和盲探插入法。盲探有两种：①常规法：头轻度后仰，操作者左手牵引下颌以展宽口腔间隙，右手持喉罩，罩口朝向下颌，沿舌正中线贴咽后壁向下置入，直至不能再推进为止；②逆转法：方法基本同上，先将喉罩口朝向硬腭置入口腔至咽喉底部后，轻巧旋转180°（喉罩口对向喉头）后，再继续往下推置喉罩，直至不能再推进为止。

(3) 喉罩置入的最佳位置：最佳位置是指喉罩进入咽喉腔，罩的下端进入食管上口，罩的上端紧贴会厌腹面的底部，罩内的通气口针对声门。将罩周围的套囊充气后，即可在喉头部形成闭圈，从而保证了通气效果。小于10岁的患儿置入喉罩的平均深度=10cm+0.3×年龄（岁）。气囊充气封闭，若喉罩位置正确，通气管通常会向外退出一些。

(4) 鉴定喉罩置入是否正确：有两种方法：①利用纤维光导喉镜置入喉罩进行观察，标准是：1级（仅看见会厌）；2级（可见会厌和声门）；3级（可见会厌，即部分罩口已被会厌覆盖）；4级（看不见声门，或会厌向下折叠）。②置入喉罩后施行正压通气，观察胸廓起伏程度，听诊两侧呼吸音是否对称和清晰；听诊颈前区是否有漏气杂音。

【注意事项】

1. 术前病人应禁食。

2. 术中密切注意有无呼吸道梗阻。

3. 术后密切观察呼吸情况及常见并发症，如呼吸道梗阻、反流或误吸、喉罩周围漏气、气囊压力过高引起的神经损伤等。

四、食管-气管联合导管置入术

食管-气管联合导管（esophageal-tracheal combitube，ETC）（文末彩图11-3）是一根双腔管，其中一个腔是盲端，作为食管堵塞气道，而另一个腔作为标准的气管导管。它被盲探插入，封住口咽和鼻咽腔。

ETC的优点是插入迅速，可有效限制反流、误吸及胃扩张等，可用于非禁食病人。可盲插，也可应用于高流量供氧病人。操作者不需太多培训，可在自然体位插管等。缺点是必须用于没反应和没有咽反射的病人，部分病人密封性差，不能完全避免误吸，大多数有反应的病人拔管时出现呕吐，可能损伤食管，只能用于成人。

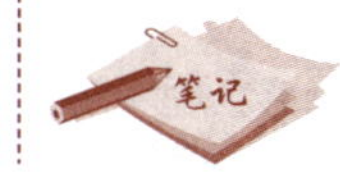

解读 ETC

1986 年，奥地利维也纳的 Frass 等设计出具有食管阻塞式通气管和常规气管内插管的联合功能的一种新型双腔、双囊导管，称为食管－气管联合导气管（ETC），又称联合导气管。在院前急救、心肺复苏和困难气管插管时，ETC 比食管阻塞通气管（EOA）、喉罩（LMA）能更加迅速、有效地开放气道，并且减少胃内容物误吸等致命性的并发症发生。1993 年美国麻醉医师协会（ASA）将 ETC 列为困难气管插管的解救措施之一。

ETC 是塑料双腔导管。一个腔类似于传统的气管导管，其远端开放，称作气管腔；另一个腔类似于 EOA，其远端封闭，在近端于咽喉水平有侧孔，称作食管腔。每个腔通过短管与各自的衔接器相联，气管腔衔的接器短，食管腔衔接器长。ETC 远端外径为 13mm，远端套囊为白色，可充气 10~15ml 用来保持食管或气管与导管壁的气密性；近端套囊为蓝色，可充气 100ml，充气后可以压迫舌根和软腭，从下咽部封闭口、鼻气道并且有助于固定导管。导管近端套囊上缘大约 8cm 处有一标记线，该线正对上、下门齿时表示插管深度合适。

【适应证】

1. 呼吸停止者。
2. 心脏停止搏动者。
3. 无意识、没有咽反射者。
4. 气管导管插管失败者。

【禁忌证】

1. 咽反射仍然存在者。
2. 尚有意识者。
3. 呼吸均匀者。
4. 服用腐蚀性液体的病人。
5. 已知有食管疾病或食管静脉曲张病人。
6. 16 周岁以下者禁忌使用。
7. 身高 <150cm 或 >2m 的病人不宜使用。
8. 怀疑有颈椎损伤或需要颈椎制动者。

【操作方法】(图 11-4)

1. 用物准备　仔细检查食管气管联合导气管，以确保无损坏。将食管气管联合导气管套囊充气，如果发现褪色、漏气、损伤或部分凸起，应废弃。检查无漏气后尽抽尽囊内气体。近端套囊注入 100ml 的空气，检查套囊是否充气适当，套囊排气。远端套囊充气 15ml，检查套囊是否充气适当，套囊排气，用水溶胶涂在导管上。

2. 操作步骤

(1) 体位：病人平卧，头、颈部置适中位置。嘱病人仰头、提颏，如有怀疑颈椎损伤不能使用。

(2) 插管：操作者右手握铅笔一样握住导管，抬高病人下颌，用左手拇指和示指抓住下颌上提，导管弯曲朝上插入嘴里，当上牙或牙龈位于黑圈之间时停止插入。

(3) 套囊注气：大注射器给近端套囊充气 100ml，拿掉注射器，确认套囊已经适当充气。如不能正常充气，需拔除导管，用其他基本气道技术维持气道通畅。用小注射器给远端套囊充 15ml。拿掉注射器，若确认套囊已适当充气，不需再次充气。如不能正常充气，将近端套囊排气，拔除导管，用基本气道技术维持气道通畅。

(4)检测通气：将皮囊/活瓣及CO_2检测器与近端导管连接、通气。听胸部呼吸音，呼吸音存在，以12~20次/min的频率继续通气。如果呼吸音不存在，将皮囊/活瓣和CO_2检测器与远端管连接并通气。听病人呼吸音，如果存在，可继续通气。如不存在，两个套囊均放气，并拔除导管，采用基本气道技术维持气道通畅和继续通气。置管成功的关键在于插管前将远端弯曲，通气不佳时轻柔地退出；用喉镜插管。

(5)拔管：准备吸引器，将病人头转向左侧，两个套囊同时放气，拔出导管，必要时可吸引拔出导管。

(6)拔管指征：病人恢复完全意识；病人能维持自己的气道。

(7)可能发生的并发症：食管撕裂伤或破裂、出血、颈动脉破裂、咽损伤、气胸、窒息死亡及声带损伤等。

五、环甲膜穿刺及环甲膜切开术

环甲膜穿刺术(图11-5)及环甲膜切开术是在紧急情况下的气道开放技术。其目的是通过穿刺或切开环甲膜，建立起一个临时的新的呼吸通道，以紧急缓解病人的窒息、缺氧、呼吸窘迫等状况。它是院前保证呼吸气道通畅的简便实用的急救技术，只有在非常紧急的情况下才实施，为后续的救治赢得宝贵时间。

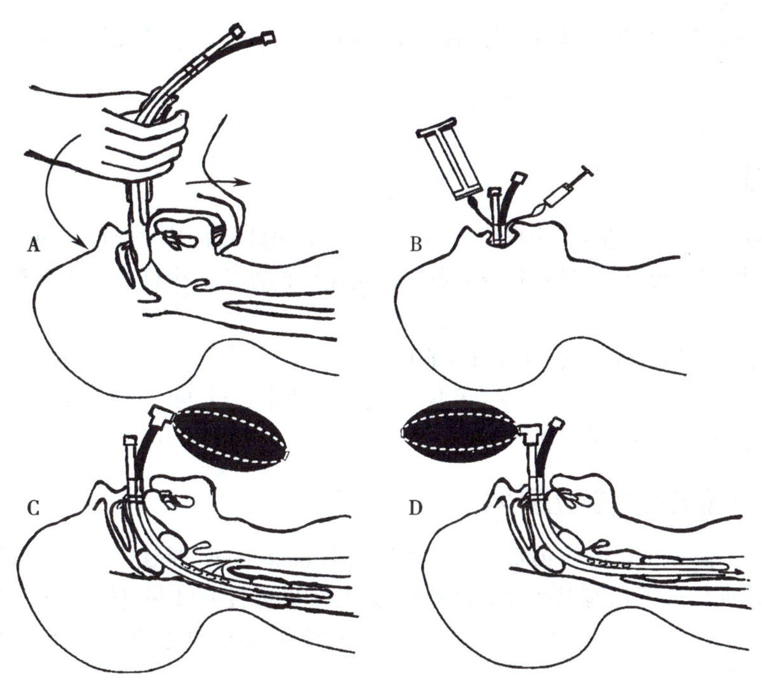

图11-4　食管－气管联合导气管置管示意图

【适应证】

1. 婴幼儿气道异物　在实施海姆利希手法冲击腹部未能成功排出异物，病人出现窒息表现时，应立即进行环甲膜穿刺。

2. 急性上呼吸道严重梗阻，来不及或无条件实施气管切开者。

3. 牙关紧闭，经鼻气管插管失败者。

4. 颈部活动极度受限，如颈托、颈胸部瘢痕致颈部不能有效后仰，而又出现窒息的紧急情况下。

5. 气管内给药、给氧者。

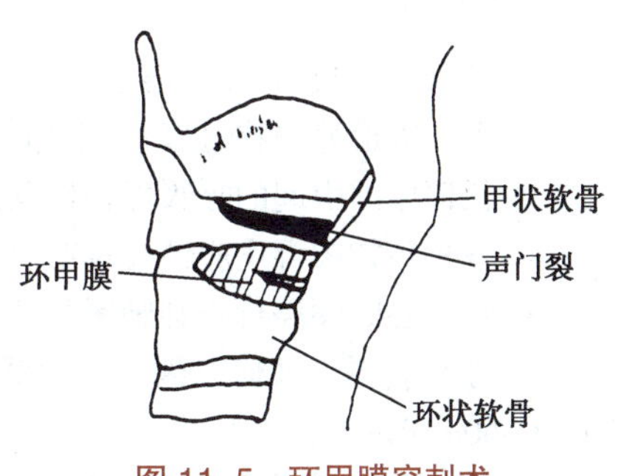

图11-5　环甲膜穿刺术

【禁忌证】

1. 已明确呼吸道梗阻发生在环甲膜水平以下者。

2. 有出血倾向者。

【操作方法】

1. 用物准备　环甲膜穿刺针或用于通气的粗针头，无菌注射器，1% 丁卡因溶液，所需的治疗药物，供氧装置。

2. 操作步骤

(1)摆放体位：病人取去枕平卧位，肩部垫一小枕，头尽量后仰。

(2)确定穿刺或切开部位：在环状软骨与甲状软骨之间正中处可触及一凹陷，即环甲膜，此处仅为一层薄膜，与呼吸道相通，为穿刺位置。

(3)麻醉：局部消毒，用 1% 丁卡因做术区局部麻醉。

(4)穿刺：术者左手消毒，以示指及中指固定环甲膜两侧，右手持环甲膜穿刺针从环甲膜处垂直刺入，当针头刺入环甲膜后，即可感到阻力突然消失，有落空感后将穿刺针芯取出，穿刺针管口有空气排出，病人可出现咳嗽反射。

(5)供氧：将金属手柄与穿刺针管连接，连接上呼吸装置，持续给氧，同时可根据穿刺目的进行其他操作。

(6)整理用物：术后整理好用物，详细记录。

【注意事项】

1. 刺入或切开不可过深，避免损失喉后壁，穿刺部位如有明显出血，应立即止血，防止血液流入气管内。

2. 若有血凝块或呼吸道分泌物堵塞穿刺针头，可用注射器注入少许空气或生理盐水冲洗，以保证其通畅。

3. 穿刺完成后，必须回抽空气，确定针头在喉腔内。

4. 实施应争分夺秒，但穿刺针留置时间不宜过长，一般不超过 24h。有条件时应尽早行气管切开。

5. 在万分紧急的情况下，可直接穿刺。

六、气管内插管及气管切开术

气管内插管(endotracheal intubation)及气管切开术(tracheotomy)是建立人工通气道的最可靠方法，其作用主要为：任何体位下均能保持呼吸道通畅，进行辅助或控制呼吸，减少无效腔和降低呼吸道阻力从而增加有效气体交换量，便于抽吸下呼吸道分泌物或脓血等，防止呕吐或反流导致误吸窒息的危险，便于气管内用药。

(一) 气管插管

气管插管除在全身麻醉时广泛应用外，还应用在急危重症病人上。气管内插管原则上是在病情紧急且插管保留时间较短的情况下使用。

【适应证】

1. 各种上呼吸道梗阻，需立即建立可控制的人工气道者。

2. 下呼吸道分泌物过多、过于黏稠或气管内液态异物吸入需要气道引流或冲洗者。

3. 任何原因引起的呼吸保护性反射(咳嗽、吞咽)迟钝或消失，如溺水、中毒、电击、昏迷等。

4. 各种药物中毒反应性痉挛窒息者。

5. 呼吸心脏骤停行心肺脑复苏者。

6. 呼吸衰竭　任何原因所致的低氧血症及二氧化碳潴留，当吸入 50% 氧气后，PaO_2<50mmHg 或 $PaCO_2$>60mmHg 时。

7. 其他　外科手术实施气管内麻醉者；气管内给药、给氧和使用呼吸器者；小儿支气管造影前须

保持呼吸道通畅者。

8. 新生儿窒息的复苏。

【禁忌证】

1. 急性喉头水肿、气道急性炎症、喉头黏膜下血肿、插管创伤引起的严重出血等。
2. 咽喉部肿瘤、异物存留者。
3. 胸主动脉瘤压迫气管或侵袭气管壁，插管易造成动脉瘤损伤出血者。
4. 颈椎骨折或脱位者。
5. 严重出血倾向者。

【操作步骤】(图 11-6)

插管的路径通常分为经口插管法、经鼻插管法、以中心静脉导丝引导插管法。还可根据插管时是否利用喉镜暴露声门分为明视插管和盲探插管。急诊最常用的为经口明视插管法。

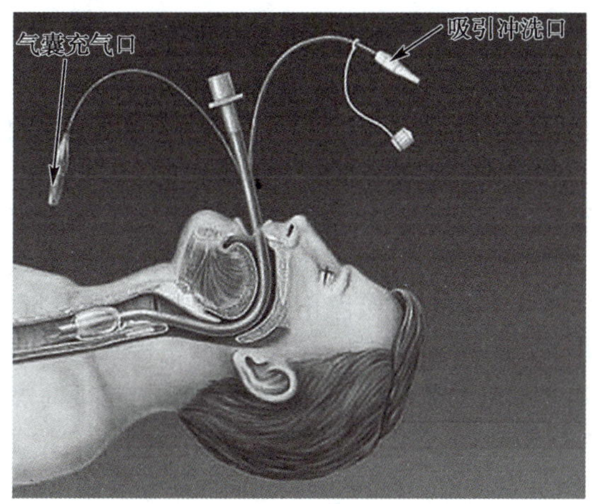

图 11-6　气管插管置管示意图

1. 经口腔明视插管法　是最方便、最常用的插管方法，同时也是快速建立可靠人工通气的方法。操作关键在于用喉镜暴露声门，若声门无法暴露，易导致插管失败或出现较多并发症。其禁忌证或相对禁忌证包括：①呼吸衰竭不能耐受仰卧位的病人；②张口困难或口腔空间太小，无法经口插管者；③无法后仰者(疑有颈椎骨折者)。

选择合适的气管导管，一般成人男性选用导管内径 7.5~8mm 的导管；女性选用 7.0~7.5mm 的导管；小儿导管型号 = 年龄(岁)/ 4+4，插入深度 =(年龄 /2+12)cm。

(1)体位：病人取仰卧位，头、颈、肩相应垫高，头抬高 8~10cm 并略向后仰，使口、咽部和气管呈一直线。

(2)开口：操作者位于病人头顶侧，将病人头后仰，双手将下颌向前、向上托起以使口张开，或用右手拇指与示指用力撑开下颌或以右手小指及无名指将下颌向上托起，用拇指将下颌撑开。

(3)暴露会厌：待口完全张口时，操作者左手持喉镜，使带照明的喉镜呈直角倾向喉头，沿右侧口角置入，轻柔地将舌体推向左侧，使喉镜片前置移到正中，可见到悬雍垂(此为暴露声门的第 1 个标志)。然后顺舌背弯度置入，切勿以上切牙为支点，将喉镜柄向后压以免碰到上切牙，再稍前进即可看见会厌(此为暴露声门的第 2 个标志)。

(4)暴露声门：如用直喉镜，看到会厌后即可显露声门。如用弯喉镜，看到会厌后必须将喉镜片置入舌根与会厌咽面间的会厌谷，再上提喉镜，才能使会厌翘起，上贴喉镜，暴露声门。如果喉镜未达到此处即上提镜片，由于会厌不能翘起，舌体隆起挡住声门，可影响插管操作。声门呈白色，透过声门可见呈暗黑色的气管，声门下方是食管黏膜，呈鲜红色并关闭。

(5)插入导管：声门充分暴露后，以右手拇指、示指及中指如持笔式持住已润滑好导管的中、上段，

由右口角送入口咽部，将其尖端斜口对准声门，在病人吸气末（声门打开时），轻柔地随导管弧形弯度插入气管内。导管进入声门 1cm 后将引导铜丝取出，继续将导管旋转深入气管，成人进管 4~5cm，小儿 2~3cm，成人导管尖端至门齿的距离约 18~22cm。

(6)确认插入部位：导管插入气管后，立即置牙垫于磨牙间，然后退出喉镜。检查确认导管在气管而非食管中。简单的方法可将耳朵凑近导管外端感觉是否有气体出入。若病人呼吸停止，可用嘴对着导管吹入空气或用呼吸囊挤压，观察胸廓有无起伏动作，并用听诊器听两肺呼吸音，注意两侧呼吸是否对称，如果不对称，可能插管过深，进入了一侧主支气管所致，可将导管稍退后，直至两侧呼吸音对称。运用胸部 X 线摄影评估插管后病人的肺功能状况和明确气管导管尖端的不透 X 线标志线位于气管中段位置水平而不在左右主支气管内。

(7)固定：当证实导管在气管内后，用长胶布将气管导管和牙垫一并固定。

(8)气囊充气：将气管导管囊内注入适量空气（3~5ml），注气量不宜过大，以气囊刚好能封闭气道，不漏气为准。以免机械通气时漏气或呕吐物、分泌物到流入气管。并可接复苏器、麻醉机或呼吸机进行通气。检测气囊压力可用套囊压力测定仪；最小封闭容积（MOV）与最小封闭压力（MOP）；手捏气囊感觉法等。

(9)吸引：用吸痰管吸引气道分泌物，了解呼吸道通畅情况。

若病人肌肉紧张、解剖异常发生插管困难时，或特殊困难的病例可将气管导管套入纤维喉镜、纤维支气管镜外，然后做纤维喉镜或纤维支气管镜检查。当纤维喉镜或纤维支气管镜进入喉腔后便将气管导管送入气管内，然后取出纤维喉镜或纤维支气管镜。

2. 经鼻盲探插管术　经口途径有困难时再考虑经鼻插管，适应证与经口插管的禁忌证基本相同。与经口插管法相比，鼻插管易于固定，便于清洁口腔，这对长期插管的病人或对有口腔、颜面创伤的病人更为适用。禁忌证或相对禁忌证包括：呼吸停止、严重鼻或颌面骨骨折、凝血功能障碍、鼻或鼻咽部梗阻（如鼻中隔偏曲）、鼻息肉、水肿、过敏性鼻炎、颅底骨折等。

(1)术前检查病人是否有鼻插管的禁忌证，选择合适的鼻孔，必要时鼻腔内滴入数滴呋麻滴鼻液，并作表面麻醉（2%利多卡因喷雾剂）。

(2)选择合适的导管，润滑导管，可先向插管侧鼻孔滴入少量液体石蜡。

(3)体位选择同经口插管。操作时导管一进入鼻腔就将导管与面部呈垂直方向插入鼻孔，使导管沿下鼻道推进，经鼻后孔至咽部，切忌将导管向头顶方向推进，否则极易引起严重出血。

(4)术者右耳靠近导管外口处注意倾听通过导管的呼吸声，同时用左手调整头颈部方向角度，当感觉到确切的呼吸音时说明导管已到达声门。迅速在病人吸气时，此时病人声门张开，轻轻推进导管 1~2cm，通常导管通过声门时病人会出现强烈咳嗽反射。如呼吸音更响亮、清晰，再将导管稍前进确定导管在气管内。

(5)如果推进导管时呼吸气流声中断，常提示导管误入食管或进入舌根会厌间隙，此时应稍稍后退，再重新插入。

(6)插入成功后用胶布固定。

(7)如导管推进后呼出气流消失，为插入食管的表现。应将导管退至鼻咽部，将头部稍仰使导管尖端向上翘起，可对准声门利于插入。反复尝试插管易造成喉头水肿、喉痉挛及出血，引起急性缺氧，甚至诱发心脏骤停。因此建议在 3 次插管不成功后改用其他方法。

3. 经鼻明视插管术　气管导管通过鼻腔方法同鼻盲探插管，声门暴露方法基本同经口明视插管法。当导管通过鼻腔后，用左手持喉镜显露声门，右手缓慢推进导管进入声门，如有困难，可用插管钳夹持导管前端送入声门，检查确认导管位置并固定。

4. 以中心静脉导丝引导气管插管法　此方法适用于气管插管困难或多次插管未成功、或颈部巨大肿物、或严重肺气肿及支气管哮喘持续状态时。

(1)用 14 号穿刺针，针尖指向头部做环甲膜穿刺。

(2)向针内插入中心静脉导丝自口腔引出。

(3)以中心静脉导丝为引导插入气管导管。

【并发症】

1. 损伤　如口咽喉部黏膜出血、水肿，声带麻痹，牙齿松动或脱落等。

2. 神经反射　如喉痉挛、支气管痉挛、血压升高、心律失常、甚至心脏骤停等。

3. 炎症　如喉炎、呼吸道炎症等。

【注意事项】

1. 插管前应先给病人吸入纯氧数分钟，以免因插管费时而增加病人缺氧时间。

2. 插管前检查插管用物是否齐全适用，根据病人年龄、性别、身材、插管用途选择合适的方法和所需导管。检查喉镜灯泡是否明亮、气囊是否有漏气，并准备胶布。

3. 检查病人牙齿是否松动或有无义齿，如有义齿应事先取出并妥善保存。以免在插管时损伤或不小心致其脱落、滑入气道，引起窒息而危及生命。

4. 确定气管导管插入深度，通常成人门齿至气管隆突距离22~23cm，插管深度以隆突上1~2cm为最佳位置。

5. 插管时应充分暴露喉部，视野清晰。上提喉镜时应将着力点始终放在喉镜片的顶端，严禁以上门齿作为支点用力。

6. 插管动作要轻柔，操作要迅速准确，勿使缺氧时间过长，以免引起反射性心跳呼吸骤停。

7. 插管完成后，要确定导管插入深度，并判断是否误插入食管。如条件允许插管后立即行床旁X线摄影，以确定导管位置。

8. 注意气囊的充气和放气　气囊充气不超过3~5ml，过量或时间过长易导致气管黏膜受压发生缺血性损伤。气囊应每隔2~3h放气一次。

9. 导管留置时间一般不超过72h，72h后病情不见改善，应考虑行气管切开术。

【术后护理】

1. 气管插管的固定　质地柔软的气管插管要与硬牙垫一起固定，可用胶布、寸带双固定，防止移位或脱出。寸带固定宜过紧，以防管腔变形，定时测量气管插管与在门齿前的刻度，并记录。同时用约束带束缚双手，防止病人初醒或并发精神症状时自行拔管而损伤咽喉部。每日更换牙垫及胶布，并行口腔护理。

2. 保持气管导管通畅　及时吸出口腔及气管内分泌物，吸痰时注意无菌操作，口腔、气管吸痰管要严格分开。吸痰管与吸氧管不宜超过气管导管内径的1/2，以免堵塞气道。每次吸痰做到一次一管一手套，吸痰管在气道内停留少于15s。

3. 加强气道护理　吸氧浓度不可过大，一般以1~2L/min为宜；吸氧针头插入气管导管内一半。注意吸入气道的湿化，防止气道内分泌物过于黏稠影响呼吸道通畅，痰液黏稠时每隔4h雾化吸入一次，或者向气管内滴入湿化液，每次2~5ml，24h不超过250ml。吸痰时注意严格无菌操作，每次吸痰时间不超过15s，必要时于吸氧后进行操作。

4. 随时了解气管导管的位置　可通过听诊双肺呼吸音或X线了解导管位置和深度，若发现一侧呼吸音消失，可能是气管插入一侧肺，需及时调整。

5. 气囊松紧适宜　每4h放气，一次5~10min，放气前吸尽口咽部及气管内分泌物。气管导管保留72h后应考虑气管切开，防止气囊长时间压迫气管黏膜，引起黏膜缺血、坏死。

6. 拔管程序

(1)拔管指征：病人神志清楚，生命体征平稳，呛咳反射恢复，咳痰有力，肌张力好即可拔出气管导管。

(2)拔管前向病人做好解释工作，备好吸氧面罩或鼻导管。

(3)吸出口腔分泌物，气管内充分吸痰，并用呼吸囊加压给氧1min。

(4)解除固定气管导管的寸带与胶布，置吸痰管于气管导管最深处，边拔管边吸痰，拔管后立即面罩给氧。

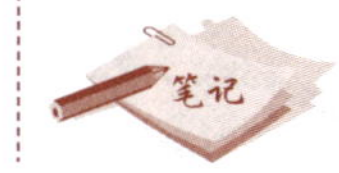

7. 拔管后护理

(1)观察病人有无鼻扇动、呼吸浅促、唇甲发绀、心率加快等缺氧及呼吸困难的临床表现。

(2)床旁备气管切开包。严重喉头水肿者，雾化吸入 20min 或静脉滴注地塞米松 5mg 仍无缓解者，则应立即行气管切开。

(3)注意观察病人的反应，保持呼吸道通畅。重症病人拔管后 1h 应查血气分析。

(二)气管切开

气管切开术(tracheotomy)，系切开颈段气管，放入金属气管套管，以解除喉源性呼吸困难、呼吸功能失常或下呼吸道分泌物潴留所致呼吸困难的一种常见手术。

【适应证】

1. 各种原因引起的呼吸道梗阻，如喉头水肿、肿瘤或异物等导致呼吸困难、窒息者。
2. 呼吸困难及各种原因引起呼吸衰竭或呼吸停止者。
3. 需行人工呼吸，且估计病情短期难以恢复或气管插管时间过长者。

【禁忌证】

患有严重出血性疾病或气管切开部位以下有占位性病变引起呼吸道梗阻者。

【操作步骤】

1. 物品准备　气管切开包(包括弯盘 1 个，药杯 1 个，5ml 注射器 1 支，6 号和 7 号针头各 1 根，尖刀片和圆刀片各 1 片，3 号刀柄 2 个，气管钩 2 个，有齿镊 2 把，无齿镊 1 把，蚊式钳 4 把，尖头和圆头手术剪各 1 把，拉钩 4 个，持针钳 1 把，三角缝针 2 根，洞巾 1 块，气管垫 2 块，缝线 2 卷，纱布 6 块，气管套管 1 套)；无菌手套；消毒用品；1%普鲁卡因；生理盐水；吸引器；吸痰器；照明灯等。

2. 体位　病人取仰卧位，肩下垫一软枕，头后仰，颈部伸直并保持正中位，使气管突出。呼吸困难不能仰卧位的病人可采取坐位或半坐位，头向后仰。幼儿应由助手协助固定其头部。

3. 消毒、铺巾　用碘酒、酒精常规消毒，铺无菌洞巾。检查切开包内器械，选择适当大小的气管套管并检查气囊是否漏气。

4. 麻醉　用 1%普鲁卡因行局部麻醉。

5. 定位、切口　术者用左手拇指、中指固定喉部环状软骨，示指至于喉结以定中线。自环状软骨下缘至胸骨上切迹稍上处做颈前正中切口。切开皮肤、皮下组织及颈浅筋膜，用止血钳自白线处分离两侧胸骨舌下肌群及胸骨甲状肌，并将肌肉均匀拉向两侧，暴露气管。用血管钳将气管前筋膜稍分离，气管环即清晰可见(图 11–7)。

6. 确认气管　用示指触摸有一定弹性及凹凸感。不能确认时，可用注射器穿刺，抽出气体即为气管。

7. 切开气管　一般在第 3~4 气管或第 4~5 气管软骨环正中自下向上挑开前壁。注意刀尖不宜过深，以免损伤气管后壁及食管壁(图 11–8)。

8. 插入气管套管　气管切开后立即用弯血管钳撑开切口，插入气管套管，迅速取出管芯，并立即用吸痰器吸出气道分泌物。

9. 固定　检查伤口有无活动性出血，并予以处理。用系带附于病人颈部，在颈后打结，气囊充气。如皮肤切口较长，在切开上方缝合 1~2 针，覆盖纱布保护伤口。

【并发症】

1. 早期并发症　出血；窒息或呼吸骤停；气胸或纵隔气肿；手术损伤邻近的食管、喉返神经、胸膜顶；环状软骨损伤。
2. 中期并发症　气管炎症；皮下气肿；肺不张；吸入性肺炎和肺脓肿。
3. 后期并发症　气管食管瘘；顽固性气管皮肤瘘管等。

【注意事项及术后护理】

1. 操作过程中病人头部应始终保持正中位，以防损伤颈前血管和甲状腺，引起大出血。

2. 切开气管时刀尖应向上，切忌用力过猛穿透气管后壁引起气管食管瘘；不可切断第 1 软骨环和环状软骨，以防术后导致喉狭窄。

3. 套管固定要牢固，其松紧度以能插入一示指为宜。要经常注意套管是否在气管内，若套管脱出，又未及时发现，可引起窒息。套管太短，固定带子过松，气管切口过低，颈部肿胀或开口纱布过厚等。均可导致外管脱出。

4. 气管切开病人必须有专人护理，因为病人术后失去了发音功能，遇有病情突变常可发生意外。

5. 保持气道湿化和通畅，病室湿度应保持在 60%，套管口覆盖 2~4 层湿纱布等。及时吸痰，定期清洗内管，以防分泌物黏稠结痂阻塞套管，一旦发生烦躁不安、呼吸困难、发绀等症状时，应立即将套管气囊一起取出检查。一般 2~3h 取出内管进行清洗和消毒。

6. 行紧急气管切开的病人床旁应备齐急救药品和物品，如气管扩张器、手术剪、止血钳、换药包、吸引器、呼吸机、吸氧器、照明灯等，以备紧急情况的发生。

7. 拔管　待喉阻塞或下呼吸道分泌物解除，全身情况好转后，即可考虑拔管。拔管前先堵管。对配有套管外囊的，可先将气囊放气，试堵内套管管口，逐渐封闭管口至完全堵严。堵管的橡皮塞要固定牢固，防止吸入气管。堵管期间严密观察病人的呼吸状况，确保呼吸道通畅，咳嗽反射良好，吞咽功能正常，肺功能正常，一般 24~48h 后病人在活动、睡眠时无呼吸困难，可在上午时间拔管。若病人在堵管期间出现呼吸困难、病人无法耐受时应及时去除橡皮塞，待病人病情稳定后再试行拔管。拔管后用蝶形胶带将切口两侧皮肤向中线拉拢并固定。一般无需缝合，2~3d 后多自愈。气管切开术后至少 5d 以上方可考虑拔管，以防皮下气肿及纵隔气肿。拔管 48h 内注意观察病人的呼吸，同时应在床旁备气管切开包和合适的套管以备紧急情况的发生。

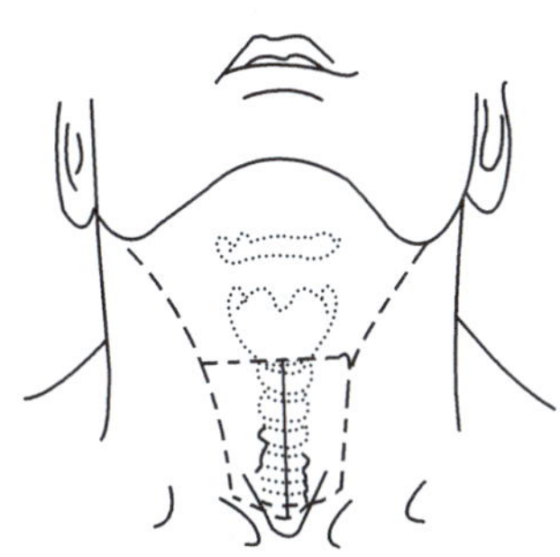

图 11-7　气管切开部位示意图

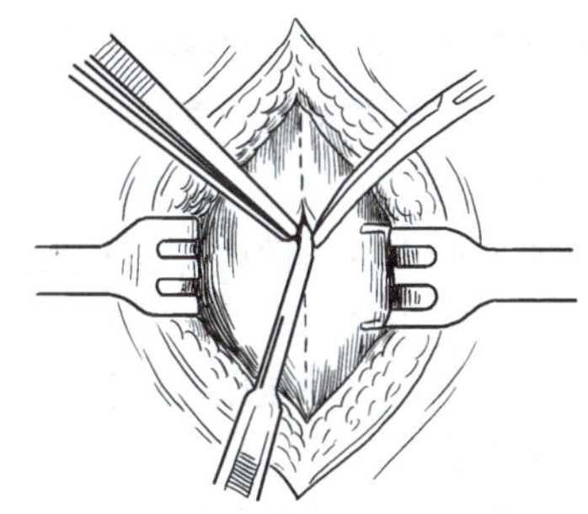

图 11-8　气管切开示意图

第二节　心脏电除颤术及心脏电转复术

【概述】

心脏电复律（cardioversion）是指在严重快速型心律失常时，用外加的高能量脉冲电流通过心脏，使全部或大部分心肌细胞在瞬间同时除极，造成心脏短暂的电活动停止，然后由最高自律性的起搏点（通常为窦房结）重新主导心脏节律的治疗过程。在心室颤动时的电复律治疗也常被称为电除颤（defibrillation）。电复律的一般原则是，凡快速型心律失常导致血流动力学障碍或诱发和加重心绞痛而对抗心律失常药物无效者均宜考虑电复律。当 QRS 波和 T 波分辨不清或不存在时，如室扑和室颤时，与心电图上 QRS 波群非同步发放直流电，使室扑和室颤转变为窦性心律的方法，称为紧急电复律（非同步电复律）。而慢性快速型心律失常则应在做好术前准备的基础上择期进行电复律，称为选择性电

复律(同步电复律)。

【适应证】

(一)同步电复律适应证

1. 新近发生的房扑或房颤,在去除诱闪或使用抗心律失常药物后不能恢复窦律者。

2. 室上性心动过速,非洋地黄中毒引起,并对迷走神经刺激或抗心律失常治疗不起反应者。

3. 室性心动过速,对抗心律失常治疗不起反应或伴有血液动力学紊乱者。

(二)非同步电复律适应证

1. 当 QRS 波和 T 波分辨不清或不存在时,如心室颤动(简称室颤)或心室扑动(简称室扑),室颤是电击除颤的绝对指征。

2. 室性心动过速(简称室速)伴血液动力学紊乱,QRS 波增宽不能与 T 波区别者。

(三)房颤电复律适应证

1. 心房颤动(简称房颤)病人年龄较轻,房颤病史较短(一般不超过 1 年),心脏扩大不明显(心胸比值一般不超过 55%)者。

2. 发生房颤后心力衰竭或心绞痛恶化,且难以用药物控制者。

3. 原发病得到控制的房颤,如甲状腺功能亢进、风湿性心脏病二尖瓣狭窄手术后等。

4. 风湿性心脏病病人左心房扩大不明显(一般左心房内径 <45mm),且心功能代偿者。风湿性心脏病二尖瓣狭窄在瓣膜分离或置换术后仍有房颤者,一般主张在手术后 3 个月以后再做电复律。因为手术创伤的恢复程度、扩大的左心房缩小的程度都可影响电复律疗效。

5. 房颤有栓塞病史者(复律治疗有预防血栓再次形成的意义,但有一些要求:复律要在栓塞后 3 个月进行,且术前要抗凝)。

【禁忌证】

(一)洋地黄中毒引起的室速不宜用电复律治疗

(二)房颤有以下原因者不宜用电复律治疗

1. 房颤病史长者;
2. 心脏明显扩大,或有巨大左心房者;
3. 严重心功能不全者;
4. 老年病人的心室率能用药物控制者;
5. 洋地黄中毒;
6. 房颤伴高度房室传导阻滞;
7. 心动过速 - 心动过缓综合征;
8. 不能耐受复律后为维持正常心律而必须服用的药物,如奎尼丁等;
9. 以往曾实施电复律,但很快又复发者;
10. 严重电解质紊乱或酸碱平衡失调而尚未纠正者;
11. 风湿病活动期;
12. 近期有血栓栓塞性疾病;
13. 准备近期手术者;
14. 活动性心包疾病、活动性心肌炎;
15. 失代偿性肺部疾患;
16. 原发性房颤,电复律疗效较差或短暂发作性房颤。

(三)洋地黄中毒引起的阵发性室上速

洋地黄中毒引起的阵发性室上速采用电复律可能是危险的,非阵发性交界性心动过速.加速性室性自主心律一般不主张用电复律治疗。

【操作方法】

（一）用物准备

做好术前准备，备好各种抢救器械和药品除颤仪、抢救车及麻醉药品等。

（二）体位

摆放病人平卧于木板床上，开放静脉通道，充分暴露胸壁。将病人置于平卧位，松解衣裤，充分暴露胸腹部。

（三）操作步骤

1. 术前常规作心电图。完成心电记录后把导联线从心电图机上解除，以免电击损坏心电图机。

2. 连接除颤器导线，接通电源，检查同步性能，选择 R 波较高导联进行示波观察。

3. 根据情况麻醉。

4. 放置电极板（图 11-9），应用耦合剂增加导电效果。一种称为前后位，即一块电极板放在背部肩胛下区，另一块放在胸骨左缘 3~4 肋间水平。有人认为这种方式通过心脏电流较多，使所需用电能较少，潜在的并发症也可减少。选择性电复律术宜采用这种方式。另一种是一块电极板放在胸骨右缘 2~3 肋间（心底部），另一块放在左腋前线内第 5 肋间（心尖部）。这种方式迅速便利，适用于紧急电击除颤。两块电极板之间的距离应大于 10cm。

5. 选择电能剂量（起始电压单项波 300J，双向波 200J。儿童由于年龄及体重差别较大，电击所需能量差异也大。一般为 5~50J，不主张反复高能量电击。室颤时可用 100~200J。婴幼儿所需电能应更低一些）；充电。

6. 所有人员不得接触病人，病床以及与病人相连接的仪器设备以免触电，充电完毕后放电。

7. 电击后监测心率、心率变化，给予心肺复苏。

8. 室颤时，不做术前准备，不需麻醉，尽快实施非同步电击除颤。

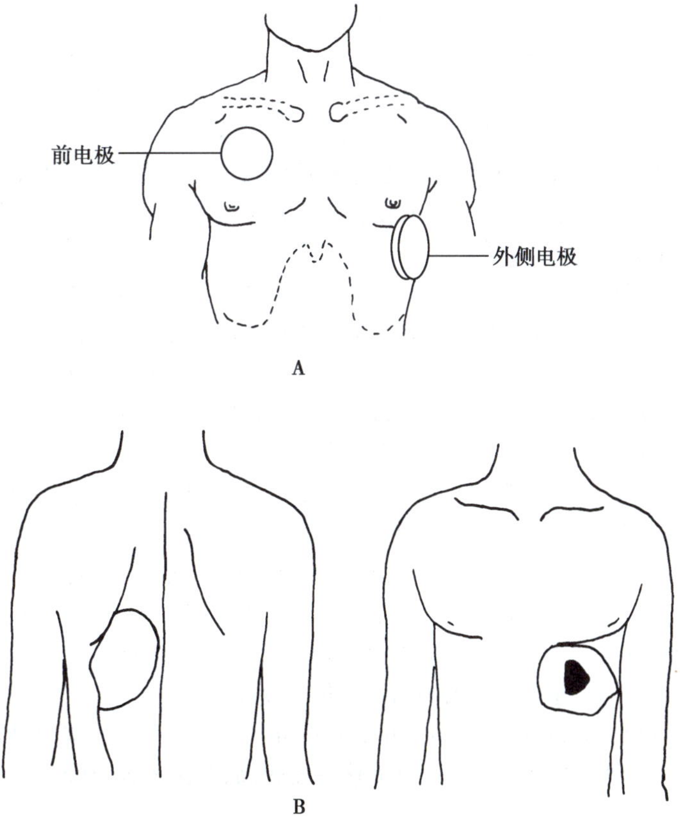

图 11-9　除颤电极片放置示意图

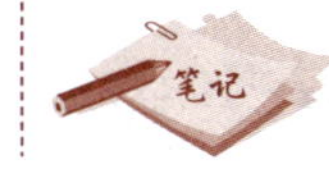

【并发症】

(一) 心律失常

电击后心律失常以期前收缩最常见,大多在数分钟后消失,不需特殊处理。若为严重的室性期前收缩并持续不消退者,应使用抗心律失常药物治疗。若产生室速、室颤,可再行电击复律。电击后也可能发生显著的窦性心动过缓、窦性停搏、窦房阻滞或房室传导阻滞。轻症能自行恢复者可不做特殊处理,必要时可使用阿托品、异丙肾上腺素,以提高心率,个别病人可能需要安装临时心脏起搏器。

(二) 低血压、急性肺水肿、栓塞

1. 血压下降多见于高能量电击后,若仅为低血压倾向,大多可在数小时内自行恢复;若导致周围循环衰竭者,应及时使用升压药。

2. 急性肺水肿发生率不高,老年人和心功能差者容易发生。一旦发生,应按急性肺水肿抢救。

3. 栓塞的发生率国外报道较高,而国内报道不到 1%。可为体循环栓塞,如脑栓塞等,也可为肺栓塞。抗凝和溶栓治疗的评价仍在研究中。

(三) 心肌损伤

电击,尤其是高能量电击可引起心肌损伤,心电图上出现 ST - T 波改变,血心肌酶升高,约持续数小时到数天。个别病人出现心肌梗死心电图,持续时间也较长。

(四) 其他

电极与皮肤接触不良、连续电击、高能量电击有可能引起皮肤灼伤。麻醉剂可能引起呼吸抑制,一旦发生应气管插管作人工辅助呼吸。

体外和体内电复律

根据电极放置的部位,电复律可分体外和体内电复律。电极板放置在胸壁为体外电复律。特殊情况下电极可置于体内者称为体内电复律。现将体内电复律简述如下。

1. 心脏直接电复律　指心脏手术或开胸心脏按摩时,电极板直接放置在心室壁的电复律。

2. 食管内电复律　指把食管电极插入食管左心房水平,另一个电极置于胸壁心前区的电复律。所需电能可降低到 20~60J 水平。

3. 心导管电极心脏内电复律　指把装有 4 个电极的心导管插入心脏,一对电极置于右心室心尖部,另一对电极置于右心房上腔静脉交界处的电复律。所需电能更低。

4. 埋藏式自动心脏除颤器(AICD)　一种特制的除颤器。一对电极感知心室率,另一对电极感知心电形态并兼作放电除颤电极。通过手术把 AICD 置于体内,并把电极与心脏相连。当 AICD 感知并确认为室速或室颤后,经过一定的延迟期后能自动放电进行电复律。用于有心脏性猝死可能的病人,如严重的快速型室性心律失常反复发作,电生理检查能诱发持续室速或室颤者;从恶性心律失常致心脏停搏事件中复苏生还者。

电复律即使成功率很高,室颤时电击除颤的治疗价值非其他治疗方法能替代,但复律后能否维持正常心律十分重要。病因难以解除者,心律失常的复发率也很高。有些病人电复律后需要用抗心律失常药来维持正常心律,如房颤复律后常用奎尼丁维持窦挂心律,这些病人宜在电复律前先做奎尼丁试验。预计难以维持正常心律者不宜做电复律。

新型自动体外除颤仪(automated external defibrillator, AED)问世,它能自动识别心律失常是否需要电除颤,而且能自动充电放电。由于自动化程度较高,非医务人员经过短时间培训也能掌握使用。

第三节　胸腔穿刺及胸腔闭式引流术

一、胸腔穿刺术

【概述】

1. 明确胸腔内有无气体、血液或其他积液。
2. 明确气胸的压力、积液的性状等。
3. 抽吸之可减轻对肺脏的压迫，促使肺膨胀。
4. 胸腔穿刺术为胸外伤等常用的诊断和治疗手段之一，方法简单可靠。

【适应证】

1. 有胸腔积液，性质不明，为明确积液性质或抽出积液以了解肺部情况；
2. 胸腔积液或气胸，有压迫症状。
3. 通过抽气、抽液胸腔减压治疗气胸、血胸或血气胸。
4. 脓胸或恶性胸腔积液，需进行胸膜腔内给药。

【禁忌证】

1. 不合作的病人。
2. 未纠正的凝血功能障碍疾病。
3. 呼吸功能不全或不稳定（除非是行治疗性胸腔穿刺术进行缓解）。
4. 心脏血流动力学不稳定或心律不齐；不稳定性心绞痛。
5. 相对禁忌证包括机械通气和大泡性肺疾病。
6. 在针穿入胸腔之前必须排除局部感染。

【并发症】

1. 气胸　通过穿刺针气体逸漏或其下的肺创伤产生的气胸。
2. 血胸　穿刺针损伤肋下血管所致的胸膜腔或胸壁出血。
3. 穿刺点外渗积液。
4. 血管迷走神经性晕厥或单纯晕厥。
5. 空气栓塞（罕见，但却是灾难性的）。
6. 感染。
7. 进针过低或过深导致的脾或肝刺伤。
8. 快速排液 >1L 所致的复张性肺水肿，死亡极为罕见。

【操作方法】

1. 准备　术前先做普鲁卡因皮肤过敏试验（如用利多卡因，可免做皮试），并给予肌内注射苯巴比妥钠 0.1g 或哌替啶 50mg。

2. 体位　坐位或者半卧位患侧向上，患侧手臂上举过头，以使肋间相对张开。

3. 确定穿刺点（X 线胸片及 B 超定位）

（1）气胸：在锁骨中线第二肋间或腋中线 4~5 肋间。

（2）液胸：首选肩胛线或腋后线第 7~8 肋间，必要时也可选择腋中线 6~7 肋间或腋前线第 5 肋间。在肋角以外，血管神经行于肋沟内，并于腋后线处均分为上支和下支，上支行于肋沟内，下支行于下位肋骨上缘。因此，在胸腔穿刺是，在后壁通过肋间隙，靠近下位肋骨上缘；在前、侧壁通过肋间隙则通过两肋中间，可避免损伤肋间血管神经。血管与神经的位置关系为：由上向下分别为静脉、动脉、神经。

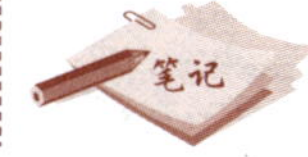

穿刺针应在有液体的肋间隙部位进针。无包裹的胸腔积液，穿刺点一般低于液面的一个肋间隙，位于肩胛下线。

(3) 脓胸：取脓腔的最低点。

4. 消毒 用碘酊做常规皮肤消毒，直径 15cm。3 次碘酊消毒后用 3 次酒精脱碘。

5. 铺洞巾 消毒皮肤后，术者戴无菌手套，铺好无菌洞巾。

6. 麻醉 用 1% 或 2% 利多卡因行局部浸润麻醉。先在下一肋骨的上缘皮肤上打一皮丘，在下一根肋骨上缘的骨膜浸润（防止接触到上一根肋骨的下缘以避免损伤肋下神经血管丛），然后逐层进入皮下组织，最后至壁层胸膜。穿刺过程中应避免病人咳嗽及体位转动，必要时可先服可待因。防止注入血管，不要过深进入胸膜腔。当针头进入壁层胸膜，麻醉针管即可吸到胸液，然后在皮肤水平给麻醉针夹上血管夹标记针的深度。麻醉时可给予病人静脉注射 0.011mg/kg 的阿托品，以防止抽液时的血管迷走神经反射，麻醉剂或镇静剂不需使用。

7. 穿刺 左手固定穿刺位点皮肤，右手进针在下一肋骨的上缘，局部麻醉的位点，进针至抵抗感消失，停止进针固定穿刺针，防止刺破内脏防止空气进入胸膜腔，操作针筒和三通开关时应小心，空气不允许进入胸腔。绝对不可强力抽吸胸液，以避免进入胸膜的针或导管伤及肺。将大口径（16~19 号）胸腔穿刺针或针 - 套管装置连于一个三通开关上，并分别连接 30~50ml 的针筒，和将针筒内的液体排空至容器中的管道。医生应注意麻醉针上的到达胸液深度的标记，然后再进针 0.5cm，这时大口径针可进入胸腔而减少穿破下面肺组织的危险。穿刺针垂直进入胸壁，皮下组织，沿着下根肋骨的上缘进入胸液。柔韧的导管优于传统使用的简单胸腔穿刺针，因为可减少发生气胸的危险。

8. 拔针 拔除穿刺针后，用无菌纱布覆盖，加压固定。术后病人需静卧，避免局部清洗。

【注意事项】

1. 如出现过敏性休克表现，立即停止操作，皮下注射 0.1% 肾上腺素 0.3~0.5ml。

2. 当肺复张至胸壁时，病人可能感到胸痛。如果出现剧烈胸痛，呼吸困难，心动过速，昏厥或其他严重症状时，提示病人发生胸膜变态反应，应停止放液，即使胸腔内仍存在大量胸水。

3. 一次抽液不宜过多，首次不超过 800ml，以后不超过 1000ml。对于大量胸液病人，每次放液少于 1500ml，以避免血流动力学的不稳定和（或）肺复张后肺水肿。

4. 创伤性血胸穿刺时，宜同时放出积血，随时注意血压，并加快输血输液速度，以防抽液过程中突然发生呼吸循环功能紊乱或休克。

5. 诊断性抽液 50~100ml。

6. 如果为脓胸，每次尽量抽吸干净。

7. 细胞学检查至少要 100ml，并且要立即送检，防止细胞自溶。

8. 避免在第九肋间以下穿刺，防止损伤腹腔脏器。

9. 液、气胸胸腔穿刺后，应继续临床观察，可能数小时或 1~2d 后，胸腔液气体又增多，必要时可重复穿刺。

二、胸腔闭式引流术

【适应证】

1. 中大量气胸、开放性气胸、张力性气胸及气胸压迫呼吸者（一般单侧气胸肺压缩在 50% 以上时）。

2. 胸腔穿刺术治疗下气胸增加者。

3. 需接受机械通气或者人工通气的气胸和血气胸者。

4. 拔除胸腔引流管后气胸或血气胸复发者。

5. 外伤性血气胸，影响呼吸、循环功能者。

6. 持续渗出的胸腔积液。

7. 脓胸、支气管胸膜瘘或食管瘘。

8. 开胸术后。

【引流装置分类】

1. 引流袋引流　适用于吸管引流，多用于引流胸腔积液。引流管直接接到一密封的塑料引流袋。因没有水封瓶不能产生负压，因此，不适用肺内仍有漏气的病例。

2. 水封瓶引流　适用于大部分病例，可排出胸内积气、积液、积血及脓液。

3. 水封瓶负压吸引引流　因能加大胸内负压，故适用于胸内肺膨胀不良残腔较大的病例。

【操作方法】

1. 准备　术前先做普鲁卡因皮肤过敏试验（如用利多卡因，可免做皮试），并给予肌内注射苯巴比妥钠 0.1g 或哌替啶 50mg。

2. 体位　病人取坐位或者半卧位（生命体征未稳定者，取平卧位）。选取位点，气胸引流选取锁骨中线第 2 肋间，胸腔积液选取腋中线与腋后线之间，第 6~7 肋间进针。

3. 消毒　术区皮肤以碘酊、酒精常规消毒（3 次碘酊消毒后用 3 次酒精脱碘）。直径≥ 15cm，铺无菌手术巾，术者戴灭菌手套。

4. 局部浸润麻醉　肌内注射苯巴比妥钠 0.1g，局部浸润麻醉切口区胸壁各层，直至胸膜并可见积液或积气抽出。

5. 切开　沿肋间走行切开皮肤 2cm，沿肋骨上缘伸入血管钳，分开肋间肌肉各层直至胸腔。

6. 插引流管　见有液体或气体溢出时立即置入引流管。引流管伸入胸腔 4~5cm，深度不宜过深。

7. 固定　以中号丝线缝合胸壁皮肤切口，并结扎固定引流管，敷盖无菌纱布；纱布外再以长胶布环绕引流管后粘贴于胸壁。

8. 连接引流瓶　引流管末端连接于消毒长橡皮管至水封瓶，并用胶布将接水封瓶的橡皮管固定于床面上。引流瓶置于病床下不易被碰倒的地方。

【护理要点】（图 11-10）

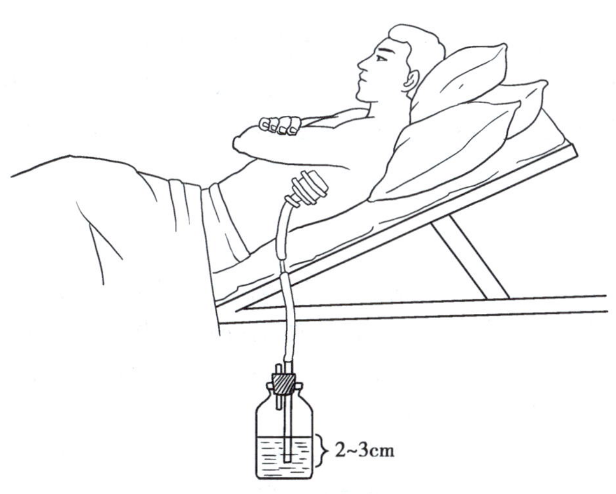

图 11-10　胸腔闭式引流图

1. 保持胸腔引流的密闭性　由于胸腔内是负压，为了防止引流液倒流而发生逆行感染，要确保病人的胸腔闭引流瓶平面低于胸腔引流口平面至少 60cm，嘱病人活动时不要将引流瓶提的太高，更不能跨床。引流管不要过长，以防折叠。为防止胸腔管与外界相通，更换引流瓶时，必须用双钳双向夹管；为防止病人外出做检查时，管路连接不紧密或引流瓶倾斜至水封管露出水面等情况发生，应用两把钳子不同方相进行夹管。若为有齿钳，其齿端需包裹纱布或胶套，防止夹管时导致引流管破裂、漏气。

2. 保持胸闭引流的通畅性

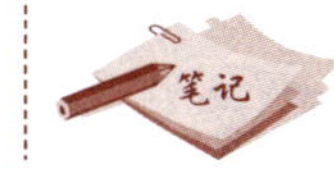

(1)观察引流管的水柱波动情况:水柱波动不仅可以观察胸闭引流的通畅性,还可反映肺膨胀的程度。正常平静呼吸时水柱波动为3~5cm,而咳嗽时及深呼吸波动幅度可增加,胸腔内残腔大的病人,水柱波动较大,甚至水封瓶内的液体会吸入到胸膜腔中。随着肺逐渐膨胀,残腔变小,负压逐渐变小,水柱波动仅为2~4cm或有仅有轻微波动时可以考虑拔管。水柱波动的范围愈大,提示胸腔内残腔较大,肺膨胀不好。水柱波动逐渐消失是引流管拔除的重要指征之一;而当水柱波动消失,需考虑可能是管路不通畅、阻塞;或是肺膨胀良好,可以考虑拔管。

(2)定时挤压引流管,保证引流管通畅:当引流液为血性液时,需每1~2h挤压管路1次。操作时双手握住引流管10~15cm处,双手前后相接,一手心向上,贴近胸壁,将引流管置于指腹与大鱼际之间,另一手在距前面一只手的下端4~5cm处阻断引流管,前面的手高频快速用力地挤压引流管,随后两只手同时松开,利用引流管内液体或空气冲击将堵塞引流管的血凝块或组织块冲出,如此反复;或用滑石粉捋管,将滑石粉涂抹胸管表面,右手卡住上端胸管,左手自上而下卡住胸管向下滑行,致胸管下段后右手松开。此方法可加大胸管负压,引流出不太坚固的血凝块或凝固的纤维素。

3. 观察引流管气体排出情况　漏气可分为3度:病人用力咳嗽、屏气时,引流管内有气泡排出者为Ⅰ度;深呼吸、咳嗽时有气泡排出为Ⅱ度;平静呼吸时有气泡排出为Ⅲ度。Ⅰ-Ⅱ度漏气在2~5d后即可自愈;Ⅲ度可逐渐转为Ⅱ度、Ⅰ度,于5~7d后自愈,若有大的支气管瘘或残端瘘会出现持续有Ⅲ度漏气及出血或感染征象,需另行处理。

4. 持续负压吸引胸腔闭式引流的护理　一般开胸术后胸腔闭式引流的负压吸引,应以超过吸气末胸腔负压5-250px即可。若病人肺弹性较差、压缩时间较长或肺表面有薄纤维膜覆盖致肺复张困难、肺段切除肺断面持续漏气较多或气胸病人,负压可适当加大至10-375px。负压吸引开始应设置在低负压水平,根据病人情况进行缓慢微调。负压吸引时应严密观察胸腔压力的变化,密切观察病人有无胸闷、气短、发绀、血性引流液增多等情况,判断气管是否居中,听诊双肺呼吸音是否对称。负压吸引一般应在术后24h以后开始使用,防止出现胸腔内渗血。在临床工作中,不要随意调整或中断负压吸引,防止复张的肺泡再次发生萎陷。

5. 预防感染　一切均应坚持无菌操作,换瓶拔出接管时要用消毒纱布包好,保持引流管、接管及引流瓶清洁,定时用无菌蒸馏水冲洗;水封瓶应位于胸部以下,不可倒转,维持引流系统密闭,接头牢固固定,以预防胸腔内感染。

6. 拔管指征　胸腔闭式引流术后48~72h,观察引流液少于50ml,无气体溢出,胸部X线摄片呈肺膨胀或无漏气,病人无呼吸困难或气促时,可考虑拔管。拔管时指导病人深吸一口气,吸气末迅速拔管,用凡士林纱布封住伤口,包扎固定。拔管后注意观察病人有无胸闷、呼吸困难症状,切口漏气、渗液、出血和皮下血肿等。

【注意事项】

1. 如系大量积血(或积液),初放引流时应密切监测血压,以防病人突然休克或虚脱,必要时间断施放,以免突发危险。胸膜腔大量积气、积液者,开放引流时应缓慢。引流液体首次勿超过1000ml,防止发生纵隔的快速摆动移位或复张性肺水肿的发生。待病情稳定后,再逐步开放止血钳。

2. 注意保持引流管畅通,不使其受压或扭曲。

3. 每日帮助病人适当变动体位,或鼓励病人做深呼吸,使之达到充分引流。

4. 记录每天引流量(伤后早期每小时引流量)及其性状变化,并酌情X线透视或摄片复查。

5. 更换消毒水封瓶时,应先临时阻断引流管,待更换完毕后再重新放开引流管,以防止空气被胸腔负压吸入。

6. 如发现引流液性状有改变,为排除继发感染,可做引流液细菌培养及药敏试验。

7. 拔引流管时,应先消毒切口周围皮肤,拆除固定缝线,以血管钳夹住近胸壁处的引流管,用12~16层纱布及2层凡士林纱布(含凡士林稍多为佳)覆盖引流口处,术者一手按住纱布,另一手握住引流管,迅速将其拔除。并用面积超过纱布的大块胶布,将引流口处的纱布完全封贴在胸壁上,48~72h后可更换敷料。

第四节　简易呼吸机的应用

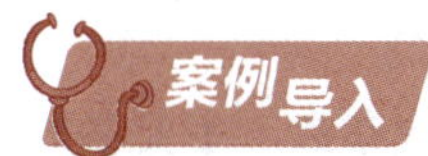

病人，男，85 岁，体重 60kg。以大叶性肺炎收入呼吸内科治疗，今晨因“呼吸困难加重，意识模糊”转入 ICU 继续治疗。查体：T 38.9℃，P 105 次 /min，R 28 次 /min，BP 90/60mmHg，$PaO_2$60mmHg。

问题：

1. 若你为值班护士，应为病人制定何种护理计划？
2. 病人目前最需要何种辅助治疗手段？

【概述】

呼吸机是一种能代替、控制或改变人的正常生理呼吸、增加肺通气量、改善呼吸功能、减轻呼吸功能消耗、节约心脏储备能力的装置。通过呼吸机机械通气，可以改善病人的肺通气及换气功能，有效缓解呼吸肌疲劳，降低心脏负荷，调节体内酸碱平衡失调。机械通气原理，呼吸机产生正压，依靠气道相对于肺内正压，气体进入肺，为正压通气方式。

【适应证】

1. 任何通气、换气功能障碍病人，除张力性气胸外均可使用机械通气。
2. 预防性通气治疗　危重病人尚未发生呼吸衰竭时，但从临床疾病各方面判断有发生呼吸衰竭的高度危险性，可以使用预防性机械通气，有助于减少呼吸功和耗氧量，减轻病人的负担。
3. 中枢神经系统衰竭、神经肌肉病变、药物中毒病人。
4. 严重肺部疾病，如重症哮喘、COPD、ARDS 等病人。
5. 严重脑缺氧或水肿导致自主呼吸不能完全恢复的病人。

【禁忌证】

1. 大咯血或严重误吸引起的窒息性呼吸衰竭，气道梗阻未解除。
2. 严重的血气胸、纵隔气肿、大量胸腔积液、肺大疱、肺囊肿、支气管胸膜瘘未经适当处理前不宜使用正压通气。
3. 低血容量休克、急性心肌梗死、气管食管瘘等。

【操作方法】

1. 确定病人通气类型　机械通气类型分为有创模式（VCV/PCV）和无创模式（NPPV）两种。
2. 选择呼吸机与病人呼吸道的连接方式（表 11–1）

表 11–1　呼吸机连接方式及其优缺点

连接方式	优点	缺点
面罩或鼻面罩（无创）	使用方便、技术要求低，可作为过渡治疗	易漏气，易产生疼痛，易引起腹胀，无效腔较大影响二氧化碳排出，咳嗽、咳痰时需中断通气
经口气管插管（有创）	插管迅速、可使用较粗插管	不易耐受、插管不易固定、导管较长、吸痰不易彻底
经鼻气管插管（有创）	耐受比经口插管好	插管直径最大与鼻孔相同，吸痰不易彻底，易堵塞
经气管切开（有创）	耐受好、方便吸痰、不易堵塞、可长期使用	需经过一次手术

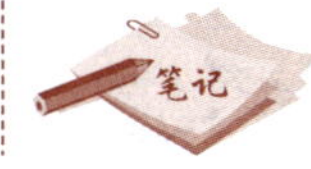

3. 呼吸机准备 选择适合的呼吸机，接好电源、气源和呼吸机湿化系统。开机自检，设置呼吸机模式、参数及报警上下限。根据病人的全身状况、血气分析选择合适的通气模式，调整呼吸机参数，以到达最佳治疗效果，减少并发症。

(1)确定通气模式：根据呼吸机为病人提供呼吸功的程度，可将通气模式分为完全通气和部分通气支持，前者包括 CV、AV、A-CV，后者包括 SIMV、PSV 等。

(2)通气参数选择与调节：根据病人的体重、肺部基本状态、病情及病程设定通气参数。主要参数包括：分钟通气量(MV)、频率(f)、潮气量(TV)、吸气时间(IT)和 FiO_2。

(3)设置报警界限和气道安全阀：按照呼吸机的报警参数，参照说明书，并根据病人情况进行调整。气道压安全阀或压力限制一般设置在维持正压通气峰压上 5~10 cmH_2O。

4. 调节湿化、温化器 温度一般控制在 34~36℃。

5. 调节同步触发灵敏度 根据病人自主吸气力量的大小调整，一般为 -2~-4 cmH_2O。

6. 用模拟肺测试呼吸机处于正常运行状态

7. 呼吸机连接病人，观察 0.5~1h 后依据血气分析结果调整参数。

【注意事项与护理要点】

1. 严密观察病情 应用呼吸机治疗的病人须有专人进行护理。密切观察病人的治疗反应和病情变化，并做好相关记录。除生命体征和神经精神症状外，重点观察病人的呼吸频率、呼吸运动、胸廓起伏幅度、有无呼吸困难、自主呼吸与机械呼吸的协调等，定时进行血气分析，综合病人的临床表现和通气指标判断治疗效果。

2. 加强气道管理

(1)导管保护：①保持导管通畅：分泌物干结阻塞会导致导管不通畅，要注意预防性湿化气道，吸痰，及时清除管腔内的分泌物。痰液黏稠可通过蒸汽、雾化吸入等方法稀释痰液，使之易于排出。②防止导管脱出：病人意识恢复中出现烦躁不安，常会发生吐管或自行拔出导管，需加强护理观察，妥善固定气管导管，必要时病人上肢予以约束，并适当使用镇静剂。

(2)导管套囊维护：掌握气囊的充气量能使气道密封更好，防止胃内容物及口咽分泌物的误吸。

3. 一般生活护理 定时翻身、拍背，防止压疮形成和呼吸道分泌物排出不畅引起阻塞性肺不张或肺炎。对眼睑不能闭合的昏迷病人注意防止眼球干燥、污染或角膜溃疡，可用凡士林纱布覆盖眼部，每日定时抗生素滴眼 2~3 次。常规口腔护理，预防口炎发生。

4. 心理护理 对病人说明呼吸机治疗的目的，取得病人的配合。询问病人的感受，可用手势 . 图片等多种方法进行沟通交流，鼓励病人，增强信心，增加病人舒适感。

5. 及时处理人机对抗 自主呼吸和呼吸机的协调非常重要，一旦出现不协调危害很大，可增加呼吸功，加重循环负担和低氧血症，严重时可危及生命。人机对抗表现：①呼出气 CO_2 监测，CO_2 波形可出现“毒箭”样切迹，严重时可出现冰山样改变。②无法解释的气道高压报警或低压报警，或气道压力表指针摆动明显。③潮气量非常不稳定，高低起伏，忽大忽小。④清醒病人出现烦躁不安、躁动，不能耐受。发现上述表现，即刻报告医生，紧急处置。

6. 及时处理呼吸机报警，常见报警原因有：

(1)气道高压报警：①气管、支气管痉挛常见于过敏、哮喘、缺氧、湿化不足或湿化温度过高、湿度太大或气道受物理因素刺激(如吸痰、更换气管套管)等。处理方法：解痉，应用气管扩张剂，对症处理。②插管位置不当处理方法：矫正套管位置。③气道内黏液潴留。处理方法：充分及时排痰，加强翻身、扣背和体位引流，应用祛痰剂，配合理疗等。④病人肌张力增加，刺激性咳嗽或肺部出现新合并症，如肺不张、肺炎、肺水肿、张力性气胸等。处理方法：查明病因，对因处理，合理调整呼吸机相关参数。⑤高压报警参数设置过低。处理方法：合理提高高压报警参数。⑥管道打折或受压。

(2)气道低压报警：最常见为病人脱机(如连接管脱落或漏气)和报警参数设置过高。处理方法：做好连接或密封好漏气位置，重新合理设置报警参数。

(3)通气不足报警：常见原因有机械故障、管道连接不良或人工气道漏气，病人与呼吸机脱离，氧气压力不足等。处理方法：维修和及时更换破损部件，或更换空气压缩机。正确连接管道，保证管道无受压、打折，及时倒掉储水瓶的积水。

(4)吸氧浓度报警：主要原因为设置氧浓度报警的上、下限有误。空气－氧气混合器失灵、氧电池耗尽等。处理方法为正确设置报警限度、更换混合器、更换电池。

第五节　多功能监护仪的应用

【适应证】

凡是病情危重需要进行持续不间断的监测心率、心律、体温、呼吸、血压、脉搏及经皮 SpO_2 等的病人。

【操作方法】

1. 操作前准备　评估病人有无紧张、焦虑、恐惧等心理反应；评估胸前区皮肤有无破损或出血点；评估指甲与甲床是否适合放置脉搏血氧饱和度传感器；准备多功能床旁监护仪及其附件、电极片、生理盐水棉球和纱布等。

2. 连接多功能床旁监护仪各导联，接通电源，开机自检。

3. 心电监测

(1)清洁皮肤：病人取平卧位或半卧位，清洁贴电极片部位的皮肤，使之脱脂降低皮肤的电阻。

(2)贴电极片(文末彩图 11-11)：在相应部位贴上一次性电极片，通过电极片外的金属小扣与电极导联线相连接。临床上多功能床旁监护仪的导联装置有三导联装置和五导联装置两种，每种监护仪都标有电极放置位置示意图，可具体参照放置。

三导联装置电极片安放位置：左上(LA)在左锁骨中线第 1~2 肋间；右上(RA)在右锁骨中线第 1~2 肋间；左下(LL)在剑突下。

五导联装置电极片安放位置：左上(LA)在左锁骨中线第 1~2 肋间；左下(LL)在左锁骨中线剑突水平处；中间(C)在胸骨左缘第四肋间；右上(RA)在右锁骨中线第 1~2 肋间；右下(RL)在左锁骨中线剑突水平处。

(3)观察心电图：选择波形清晰的导联，一般选择Ⅱ导联。

(4)设置心率报警界限：一般心率报警上限为 110 次 /min，报警下限为 50 次 /min。

4. SpO_2 监测　将经皮 SpO_2 传感器的一端与多功能床旁监护仪连接，另一端夹在病人的手指上，感应区对准甲床，观察其波形变化并根据病情设置波幅及报警界限，经皮 SpO_2 报警一般上限设为 100%，报警下限为 96%。

5. 无创血压监测　将袖带缠在病人肘上 2 指处，松紧度以能够插入 1 指为宜，感应位置在肘前肱动脉处，按血压测量键，根据病情或遵医嘱设定间隔时间和血压报警界限。

6. 记录　及时记录显示器上的各项参数，动态观察病人的病情变化。

7. 整理用物　整理用物，告知病人在监测过程中的注意事项。

【注意事项与护理要点】

1. 注意安全，及时检修机器，避免机器漏电而威胁人身安全。

2. 监护导联所描记的心电图不能代替常规心电图检查。

3. 贴电极片前一定使皮肤脱脂干净，尽量降低皮肤电阻，避免心电图波形受到干扰变形。出汗时随时更换电极片，保证电极片与皮肤紧密接触，贴电极片时要避开电除颤位置。

4. 电极片连续应用 72h 需更换放置位置，防止在同一部位过久刺激皮肤引起损伤。若病人对电极片有过敏现象发生，则需每日更换电极片或改变电极片位置。

5. 经皮 SpO_2 检查应每隔 2h 观察监测部位的末梢循环情况和皮肤情况，并更换经皮 SpO_2 传感器安放位置，避免影响 SpO_2 监测的因素。

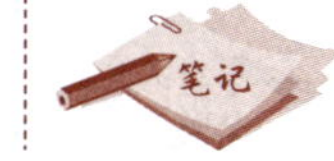

6. 机器出现报警，及时查明原因，并处理或报告医生。

第六节 创伤急救技术

创伤是指机械性致伤因素作用于人体所造成的组织结构完整性受损或功能障碍。止血、包扎、固定、搬运是创伤急救的常用技术。院外外伤急救原则是：先排险后施救、先重伤后轻伤、先止血后包扎、先固定后搬运。

一、止血

成人全身血液占其体重的8%左右，当失血量达到血液总量的20%以上时，可出现脸色苍白、冷汗淋漓、手脚发凉、呼吸急促、脉搏快而细、血压下降、意识模糊等出血性休克症状；当出血量达到总血量的40%时，就会发生严重的并发症甚至危及生命。及时有效的创伤止血对挽救病人生命极为重要。

（一）创伤出血的种类及部位的判断

创伤出血一般分为内出血和外出血，血液从体表伤口流出，称为外出血，易被发现；内出血而是体内深部组织、内脏损伤出血，血液流入组织或体腔内。按照损伤血管的不同，可分为：

1. 动脉出血　出血速度快、量大，鲜红色血液呈喷射状、波动性向伤口外涌出。

2. 静脉出血　呈持续向外溢出暗红色血液，速度缓慢。

3. 毛细血管出血　伤口呈渗出性鲜红色血液，可自行凝固止血。

（二）如何选择止血方法

1. 根据伤者受伤部位、受伤时长判断大概出血量。

2. 仔细观察伤口的出血情况，初步判断出血种类，然后根据出血部位及现场所具备的条件选择适当的包扎方法。

（1）动脉出血：可先采用指压法止血，再根据情况使用填塞止血法或止血带止血法。

（2）静脉出血：可直接压迫伤口止血，用手或者其他物品在伤口上方的敷料上施加压力，可使出血量减少。

视频：三角巾头部包扎

（3）毛细血管出血：可自行停止，先用清水或其他皮肤消毒液冲洗干净，再用纱布、绷带加压缠绕即可。

（三）常用的止血方法

1. 指压止血法　指压止血法是一种简单有效的临时性止血方法，它是根据动脉的走向，在伤口的近心端，用手指压住动脉，达到临时止血的目的。适用于头颈部、四肢的动脉出血，根据出血的部位不同，可分为：

（1）头顶出血压迫法：按压伤侧耳庭前下颌关节上方凹陷处的颞浅动脉。

（2）面部出血压迫法：用拇指按压伤侧下颌骨下缘与咬肌前缘交界处的面动脉。

（3）头枕部出血压迫法：压迫伤侧耳后乳突下后方的枕动脉（图11-12）。

（4）头颈部出血压迫法：用拇指按压伤侧气管外侧与胸锁乳突肌前缘中点之间的搏动点，即颈总动脉。此时应注意不能同时压迫双侧颈总动脉，否则会引起脑缺氧（图11-13）。

（5）颈肩出血压迫法：在锁骨上窝中部对准第一肋骨用拇指向下压迫锁骨下动脉。

（6）上臂出血压迫法：将伤肢抬高，用拇指在腋窝中点将动脉压向肱骨头。

（7）前臂出血压迫法：用拇指压迫伤侧肘窝肱二头肌腱内侧的肱动脉末端。

（8）手部出血压迫法：用两手指分别压迫腕部上方的尺、桡动脉（图11-14）。

（9）手指（脚趾）出血压迫法：用拇指和示指分别压迫手指两侧的指（趾）动脉止血。

（10）大腿出血压迫法：用力压迫腹股沟中点稍下方的股动脉；病人卧位是亦可直接单手握拳垂直股动脉方向用力下压。

（11）小腿出血压迫法：两手拇指重叠垂直压迫腘窝中点的腘动脉。

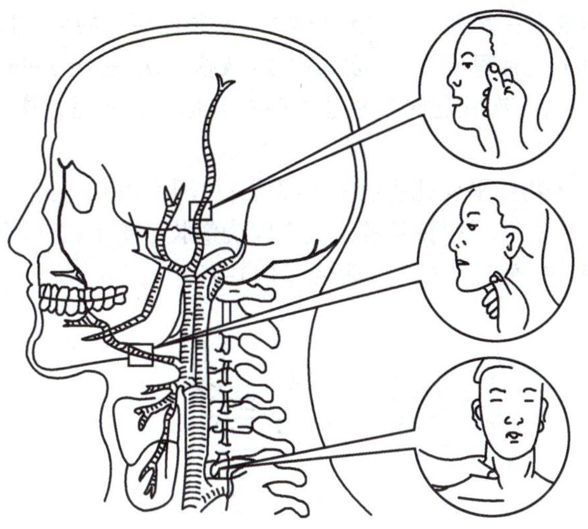

图 11–12　头颈部出血常用指压部位

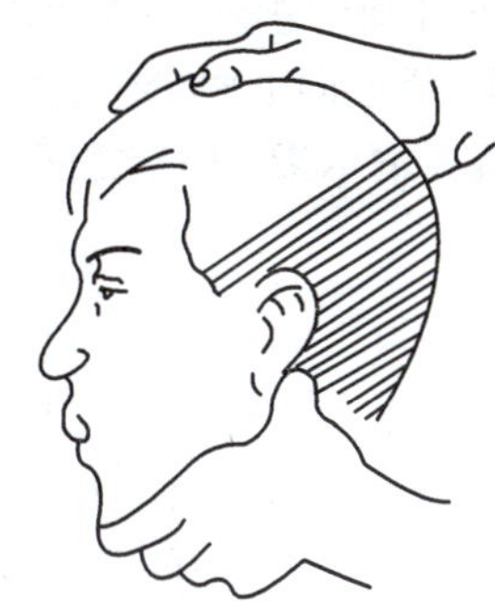

图 11–13　枕动脉指压止血法

(12)足部出血压迫法：用两手拇指分别按压足背中部近脚踝处的胫前动脉和足跟内侧与内踝之间的胫后动脉。(图 11–15)

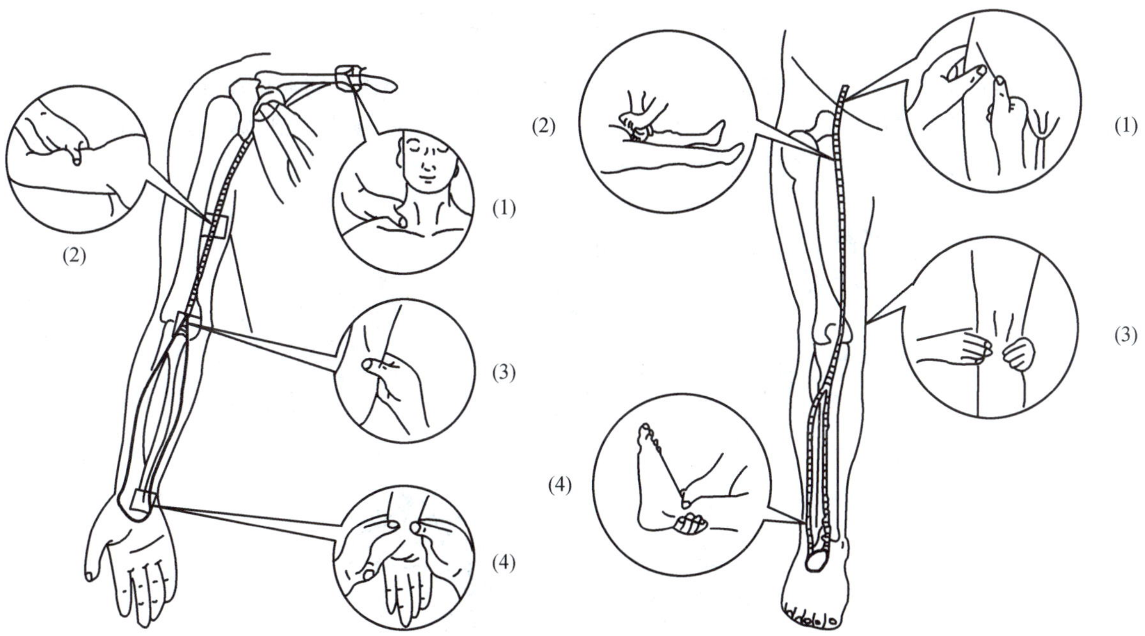

图 11–14　上肢出血常用指压部位　　图 11–15　下肢出血常用指压止血部位

2. 加压包扎止血法　此方法适用于静脉出血和毛细血管出血。先用大于伤口的消毒纱布或干净的布料盖住伤口，再用绷带或三角巾加压包扎，松紧度以能达到止血为宜。当伤口在肘窝、腋窝、腹股沟时，可加垫固定在躯干上加压包扎止血。此方法适用于上下肢、肘部、膝等部位的动脉出血，但如有疑似骨折或关节脱位时不适用此法(图 11–16)。

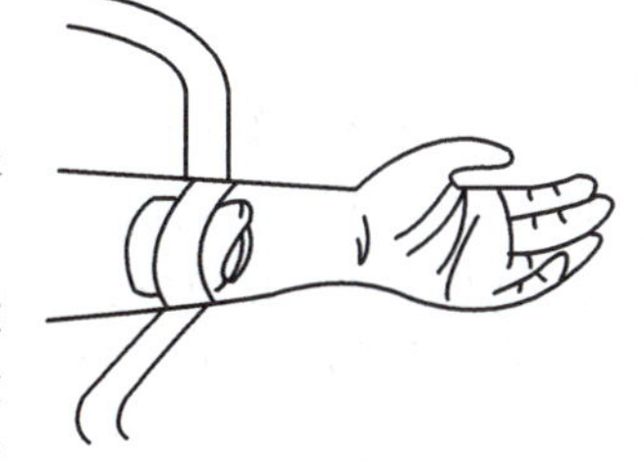

图 11–16　加压包扎止血法

3. 止血带止血法　是非常快速有效的止血方法，但它只适用于不能用加压止血的四肢大动脉出血。方法是先用毛巾或其他布片、棉絮等作为衬垫放在伤口上方部位，用橡皮管或者布条缠绕，其松紧度以触及不到远端动脉的搏动而伤口刚好止血为宜，止血带不可直接扎在皮肤上，应先在需要止血的部位加衬垫。紧急时，可将裤脚或袖口卷起当做衬垫，将止血带扎在其上。止血带扎得

过松无止血作用，过紧会影响血液循环而造成肢体坏死。用此法止血时，必须在明显的部位标明止血带的部位和时间，止血时间不得超过 5h，如止血时间超过 2h，要每隔 1h 放松一次，每次 3min，放松时可用指压法按压出血点上方的血管临时止血，再次扎起时要将止血带扎在原有位置近心端 1~1.5cm 的位置。常用的止血带止血法有：

(1)橡皮止血带止血法：先用绷带或毛巾等物垫平要扎止血带的部位，一手用拇指、示指、中指握紧止血带短端，手心向上放在扎止血带的部位，；另一只手持长的尾端中段绕伤肢一圈半，然后把止血带尾端塞入左手的示指与中指之间夹紧向下牵拉，使之成为一个活结(图 11-17)。

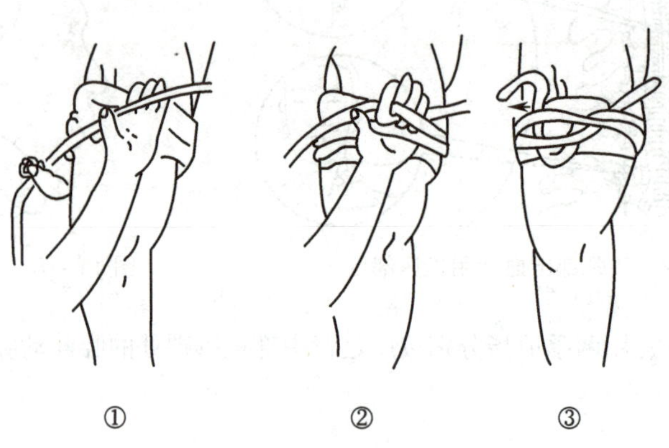

图 11-17　橡皮止血带止血法

(2)绞紧止血法：将三角巾折成带状，绕患肢一圈作为衬垫，再将两端向前拉紧打活结，取一根小棒或筷子等作为绞棒插在活结旁的圈内，提起绞棒按顺时针方向绞紧，触及不到远端动脉波动时将绞棒一端插入活结内，最后拉紧活结固定(图 11-18)。

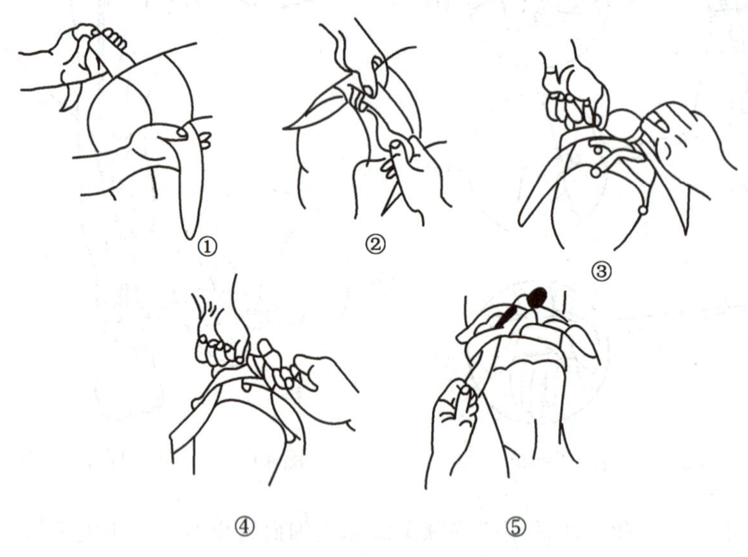

图 11-18　绞紧止血法

(3)充气止血带止血法：将袖带绑在伤口的近心端，充气加压起到止血的作用。此种止血法是根据血压计原理设计，其特点是压力均匀，止血效果好。

(4)卡扣式止血带止血法：是利用卡扣止血带，先将松紧带绕患肢一圈，然后把插入式自动锁卡插进活动锁紧开关内，一只手按住活动锁紧开头，另一只手拉紧松紧带，直至伤口不再出血为止。

二、包扎

包扎的目的在于保护伤口、减少感染，骨折夹板固定、敷料固定以减轻病人痛苦，也可用于压迫止血等。原则上包扎前要覆盖创面，包扎的松紧要适度，肢体应处于功能位，打结时要避开伤口和坐卧

受压的位置。使用三角巾包扎时，两底角打结应为外科结（方结），比较牢固（图11-19）。包扎要求动作轻、快、准、牢。最常用的包扎材料有三角巾、绷带、四头带和多头带等。

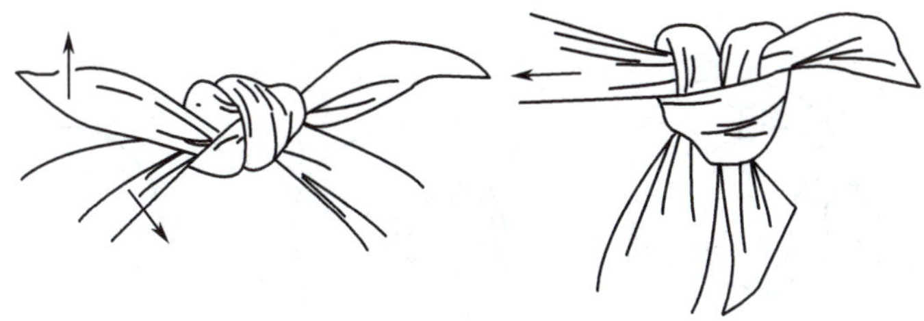

图 11-19　方结

（一）三角巾包扎

三角巾的用途极广，展开可用于躯干和四肢的伤口包扎，亦可折叠成带状作为悬吊带或用于小伤口的包扎。三角巾的规格为：底边长130cm，顶角到底边的高为60cm，侧边（顶角到底角）为85cm，顶角的带子长45cm（图11-20）。

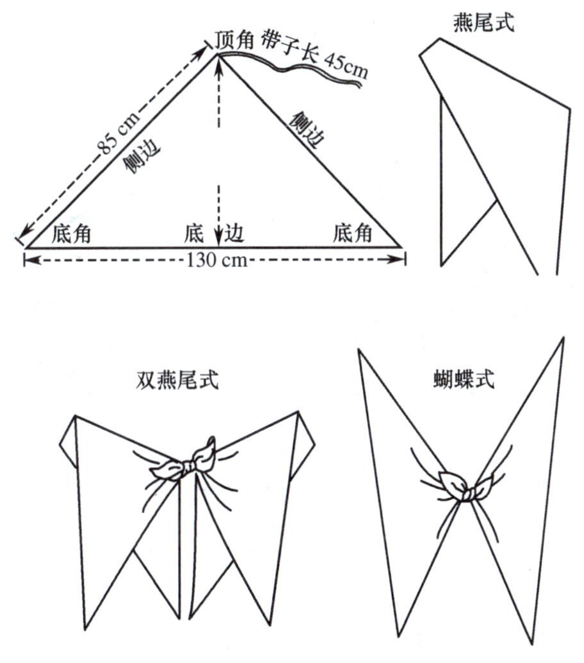

图 11-20　三角巾规格

1. 头面部三角巾包扎

（1）头部帽式包扎法：将三角巾的底边向内折约2指宽，放在病人前额眉弓上，盖头顶，顶角向后拉，将两底边沿两耳上方往后牵拉至枕部下方，在顶角上方交叉后再向前经两耳上方绕至前额一侧眉弓上打结固定。最后将顶角向上反折、整理嵌入底边内（图11-21）。

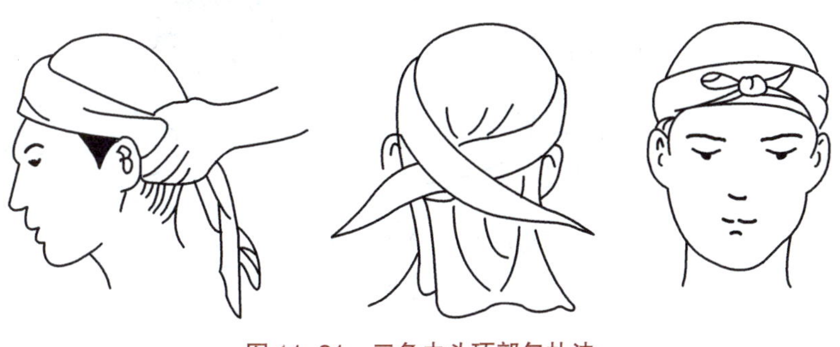

图 11-21　三角巾头顶部包扎法

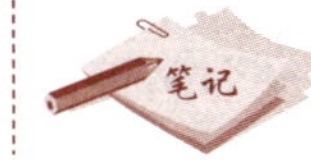

(2)头、耳部风帽式包扎法：将三角巾顶角和底边中点各打一个结，顶角置于前额中央，头部套入风帽内，向下拉紧两个底角，再将底边向外反扎2指宽的边，左右交叉包绕兜住下颌，绕至枕后打结固定(图11-22)。

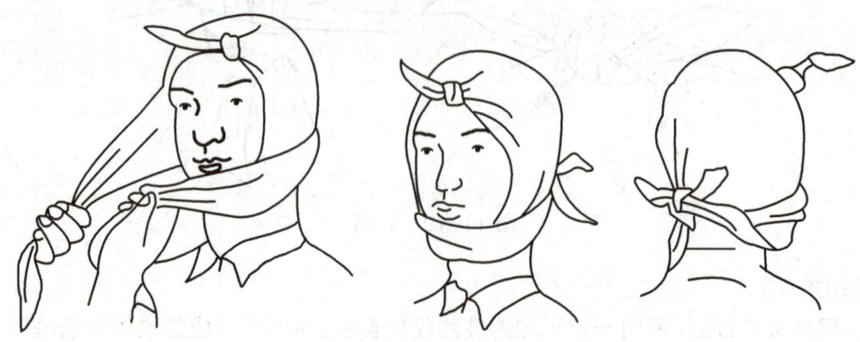

图11-22　风帽式包扎法

(3)面具式包扎法：将三角巾顶角打结套在颌下，罩住头部及面部，在眼、鼻、口部各剪一小口，将底边两端拉紧至枕后交叉，再绕到前额打结固定(图11-23)。

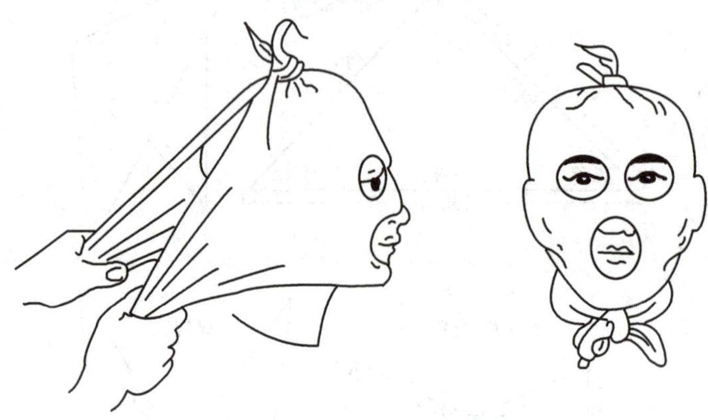

图11-23　面具式包扎法

(4)额部包扎法：将三角巾折成四指宽的带状，将带状巾中段覆盖在伤口敷料上，然后环绕头部打结，打结位置要避开伤口和睡眠受压的位置。

(5)眼部包扎法：包扎单眼时，将三角巾折成四指宽的带状，斜置于伤侧眼部，从伤侧耳下绕至枕后，经健侧耳上拉至前额，与另一端交叉反折绕头一周，在健侧耳上端打结固定(图11-24)。包扎双眼时，将带状三角巾的中央置于枕部，两底角分别经耳下拉向眼部，在鼻梁处交叉向对侧各包一只眼睛，成“8”字形经两耳上方在枕部交叉后绕至脑后近颞侧打结固定(图11-25)。

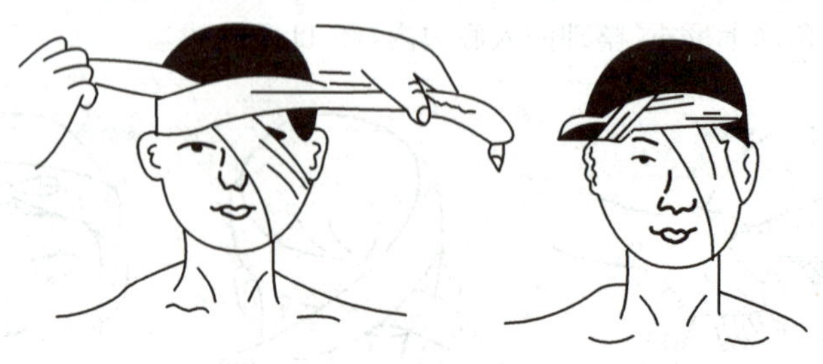

图11-24　单眼包扎法

(6)下颌部包扎法：将三角巾折成四指宽的带状，1/3处放于下颌处，长端经耳前向上拉到头顶部到对侧耳前与短的一端交叉，然后两端环绕头部后在对侧耳前打结固定(图11–26)。

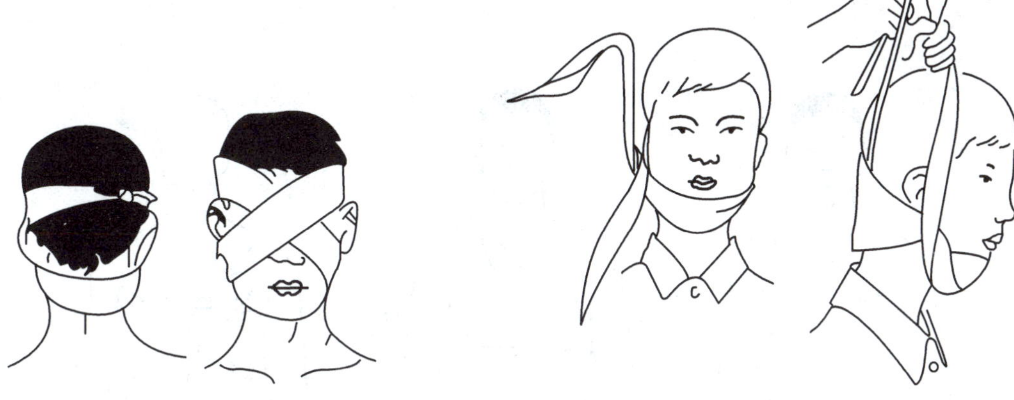

图11–25　双眼包扎法

图11–26　三角巾下颌部包扎法

2. 肩部三角巾包扎法

(1)燕尾式单肩包扎法：将三角巾折成约90°夹角的燕尾巾，夹角朝上，向后的一角压住向前的一角，放于伤侧肩部，燕尾底边绕上臂在腋前方打结固定，将燕尾两角分别经胸、背部拉到对侧腋下打结固定(图11–27)。

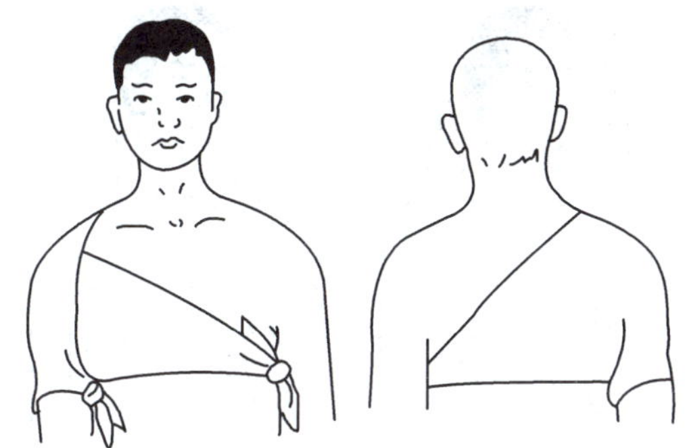

图11–27　燕尾式单肩包扎法

(2)燕尾式双肩包扎法：将三角巾折成两尾角等大的燕尾式，夹角向上，对准颈后部正中，左右双燕尾由前向后分别包绕肩部到腋下，在腋后打结固定(图11–28)。

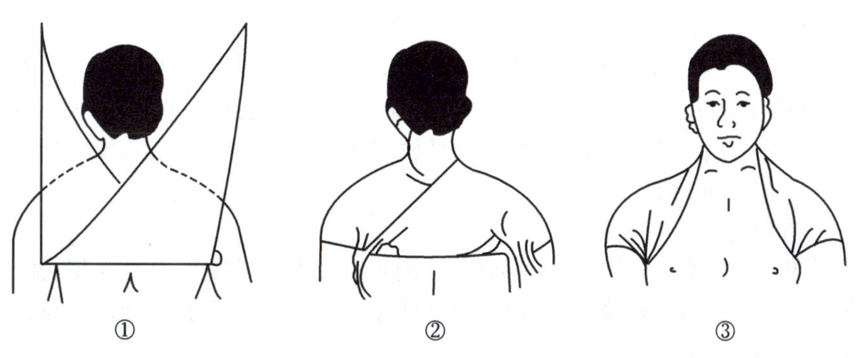

图11–28　燕尾式双肩包扎法

3. 胸背部三角巾包扎

(1)单侧胸部展开式三角巾包扎法：三角巾顶角向上覆盖伤侧肩部，垂在背部，使三角巾底边中央正位于伤部下侧，将底边两端环绕躯干在背侧后方打结，再用顶角上的带子将顶角与底边连接在一起(图 11-29)。

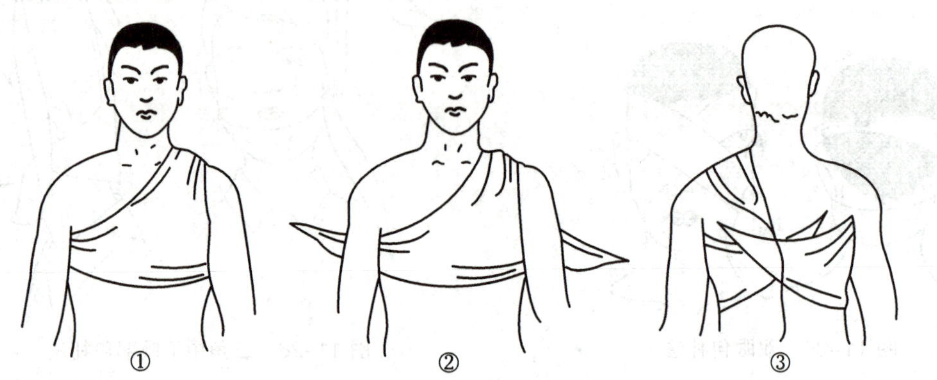

图 11-29　展开式三角巾胸部包扎法

(2)双侧胸部燕尾式包扎法：底边对折，使两底角成燕尾状，并在折叠处反折一道边，横放于胸部，利用顶角延长带在侧胸壁与底边打结，再将两底角向上翻折，分别放于两肩上，并拉至颈后，用一侧底角的带子绕过横拉的延长带提到对侧颈后侧方与另一底角打结(图 11-30)。

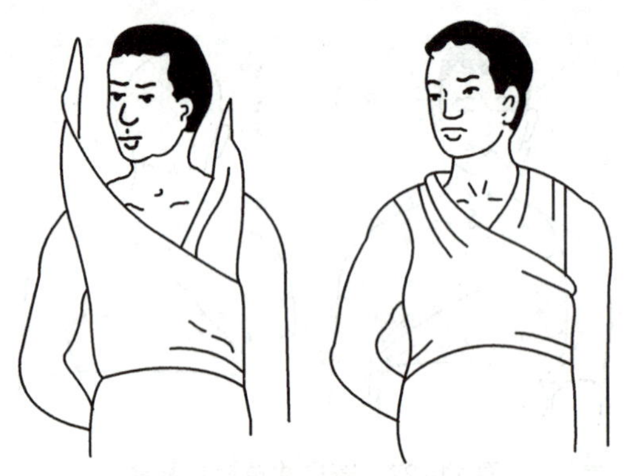

图 11-30　燕尾式胸部包扎法

背部包扎方法与胸部方法相同，位置相反，结打于胸前侧壁。

4. 腹部及臀部三角巾包扎法

(1)腹部包扎法：三角巾顶角向下，底边横放于腹部，两底角在腰侧后方打结固定，顶角从两腿间拉至腰侧后方与底角打结固定。

(2)臀部包扎法：单臀包扎将三角巾折成燕尾式，折叠边横放于伤侧腰部，底角夹角对准大腿侧线，大片在臀部，折叠边在健侧腰部打结，，大片覆盖住臀部绕过大腿根部向前与另一顶角打结；双臀包扎将两块三角巾的顶角打结展开成蝴蝶式，将打结部放在腰骶部，将上面一底边围绕到腹部打结，另一底边由大腿后方绕到前面打结(图 11-31)。

5. 四肢三角巾包扎

(1)上肢悬吊包扎法：展开三角巾，顶角向外，一侧底角置于健侧肩上，伤肢保持功能位，将三角巾的另一角绕过伤肢，悬兜住伤肢，绕过颈部在健侧肩后侧方与另一底角打结固定，伤肢手指要暴露出来以便观察血运(图 11-32)。

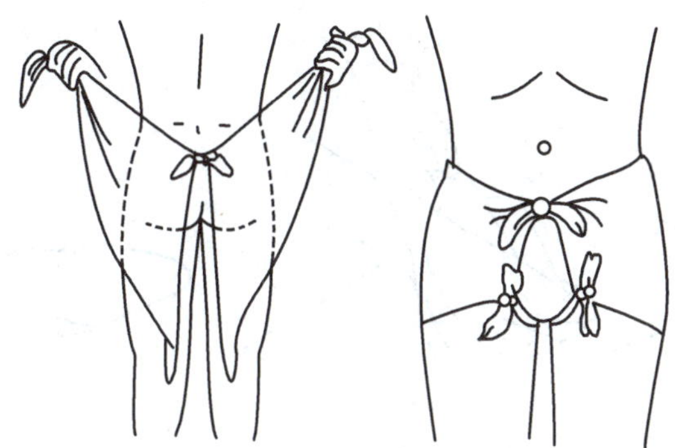

图 11-31 双侧部包扎法

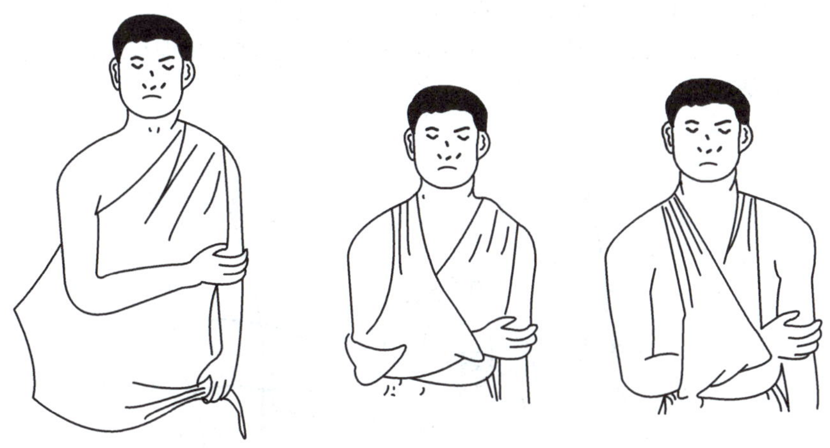

图 11-32 上肢悬吊包扎法

(2) 单侧手臂包扎法：将三角巾无延长带一侧的底角打结，套在患侧手上，底边向上，将另一底角置于健侧肩上备用，用顶角环绕患肢前臂包扎，屈曲手臂到胸前，将两底角在健侧肩部打结固定(图 11-33)。

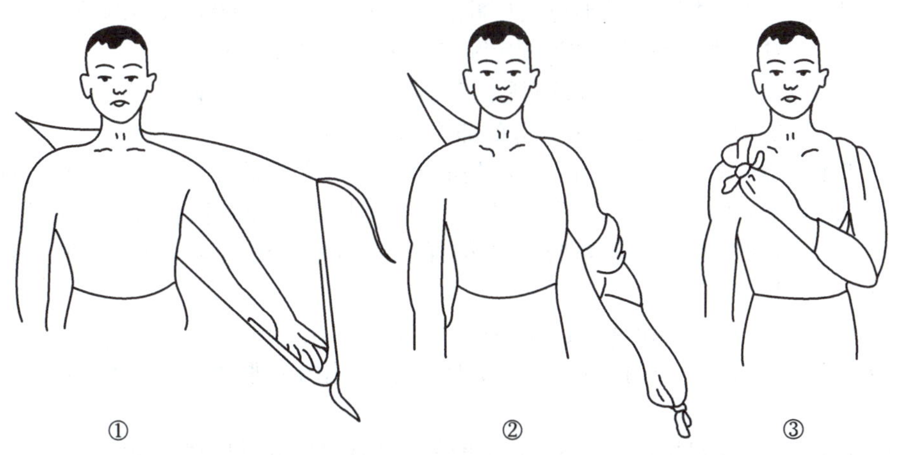

图 11-33 单侧手臂包扎法

(3) 手(足)包扎法：将手(足)放在三角巾上，将手指(足趾)对准三角巾的顶角，将顶角反折盖住手(足)背部，将三角巾两边分别折向手(足)方向，使之符合手(足)的形状，然后将两底角环绕手腕(脚踝)部打结固定(图 11-34)。

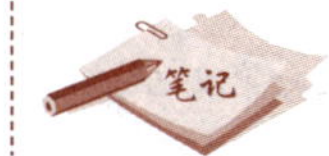

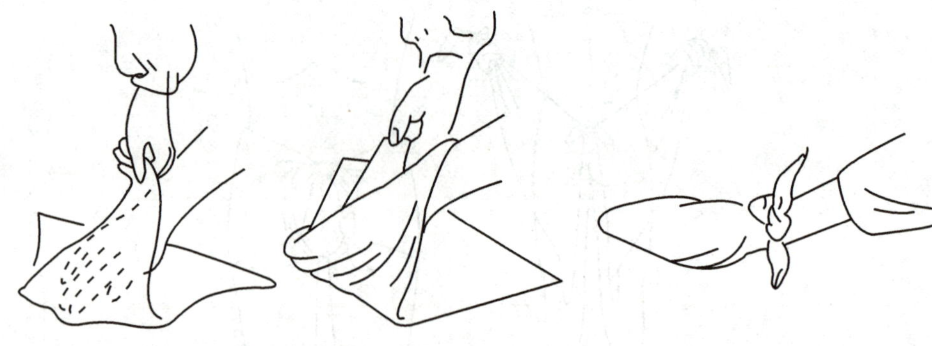

图 11-34　手(足)包扎法

(二) 绷带包扎

绷带包扎是比较实用的包扎方法，根据肢体的部位不同变换其包扎方法。绷带的种类和规格很多。常用的绷带种类有纱布、棉布、弹力和石膏绷带等。通常适用于固定敷料、夹板和受伤部位，保护伤口、减少感染、止血。规格的选择也是按照不同伤口和肢体的粗细程度进行选择。绷带包扎(图 11-35)的基本方法如下：

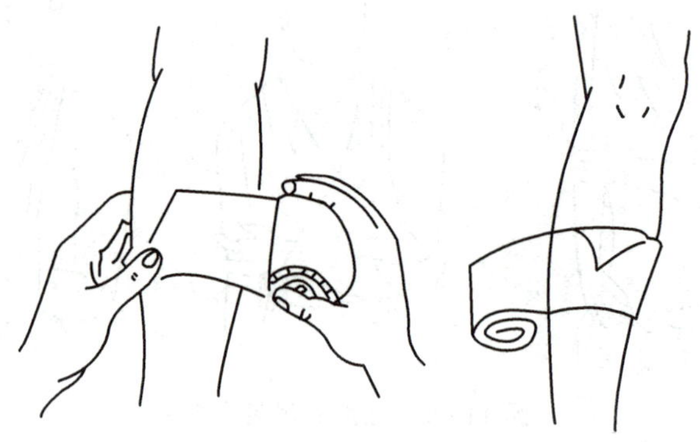

图 11-35　绷带包扎起始端

1. 环形包扎法　将绷带头斜置包扎部位下方的远心端，做环形缠绕一周，将斜出的一角露出反折于绷带上，再用绷带平行环绕两圈。适用于小伤口及各种绷带包扎法的起始和结束(图 11-36A)。

2. 蛇形包扎法　起始用绷带做环形包扎两圈，然后将绷带向斜上缠绕，每段绷带间隔宽度为绷带的宽度，互不遮盖。适用于伤口敷料的快速固定和夹板固定等(图 11-36B)。

3. 螺旋形包扎法　起始用环形包扎两圈后，将绷带向斜上环形重叠缠绕，每缠绕一圈将上一圈绷带覆盖 1/3 或 1/2，此方法适用于粗细大致相等的部位(图 11-36C)。

4. 螺旋反折包扎法　此方法与螺旋包扎法基本相同，只是每圈螺旋向上包扎时必须向下反折一次，反折时用左手拇指按压住反折处，右手将绷带反折向下拉紧缠绕肢体，反折部位应位于相同的部位，使之成一直线。此法适用于粗细差别较大的前臂、小腿等的包扎，可防止绷带滑脱。但绷带反折处要注意避开伤口和骨突起处(图 11-36D)。

5. "8"字包扎法　在受伤部位远端起始两圈环形包扎，再从上至下、从下至上的围绕伤口重复做"8"字包扎，每缠绕一圈将上一圈绷带覆盖 1/3 或 1/2，此法适用于四肢关节及肢体粗细不等的部位包扎(图 11-36E)。

6. 回返式包扎法　起始两圈环形包扎后，由助手按压住绷带的反折端，将绷带由肢体顶端向前、向后来回反折，第一圈通常从中央开始，接着各圈一左一右交替包扎，每一来回均覆盖前一次的 1/3 或 1/2，直到包住整个伤口顶端。最后用环形包扎法将反折处压住固定。此方法适用于头部、截肢残端、指头等部位的包扎。(图 11-36F)

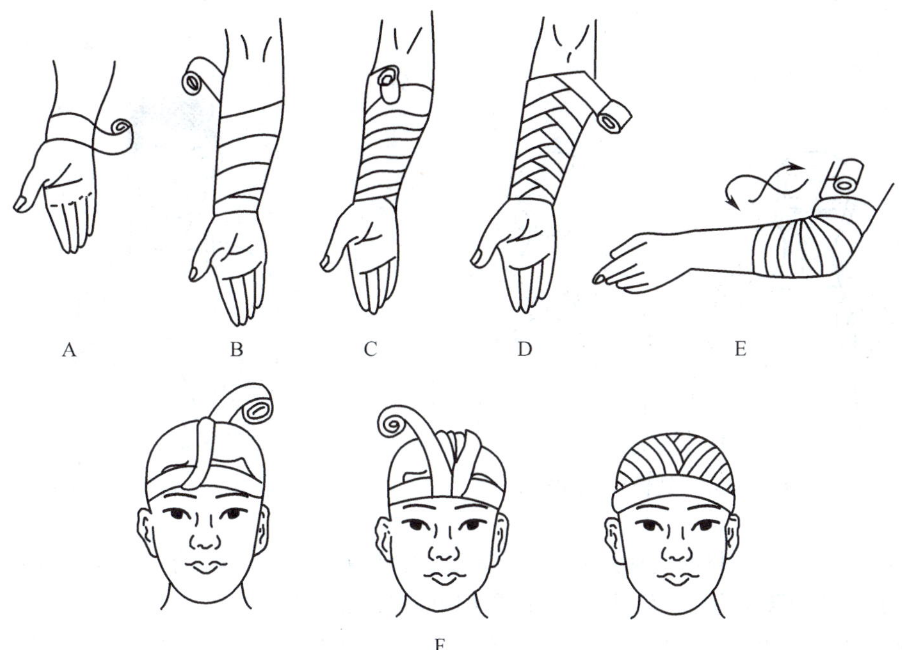

图 11-36　绷带包扎的基本方法

(三) 包扎的注意事项

1. 包扎部位伤口应先进行简单清创后覆盖无菌敷料,然后再进行包扎。现场处理伤口时不可徒手或用脏物触碰伤口,亦不可用水直接冲洗伤口(化学伤除外),伤口内异物不可取出,脱出的内脏亦不可还纳入体腔。病人取舒适体位,注意保持伤侧肢体功能位。

2. 根据肢体伤口的大小和伤肢周径的不同选用宽度适宜的绷带,包扎时,从肢体远心端向近心端包扎,以促进静脉血液回流。

3. 包扎时肢端(如手指、脚趾)需外露,以便观察肢体血运情况。

4. 包扎时每周需压力均匀、松紧适度,太松容易脱落,过紧则影响血运。

5. 绷带固定时,通常将结打在肢体的外侧面,不能打在伤口上、骨突出处或受压部位。

6. 解除绷带时,先松解固定结或取下胶布,然后用两手传递松解,紧急情况下或绷带被伤口分泌物浸透干涸时,可用剪刀将绷带剪开。

三、固定

骨折的临时固定,是对伤处加以稳定,减少活动,防止伤员在运送过程中遭到额外损伤,减轻疼痛。

(一) 骨折固定的材料

1. 夹板　木质夹板或者制式夹板、充气式夹板、石膏夹板等,也可就地取材,如竹板,木棍、树枝等。

2. 衬垫　可选用毛巾、纱布、棉花,紧急情况下也可用衣物等代替。

(二) 常见的骨折临时固定方法

1. 锁骨骨折固定法　在病人两腋前上方加上衬垫,将三角巾叠成带状,分别缠绕双肩,使三角巾呈“8”字形,在肩背部拉紧三角巾的两端打结,尽量使两肩外展。如有条件,也可在病人背后放“T”字形的夹板,用绷带或三角巾固定。单侧锁骨骨折时,可将患侧肘关节屈曲,用三角巾将患肢悬挂在胸前,限制其活动即可(图 11-37)。

2. 上臂骨折固定法　有夹板的情况下,可将患肢屈曲贴在胸前,在上臂外侧和内侧均放一块夹板,然后用三角巾叠成带状或用绷带将骨折部位上下两端固定并吊于胸前。无夹板的情况下,可取两

块三角巾，一块将患肢呈 90° 吊于胸前，用另一块折成长带将上臂固定于侧胸部（图 11–38）。

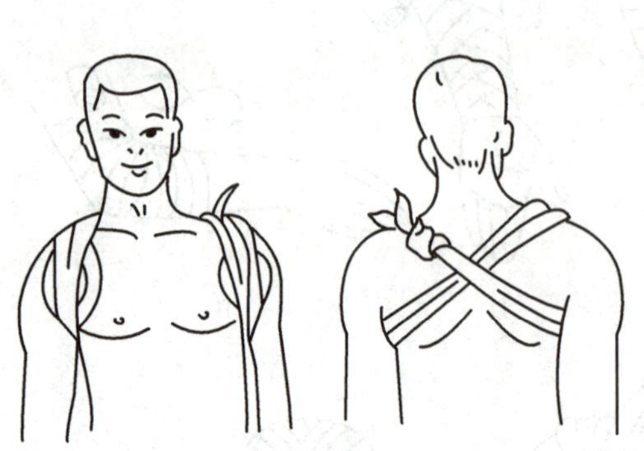
图 11–37　锁骨骨折固定

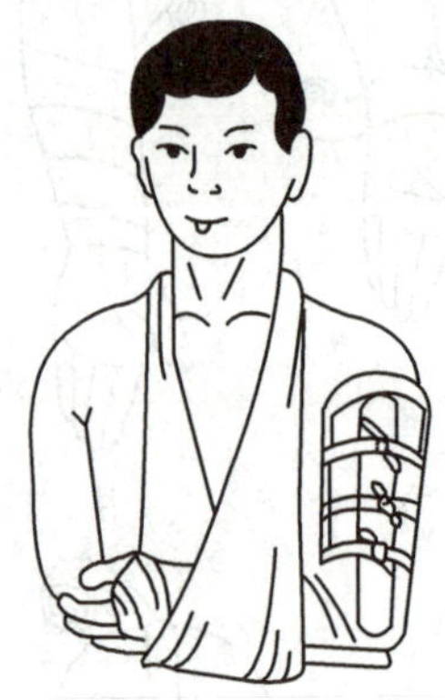
图 11–38　上臂骨折夹板固定

3. 前臂骨折固定法　将两块夹板分别放在前臂的内侧和外侧，外侧夹板长度要超过腕关节和肘关节，拇指向上，使伤肢保持功能位，用三角巾或绷带固定，悬吊于胸前。

4. 大腿骨折固定法　将长夹板置于患肢外侧，其长度应从腋下至足跟，双下肢并列对齐，垫好膝、踝关节下的衬垫后用绷带或三角巾分段固定。用“8”字形绷带固定脚部，使脚掌与小腿呈直角。无夹板时可将双下肢并列对齐，在两腿之间加衬垫，后将患肢用绷带分段固定在健肢上（图 11–39）。

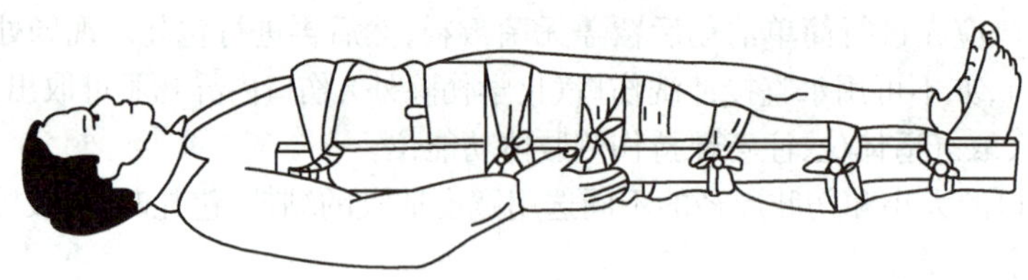
图 11–39　大腿折夹板固定

5. 小腿骨折固定法　将两块夹板分别置于小腿内外两侧，其长度应从大腿中段到脚跟，在膝、踝关节下加衬垫后用绷带或三角巾分段固定（图 11–40）。无夹板的情况下，可将双下肢并列对齐，在两小腿之间加衬垫，后将患肢用绷带分段固定在健肢上（图 11–41）。

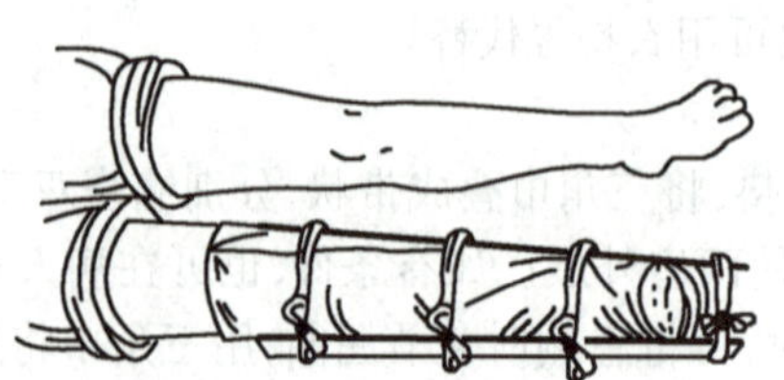
图 11–40　小腿骨折夹板固定

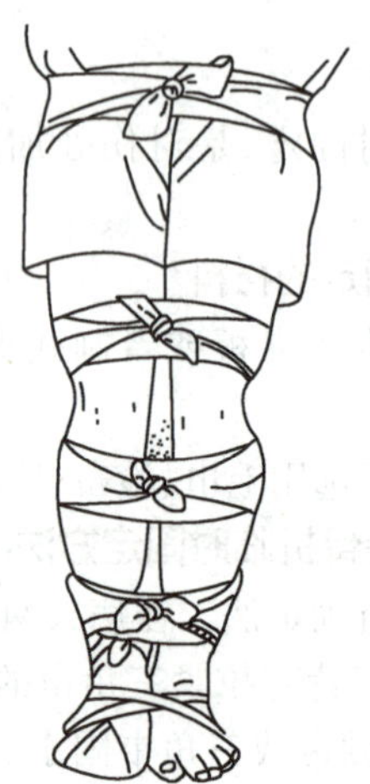
图 11–41　小腿骨折健肢固定

6. 脊柱骨折固定法　将病人俯卧于脊柱板或硬木板上，用约束带或绷带固定伤员，防止脊柱弯曲或扭转。在病人胸、腹部各垫上软枕或衬垫以减轻局部组织受压程度（图 11-42）。

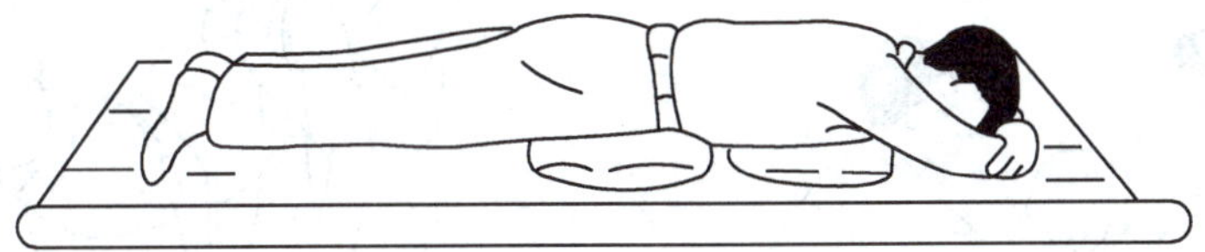

图 11-42　脊柱骨折固定

（三）固定的注意事项

1. 夹板长短适度，固定时应超过骨折处上、下各一个关节。

2. 夹板等固定材料不可直接接触皮肤，应先加衬垫或毛巾等物，尤其是骨突出处或神经、血管浅表部位加以保护再放置夹板。

3. 若伤肢同时有出血及开放性伤口，要先止血，再包扎，最后固定。若有休克，应先行抗休克处理。

4. 开放性骨折时，不可将外露的骨折断端送回伤口内，以免造成感染。

5. 固定上下肢时需露出指(趾)端，便于观察血液循环情况。若发现指(趾)尖苍白、发冷、麻木疼痛、浮肿或青紫时，可能是包扎固定过紧，应立即放松重新包扎固定。

6. 骨折固定后不可随意搬动伤员，亦不可强制伤员进行各种活动，以免造成二次损伤。

四、搬运

搬运是将重症、脊柱损伤或四肢不能行走的伤员通过徒手、担架或其他运输工具迅速搬离现场，送至相对安全的地方或医院进一步救治。

（一）常用的搬运方法

1. 徒手搬运法　在没有任何搬运器材的情况下，通过人力进行搬运。

（1）单人搬运法：可采用背、抱或扛等方法进行搬运（图 11-43）。

（2）双人搬运法：主要有座椅式、拉车式和平抬平抱式。①座椅式搬运法：两人将双手相互交叉，抓住自己和对方的手腕搭成座椅式，伤员坐在上面。此方法适用于头部伤（无昏迷）、血气胸、双小腿骨折等伤员（图 11-44）。②拉车式搬运法：两人一前一后，后者将两手插到伤者腋下，将其抱在怀里，前者抬起伤员双腿，站在伤员跨间，两人同一方向抬起伤员（图 11-45）。③平抬平抱式搬运法：两人平行将伤员平抱，也可一前一后、一左一右的将伤员平稳抬起。以上方法不适宜脊柱损伤和腹部损伤等伤员。

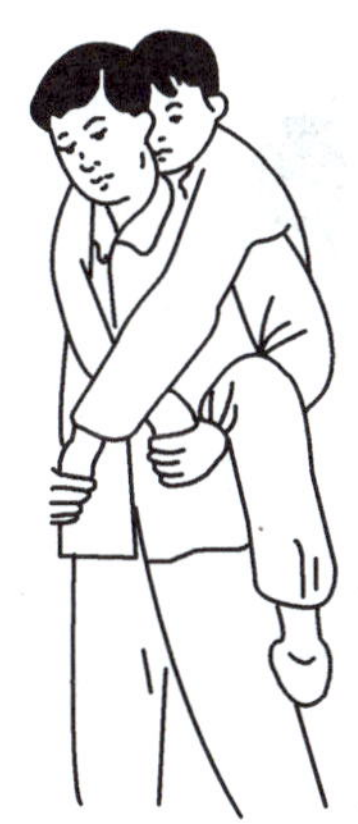
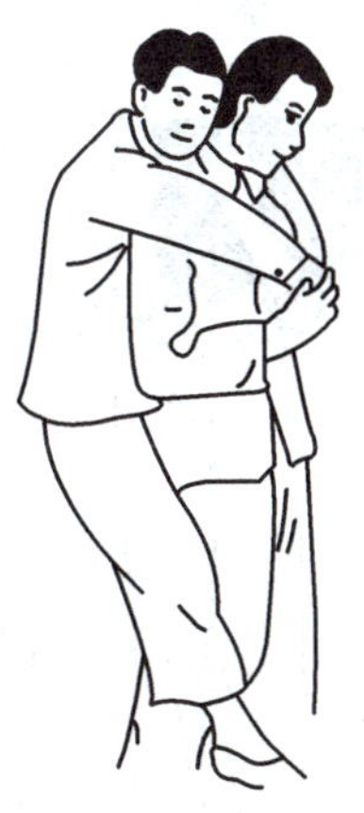
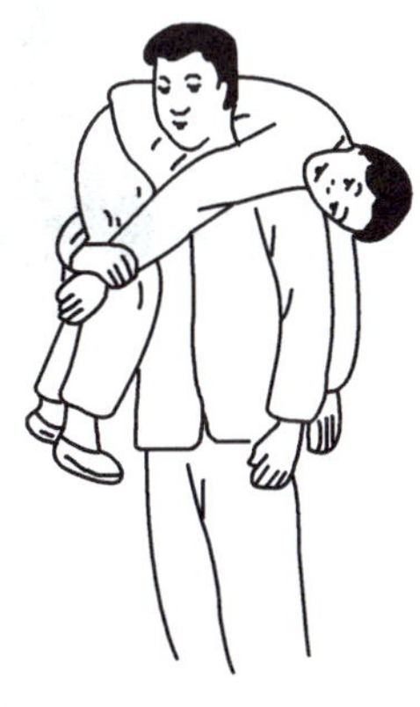

图 11-43　单人搬运法

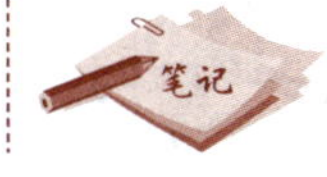

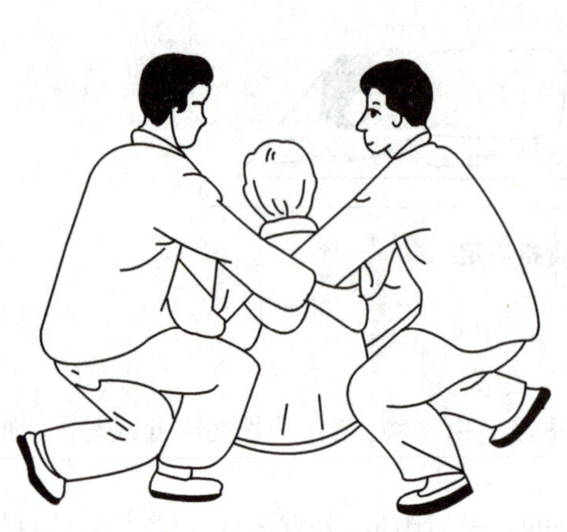

图 11-44 座椅式搬运法

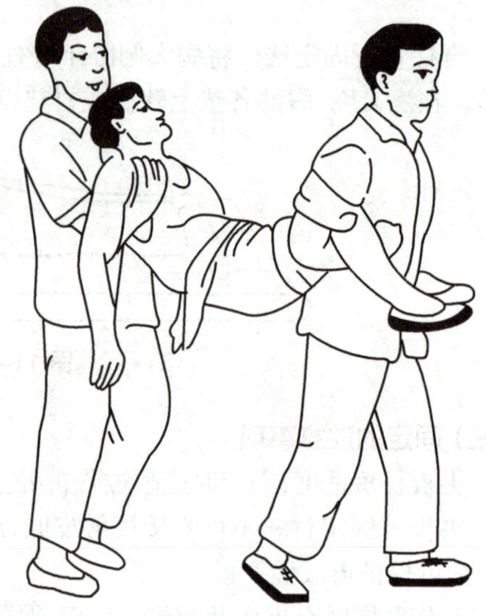

图 11-45 拉车式搬运法

(3)三人或者多人搬运法：三人并排将伤员平稳抱起，同一步伐前行。多人可面对面站立，将伤员平抱搬运(图 11-46)。

2. 担架搬运法 适用于各类伤员，特别是休克、颅脑损伤、脊柱骨折、四肢骨折等病人，是最常用的搬运方法。

(1)常用的担架种类：帆布担架、绳索担架、被服担架、板式担架、铲式担架和充气式担架。

(2)搬运担架的动作要领：伤员上担架时，要由 3~4 人分别用手托伤员的头、胸、骨盆和腿，动作一致的将伤员平放到担架上，并加以固定。如颈椎骨折时，还要有专人牵引固定头部，避免晃动。

(二) 特殊伤员的搬运方法

1. 腹部内脏脱出伤员 应使伤员平卧双腿抬起，放松腹肌，防止内脏继续外溢。禁止将已脱出的内脏收回腹腔，以免加重污染。应先用保鲜膜或干净的塑料袋覆盖在脱出的内脏上，在盖上毛巾保温，取三角巾或毛巾等物做一个略大于脱出物的环，包围住脱出的内脏，再取适合的碗或者盆扣在环上，然后用三角巾包扎固定。包扎后屈曲下肢，在双膝下加一软枕(图 11-47)。

2. 昏迷伤员 将伤员俯卧或侧卧在担架上，头偏向一侧，防止分泌物堵塞呼吸道引起窒息(图 11-48)。

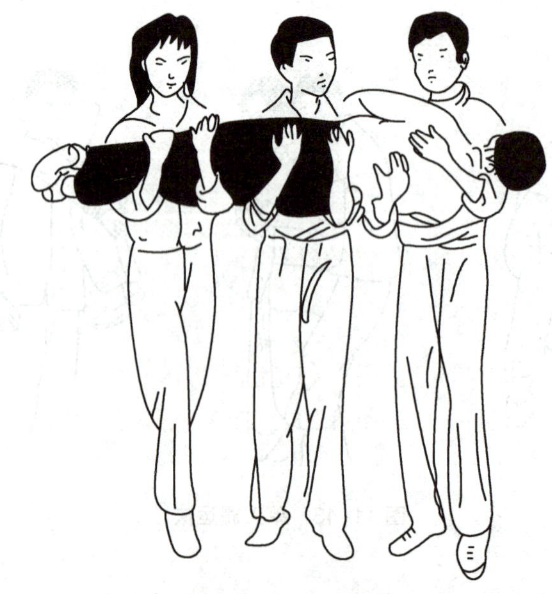

图 11-46 三人搬运法

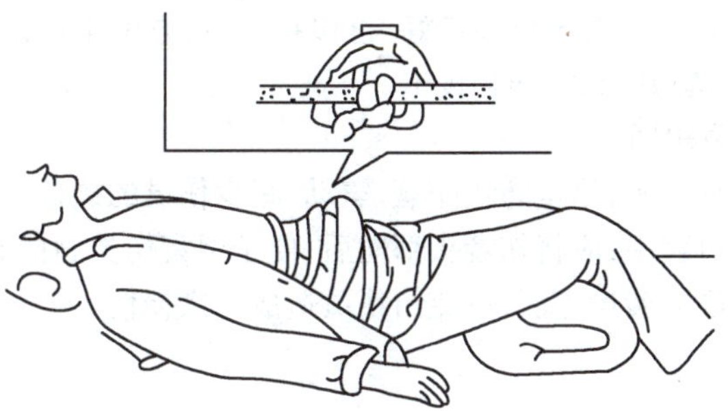

图 11-47　内脏脱出伤员的搬运法

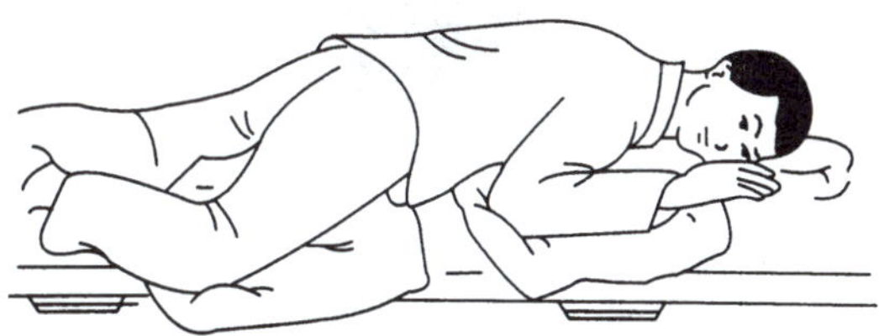

图 11-48　昏迷伤员的搬运法

3. 骨盆骨折伤员　将伤员仰卧在硬质担架上，用三角巾包扎固定其骨盆后，双膝屈曲，膝下加衬垫（图 11-49）。

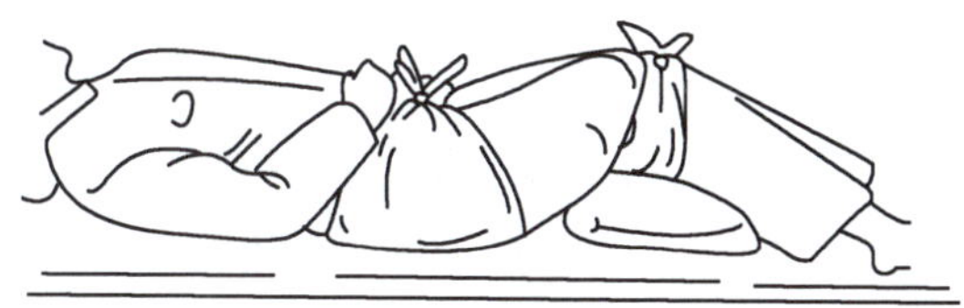

图 11-49　骨盆骨折伤员的搬运法

4. 脊柱损伤的伤员　搬运此种伤员时，严禁扭转颈部与躯干，要使脊柱伸直，应由四人同时搬运，其中一人负责头部牵引固定，保持头部与躯干成一直线，另外两人托住躯干，一人托住下肢，同步将伤员抬起，将伤员轻轻平放于脊柱板或硬质担架上，在伤员的肩、腰、膝、踝关节下均应加衬垫，再将伤员用约束带固定于担架上，防止搬运过程中伤员跌落担架（图 11-50）。

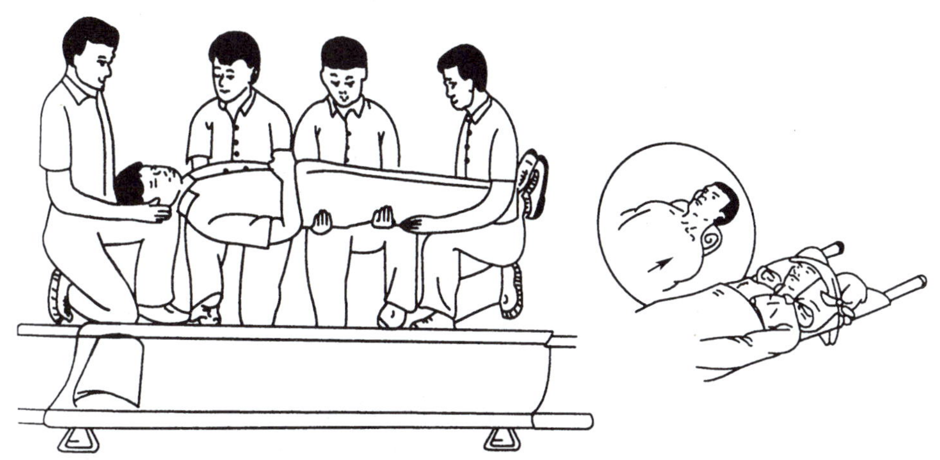

图 11-50　颈椎损伤伤员的搬运法

5. 颅脑损伤的伤员　应先保护好暴露出的脑组织，切忌不可回纳外溢的脑组织，防止加重颅内感染。用毛巾或衬垫将伤员的头部垫好，防止颠簸震动加重颅脑损伤。

6. 异物刺入躯体的伤员　先将异物固定好，再包扎伤口，方可搬运，搬运的过程中，防止挤压、碰撞，防止刺入物继续深入。禁忌擅自将异物拔出。

（三）搬运过程中的注意事项

1. 搬运途中担架要保持平衡，尽量防止颠簸、震动，减少伤员的痛苦。
2. 搬运担架或脊柱板过程中，应将伤者头部向后，便于观察伤员病情的变化。
3. 应根据伤情采取正确的搬运方法，以免给伤员造成二次损伤。

（王鑫）

扫一扫，测一测

笔记

参考文献

[1] 张波，桂莉．急危重症护理学 .4 版．北京：人民卫生出版社，2017.
[2] 李乐之，路潜．外科护理学 .6 版．北京：人民卫生出版社，2017.
[3] 沈洪，刘中民．急诊与灾难医学 .2 版．北京：人民卫生出版社，2013
[4] 陈孝平，汪建平．外科学 .8 版．北京：人民卫生出版社，2013
[5] 申文龙，张年萍．急诊医学 .3 版．北京：人民卫生出版社，2016.
[6] 许虹．急救护理学 .2 版．北京：人民卫生出版社，2016.
[7] 刘瑞海，杨峰．北京：人民卫生出版社，2018.
[8] 胡爱招，王明弘 .4 版．北京：人民卫生出版社，2018.
[9] 周会兰．急危重症护理学 .2 版．北京：人民卫生出版社，2013.
[10] 曹伟新．外科护理学 .3 版．北京：人民卫生出版社，2016.
[11] 张连阳，白祥军．多发伤救治学．北京：人民军医出版社，2016.
[12] 周秀华．急危重症护理学 .2 版．北京：人民卫生出版社，2007.
[13] 王惠珍．急危重症护理学 .3 版．北京：人民卫生出版社，2014.
[14] 熊彦，魏志明．急危重症护理．北京：人民卫生出版社，2016.
[15] 王卫，王辉．急救护理．北京：高等教育出版社，2013.
[16] 郭毅．急诊医学．北京：人民卫生出版社，2016.
[17] 沈翠珍，高静．内科护理学 .2 版．北京：人民卫生出版社，2016.
[18] 王为民，来和平．急救护理技术 .3 版．北京：人民卫生出版社，2015.
[19] 王育珊．急救医学 .2 版．北京：高等教育出版社，2015.
[20] 孙立忠．主动脉外科学．北京：人民卫生出版社，2012.
[21] 北京市医院管理局．北京市属医院护士规范化培训指南．北京：人民卫生出版社，2016.
[22] 吴江．神经病学．北京：人民卫生出版社，2016.
[23] 于学中．急诊医学．北京：人民卫生出版社，2017.
[24] 李艳梅．神经内科护理工作指南．北京：人民卫生出版社，2016.
[25] 张波．急危重症护理学．北京：人民卫生出版社，2016.
[26] 史冬雷．急诊科护理工作指南．北京：人民卫生出版社，2016.
[27] 薛梅．急救护理．第 2 版．北京：高等教育出版社，2013.
[28] 王辰，席修明．危重症医学．北京：人民卫生出版社 .2012.
[29] 徐丽华，钱培芬．重症护理学．北京：人民卫生出版社 .2013.
[30] 傅一明．急救护理技术 .2 版．北京：人民卫生出版社 .2012.
[31] 肖洪俊，王瑞．急危重症护理．北京：人民卫生出版社，2014.
[32] 陈燕．护理综合技能．北京：人民卫生出版社，2016.
[33] 王树苓．国内外急诊专科护士资格认定现状．天津护理，2011，19（6）：366-367.
[34] 陆国平，闫钢风．脓毒性休克的液体复苏治疗进展．中华实用儿科临床杂志，2016，31（6）：408-412.
[35] 张曙光，秦翠红，万有栋，等．感染性休克及其临床治疗进展．中西医结合心血管病杂志，2016，4（19）：8-10.

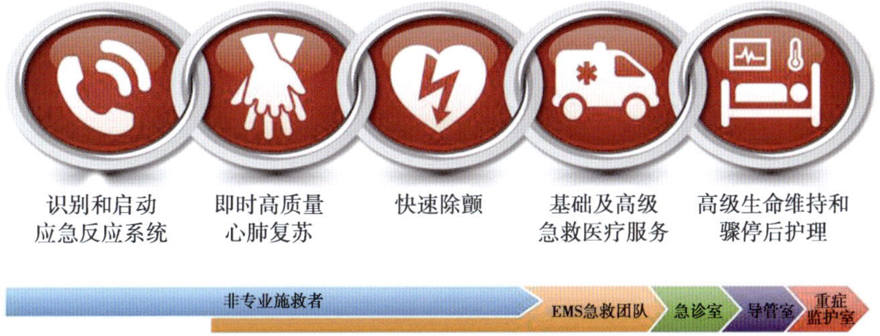

图 2-2　现场救护的“生存链”

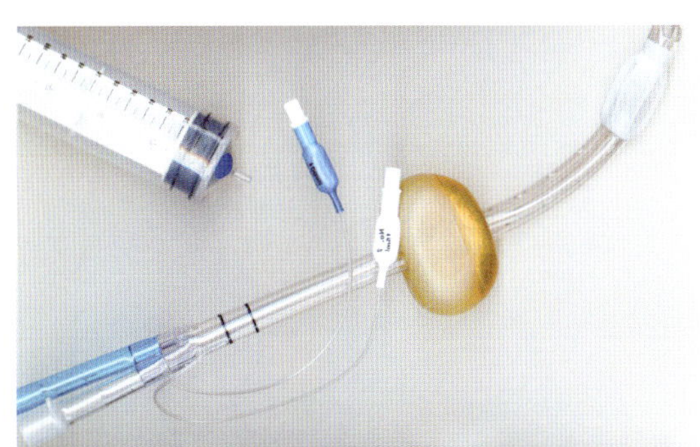

图 11-3　食管 - 气管联合导气管示意图

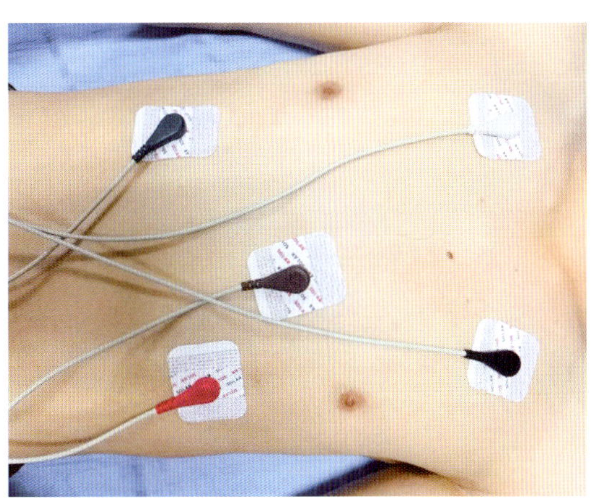

图 11-11　五导联电极片放置图